PREMIÈRE ÉDITION

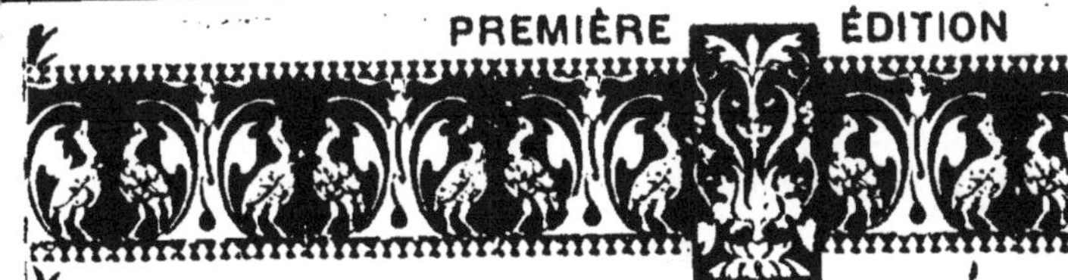

LA Médecine Moderne

A LA PORTÉE DE TOUS

Manuel de la Langue Médicale

COMPRENANT

1° *La définition des termes employés en médecine*

2° *La description des principales maladies du corps humain*

3° *Quelques moyens simples et pratiques d'y remédier*

PAR LE Dr J. J. J.....

CHEZ L'ÉDITEUR

356, RUE SAINT-HONORÉ, 356

PARIS

LA

Médecine

Moderne

A LA PORTÉE DE TOUS

Manuel
DE LA LANGUE MÉDICALE

COMPRENANT

1° *La définition des termes employés en médecine*
2° *La description des principales maladies du corps humain*
3° *Quelques moyens simples et pratiques d'y remédier*

PAR LE Dr J. J. J.....

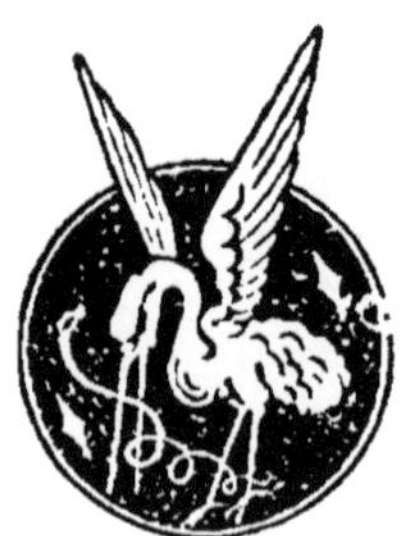

CHEZ L'ÉDITEUR
356, RUE SAINT-HONORÉ, 356
PARIS

PRÉFACE

A Nos Lecteurs.

La Médecine Moderne a la portée de tous ! *voilà certes un titre bien alléchant, qu'au premier abord certains, de parti pris, sont tentés de croire bien trompeur. Il n'en est rien, et le plus incrédule sera fort vite convaincu de la parfaite vérité de ce que nous promettons, dès qu'il voudra prendre la peine de jeter un seul coup d'œil sur notre Manuel de la Langue Médicale.*

Ne laissons pas toutefois d'équivoque sur le mobile qui nous a amené à créer ce Manuel que nous présentons aujourd'hui au public. Médecin, et médecin profondément convaincu de l'incontestable utilité de nos confrères, nous n'avons pas la prétention de vouloir les supplanter, de faire de vous tous, chers lecteurs, vos propres guérisseurs. Evidemment, tel n'est pas notre but.

Faciliter la tâche de nos confrères, voilà plutôt le rôle que nous nous sommes attribué. Frappé de ce fait que nous tous, médecins, nous avons bien souvent l'occasion de constater que chacun, du plus modeste au plus élevé, aime à se traiter nous avons essayé de lui fournir autant que possible les moyens de satisfaire à ce goût qui semble inné chez le plus grand nombre d'entre nous. Certes de nombreux recueils, plus ou moins clairs, plus ou moins complets, existent déjà; et, à défaut d'eux, il ne manque pas de commères et de charlatans qui se mêlent de vouloir guérir leurs semblables, et qui trop souvent arrivent par leurs moyens (toujours complexes, quand ils ne sont pas barbares), à un but radicalement opposé. Cette tendance existe, il n'y a pas à le nier; la satisfaire, du moins la satisfaire d'une façon utile et inoffensive, s'imposait; nous avons essayé de le faire; c'est à vous, chers lecteurs, de juger si nous avons réussi.

En créant ce Manuel, nous initions non-seulement le malade et son entourage à la langue médicale, mais nous relèverons encore certaines erreurs d'idées et de traitements qui ont cours dans le public ; nous faisons donc ainsi de ceux qui nous consulteront habituellement des aides instruits et utiles, qui, loin d'être un impedimentum pour le médecin, lui rendront, dans bien des cas, des services signalés ; nos confrères, nous en sommes convaincu, n'auront qu'à s'en louer.

Voilà ce que nous nous sommes imposé ; de vous, lecteurs, nous attendons sans impatience et sans crainte le verdict, persuadé que nous sommes, que, plus vous nous consulterez, plus vous aurez de remerciements à nous faire.

Dr J. J. J.

15 Mai 1889.

AVANT-PROPOS

ÊTRE UTILE !

Être utile ! tel est bien l'exergue qu'il nous semble avoir le droit d'inscrire au commencement de ce travail ; car, certes, personne ne le contestera, il fourmille de renseignements de la plus incontestable utilité. Ces renseignements existent ; mais, faut-il encore savoir les trouver pour en tirer tout le parti désirable. Donner la clef de cet ouvrage nous semble donc une chose absolument indispensable ; nous nous empressons de le faire.

La *Médecine moderne à la portée de tous* est comme l'indique bien son sous-titre, un véritable manuel de la langue employée journellement en médecine. Pour la commodité du lecteur, nous l'avons divisé en deux parties d'inégale importance : une *Partie Médicale* et une *Partie Thérapeutique.*

(a) Dans la première partie, ou *Partie Médicale,* de beaucoup la plus importante, on trouve : la définition de tous les termes usités en médecine ; — la description complète et claire de la plupart des maladies qui frappent l'organisme humain ; — enfin l'exposé de quelques moyens simples et pratiques employés pour y remédier. Toutes les fois que nous en avons eu l'occasion, nous avons insisté particulièrement sur ce dernier point ; en d'autres termes, nous nous sommes appesanti en bien des cas sur le traitement, persuadé d'être agréable à ceux qui nous consulteront. Mais que l'on se rassure ; n'oubliant pas que nous nous adressions à tout le monde, nous avons essayé d'être toujours parfaitement compréhensible. C'est pour cela que, laissant de côté les formules magistrales dont l'homme de l'art seul peut se servir, nous nous sommes borné à indiquer des préparations toutes faites, que le pharmacien ne peut refuser ; nous avons donc

été amené forcément à n'indiquer que les médicaments spéciaux, dont notre nombreuse clientèle nous a mis à même chaque jour d'apprécier les excellents résultats.

(b) La seconde partie, ou *Partie Thérapeutique*, mérite également le nom de *Partie Pharmaceutique*.

Après un exposé assez court, dans lequel se trouvent la définition et l'explication des termes couramment employés en pharmacie, nous revenons sur les préparations spéciales dont nous avons à parler à diverses reprises dans la partie médicale. Nous en donnons la composition grossière, (plus de détails nous étant totalement interdits), le mode d'emploi, les doses chez l'enfant et chez l'adulte, les indications et les contre-indications ; de cette façon nous permettons à chacun de pouvoir utilement s'en servir.

(c) Nous avons suivi dans notre Manuel de la Langue Médicale, dans l'une et l'autre partie, l'*ordre alphabétique* ; pour plus de facilité, *nous avons de plus numéroté chaque mot, chaque article, depuis le commencement jusqu'à la fin.* En tête de

chaque page se trouvent donc, et la lettre alphabétique par laquelle commencent les mots de la susdite page, et deux numéros, celui du premier et du dernier mot de la page. De cette façon, lorsqu'on veut avoir une indication, on peut facilement et rapidement l'obtenir. On recherche la lettre par laquelle commence le mot ; celui-ci trouvé, de deux choses l'une : ou l'explication demandée existe, il suffit alors de la lire, ou il se trouve un renvoi pour une autre partie de l'ouvrage.

(d) Si nous avons le droit de dire que la *Médecine moderne à la portée de tous* est un ouvrage utile, nous avons également, nous le croyons du moins, celui d'ajouter que c'est un ouvrage essentiellement pratique, et que par suite il est appelé à rendre les plus grands services à tous ceux qui voudront bien le consulter.

LA

MÉDECINE MODERNE

A LA PORTÉE DE TOUS

A

1. **Abcès.** — Toute collection de pus dans une poche circonscrite, quels qu'en soient le siège et l'origine.

Le pus peut se collecter dans une poche de nouvelle formation, creusée soit dans le tissu cellulaire, soit dans un organe quelconque ; il peut aussi se réunir dans une cavité naturelle (articulation, sinus, etc.)

Très fréquents dans l'un et l'autre sexe, se montrant à tout âge, pouvant occuper les différentes parties du corps humain, les abcès surviennent comme complication, ou terminaison de diverses maladies.

Ils présentent quatre variétés principales, dont voici les grands caractères :

(a) Abcès Chauds ou Phlegmoneux. — Rougeur, chaleur, tension et douleur assez vive dans la partie atteinte en sont les premiers symptômes ; survient ensuite la fluctuation, c'est-à-dire une sensation particulière donnant l'idée d'un liquide qui se déplace.

Le pus, une fois collecté, tend à se faire jour au dehors; il y arrive aisément, si l'abcès est superficiel; plus ou moins difficilement, si l'abcès est profond; il donne alors lieu à des fusées purulentes, souvent fort lointaines, qui occasionnent de sérieux désordres quelquefois incompatibles avec la vie. Après se fait une cicatrisation plus ou moins complète, par suite de l'accolement des parois de l'abcès; si ce dernier est incomplet, il persiste une ou plusieurs fistules.

Tout abcès chaud nécessite une intervention chirurgicale : l'ouverture par le bistouri.

(*b*) Abcès Froids. — Collections purulentes, se formant sourdement, presque sans douleur dans le tissu cellulaire, dont le développement n'est pas lié à une maladie primitive des os ou des articulations.

Unique ou multiple, l'abcès froid s'annonce par un engorgement limité, sans altération de couleur ni de chaleur de la peau qui le recouvre; puis au bout d'un temps, variable suivant les cas, il se traduit par une tumeur molle, fluctuante. Celle-ci peut se résorber et disparaître, persister indéfiniment sans altération de la santé, ou s'ouvrir; dans ce dernier cas la peau s'amincit à son niveau, puis se perfore, et le pus s'évacue.

Indépendamment d'un traitement local approprié, on doit instituer un traitement général tonique et réparateur; car les abcès froids se rencontrent surtout chez les individus débilités, affaiblis, lymphatiques ou scrofuleux. On donnera dans ce but le *Vin Hématogène Delouche* (2831) à la dose d'un verre à liqueur après le déjeuner et le dîner. On y joindra avec avantage, soit les *Pilules toniques du Dr Raison* (2803), soit la *Poudre Mangano-Ferrugineuse de Laroche* (2815).

(*c*) Abcès par Congestion. — Engendrés par une lésion osseuse ou articulaire, ils se montrent plus ou moins loin de leur origine. (V. *Mal de Pott*).

(*d*) Abcès métastatiques. — Collections purulentes, développées dans les viscères ou dans les membres, sous l'influence de l'infection purulente. (V. *ce mot*).

2. **Abdomen.** — La plus grande des trois cavités splanchniques, l'abdomen est borné en haut par le diaphragme, en bas par le bassin, en arrière par les vertèbres lombaires, en avant et sur les côtés par des plans musculeux ; elle renferme toute la portion sous-diaphragmatique du tube digestif.

3. **Acare.** — (Acarus scabiei). Parasite animal de la gale. (V. *ce mot*).

4. **Accès.** — Ensemble de phénomènes morbides qui surviennent et cessent périodiquement à des intervalles plus ou moins éloignés, et plus ou moins fixes. Entre les accès, la santé est parfaite. Le type des maladies à accès est la fièvre intermittente. (V. *ce mot*).

5. **Accommodation.** — Changements qui s'opèrent dans l'œil pour rendre la vision distincte à des distances diverses.

6. **Accouchement.** — Expulsion spontanée, ou extraction du fœtus à terme. L'époque de l'accouchement à terme varie entre 260 et 280 jours depuis la conception ; on dit l'accouchement *tardif* quand il dépasse ce dernier terme, et *prématuré* quand il a lieu avant le 260e jour, mais après le 180e ; plus tôt il prend le nom d'*avortement*.

Deux ou trois jours avant, l'accouchement s'annonce par quelques signes précurseurs : écoulement muqueux, gonflement des parties génitales externes, douleurs faibles, courtes et intermittentes (*mouches*) dans les lombes et l'abdomen. Puis surviennent des douleurs particulières (*d. expulsives*) qui de la région lombaire se propagent vers la matrice ; le col de l'utérus se dilate, les enveloppes du fœtus forment une saillie dans le vagin (*poche des eaux*). Celle-ci se rompt ; sous l'influence de la contraction de la matrice et des muscles abdominaux la tête du fœtus s'engage dans le bassin ; elle descend, en subissant un mouvement de rotation, jusqu'à la vulve qu'elle franchit entraînant à sa suite le corps ; la distension de la vulve s'accompagne de douleurs extrêmement violentes (*d. conquassantes*) qui arrachent un cri tout à fait spécial à la femme même la plus courageuse.

Lorsque l'accouchement se fait de lui-même, il est dit *naturel, physiologique* ou *spontané ;* lorsque l'art est obligé d'intervenir d'une façon plus ou moins active, il est dit *artificiel* (V. *Délivrance*).

7. **Acholie.** — Suppression de la sécrétion biliaire. (V. *Foie*).

8. **Achorion.** — (Achorion Schœnleini). Parasite végétal du Favus. (V. *ce mot*).

9. **Achromatopsie.** — Inhabilité plus ou moins complète à distinguer les couleurs les unes des autres, coexistant avec une vue parfaite à tous les autres égards. (V. *Daltonisme*).

10. **Achromie.** — Décoloration partielle de la peau ou de ses annexes, due à l'absence de pigment cutané. (V. *Albinisme, Canitie, Vitiligo*).

11. **Acidité.** — (V. *Acreté, Pyrosis*).

12. **Acné.** — Désignation complexe s'appliquant à toutes les affections des glandes sébacées. Deux grandes variétés bien différentes au point de vue causal :

(*a*) Acné par trouble de la Sécrétion Sébacée. — La matière sébacée (sébum) formée par les glandes peut être retenue dans les conduits (*Acné ponctuée*), s'y accumuler, et former des tumeurs d'autant plus volumineuses que l'accumulation est plus considérable (*Acné miliaire*, *Acné molluscoïde*).

Pour faire disparaître ces troubles, dont le siège de prédilection est la face, il faut instituer un traitement local qui déblayera les conduits sébacés ; *la Pommade anti-acnéenne du Dr Durieu* (2805), réussit assez bien dans ces cas.

(*b*) Acné par inflammation des Glandes Sébacées. — Deux variétés à considérer, survenant principalement chez les jeunes gens des deux sexes de 15 à 25 ans :

Acné rosée, vulgairement nommée *couperose* : Taches rouges diffuses se montrant sur le nez, le front, les joues, d'abord d'une façon intermittente, paraissant surtout le soir, pendant et après le repas, principalement lorsqu'on séjourne dans un endroit chaud ; puis le plus généralement elles s'installent définitivement au bout de quelque temps, et s'accompagnent d'une sensation de chaleur très incommode. Enfin il est des cas où survient à la longue une hypertrophie des parties malades, c'est-à-dire une augmentation de volume permanente de ces parties.

Acné pustuleuse : Elle commence aussi par une petite tache rouge ; mais bientôt après se montre une petite pustule qui se dessèche rapidement en formant une croutelle ; à celle-ci succède souvent une cicatrice. Quelquefois un poil traverse la pustule (*Acné pilaris*).

En présence d'une inflammation des glandes sébacées, trois indications sont à remplir : Combattre l'acné par un traitement local approprié ; la *Pommade anti-acnéenne du Dr Durieu* (2805) remplit assez bien cette première indication ; — éloigner les influences extérieures irritantes pour la peau du visage ; — réformer l'hygiène du malade, c'est-à-dire règler avec grand soin son alimentation et surveiller attentivement ses fonctions intestinales. La constipation si fréquente chez les acnéiques doit être constamment combattue, ce qui demande souvent un temps assez long; un agent qui remplira ce but, sans occasionner la moindre fatigue au malade, est donc fort précieux à connaitre ; nous l'avons dans les *Pilules savonneuses Laxatives Boissy* (2801), dont l'emploi heureusement se généralise de jour en jour.

13. **Acreté.** — Terme fort employé autrefois du temps de la doctrine humorale, aujourd'hui inusité (V. *Humorisme*).

14. **Acrodynie.** — Affection aiguë, contagieuse, épidémique, de nature encore mal déterminée, se traduisant par des symptômes nerveux, des troubles digestifs, et des lésions cutanées.

15. **Adénite.** — Inflammation des ganglions lymphatiques.

Les adénites sont extrêmement fréquentes; tantôt elles surviennent à la suite du transport dans un ganglion d'un principe irritant ou spécifique (plaies, écorchures, etc...) tantôt elles se rattachent à un état général mauvais (scrofule, syphilis). Leur siège de prédilection est l'aine, l'aisselle, le cou, régions riches en ganglions lymphatiques. Deux variétés dans leur évolution morbide :

(*a*) Adénite aigue. — Le ganglion malade devient douloureux, et augmente de volume, formant une tumeur de la grosseur d'une noisette qui roule sous le doigt ; au bout d'un certain temps la résolution se fait (cas légers), ou la suppuration survient (cas ordinaires).

(*b*) Adénite chronique. — Bien plus fréquente que cette dernière, l'adénite chronique est d'origine habituellement scrofuleuse. Les ganglions atteints sont tantôt volumineux et indurés, tantôt ouverts, formant des cratères d'où s'écoulent en plus ou moins grande abondance un pus sanieux et grumeleux. La guérison de ces adénites suppurées est fort lente, fort difficile à obtenir ; elle s'effectue au prix de fistules, de cicatrices qui, placées autour des maxillaires, donnent lieu à de pénibles difformités (*écrouelles*), car elles sont le cachet d'une mauvaise organisation.

On luttera avec avantage contre cette organisation défectueuse par une bonne hygiène, des amers, des toniques. Le *Vin hématogène Delouche* (2831) et les *Pilules Toniques du Dr Raison* (2803) chez les adultes, le *Chocolat tonique ferrugineux E. Gallois* (2781) chez les enfants forment la base d'un traitement tonique bien compris. On fera bien d'y joindre dans certains cas la *Teinture Apéritive Brinton* (2828), par exemple s'il y a lieu de stimuler l'appétit languissant.

16. **Adénome.** — Tumeur ordinairement bénigne, formée par des éléments glandulaires.

17. **Adipeux** (Tissu). — Tissu graisseux, ne se rencontre que dans les régions où existe le tissu cellulaire : *Tissu cellulo-adipeux.*

18. **Adolescence.** — Une des phases de la période d'accroissement commençant avec les premiers signes de la puberté, c'est-à-dire à 12 à 13 ans chez la femme, à 14 à 15 chez l'homme. (V. *Age*, *Puberté*). Souvent à cette époque survient un affaiblissement de la santé ; on le combattra heureusement avec le *Vin hématogène Delouche* (2831), dont on pourra sans inconvénient faire usage pendant plusieurs semaines et même plusieurs mois.

19. **Adulte** (Age). — Période de la vie, où l'homme est arrivé à son développement complet ; elle commence de 20 à 21 ans chez la femme, 24 à 25 chez l'homme.

20. **Adynamie.** — Etat de faiblesse générale, pathologique et transitoire. (V. *Asthénie*).

21. **Age.** — Périodes successives qui, chez les être vivants, sont marquées par des changements appréciables dans l'état, et dans les fonctions des organes. On en admet généralement quatre : l'enfance, l'adolescence, l'âge adulte, la vieillesse (V. *ces mots*).

22. **Agonie.** — Temps pendant lequel le moribond survit à la mort de son cerveau.

23. **Aï** (Douloureux). — (V. *Synovite*).

24. **Aigreurs.** — (V. *Pyrosis*).

25. **Aiguës** (Maladies). — Maladies qui se traduisent par des symptômes assez intenses, évoluent, et se terminent rapidement. Trois degrés: *Suraiguës*, *Aiguës*, *Subaiguës* ; les premières ne dépassent pas quatre jours, les secondes ont une durée d'une quinzaine de jours, les troisièmes se terminent entre le 21e et le 40e jour.

26. **Albinisme.** — Etat des individus chez lesquels la coloration pigmentaire manque plus ou moins complètement ; ces individus sont des *Albinos*.

27. **Albuminurie.** — Sécrétion par les reins d'une urine albumineuse. (V. *Reins*).

28. **Alcoolisme.** — Intoxication par l'alcool. Elle peut être passagère *(ivresse)*, ou permanente (*véritable alcoolisme*).

29. **Aliénation.** — (V. *Démence, Folie*).

30. **Allaitement.** — L'allaitement ou alimentation du nouveau-né est une fonction physiologique dévolue par la nature à la mère. Dans certaines conditions toutefois la mère ne peut remplir ce devoir ; on doit recourir à une nourrice, ou à un des divers procédés de l'allaitement artificiel.

Sans insister sur les différentes qualités que doivent remplir la mère ou une nourrice pour allaiter, nous allons exposer rapidement les divers moyens employés pour l'alimentation du nouveau-né. En cela nous croyons être utile à toutes les jeunes mères, qui trouveront en ces quelques mots une règle de conduite toute tracée.

(*a*) Allaitement naturel (par la mère ou par une nourrice). Le 1er jour, on ne donne au nouveau-né qu'un peu d'eau sucrée. Du 2me au 6me jour, chaque fois que l'enfant crie, on lui donne le sein environ pendant cinq minutes. A partir du septième jour, *on doit absolument régler l'alimentation de l'enfant* : *huit* repas par jour, c'est-à-dire une tétée toutes les deux heures et *deux* la nuit, la première à minuit, la seconde à quatre heures du matin. A partir du troisième mois, on se contentera d'une seule tétée la nuit vers les quatre heures du matin. Du quatrième au douzième mois, l'enfant tétera toutes les trois heures le jour ; il ne prendra rien la nuit.

Ce n'est qu'à partir d'un an révolu, que l'on doit commencer le sevrage de l'enfant ; on le fera toujours d'une façon lente et progressive. Certains médecins pensent pourtant que l'on peut dès le 8me mois commencer à alimenter l'enfant, en suivant une progression insensible dans la quantité et la nature des aliments : Panades au lait faites avec de la mie de pain, de la farine de froment, etc., bouillies très claires additionnées d'un peu de sel ou de sucre ; on commencera par une cuiller par jour, puis on augmentera peu à peu, si l'enfant ne présente aucun trouble digestif. Si en effet surviennent de la diarrhée ou des vomissements, l'enfant doit être remis au régime lacté intégral, et pour peu que cela dure, on lui fera prendre du *Sirop Lactique Bascourret* (2820) qui rapidement régularisera les fonctions gastro-intestinales.

(*b*) Allaitement Mixte. — Lorsque la nourrice n'a pas suffisamment de lait, les tétées doivent se prendre toutes les cinq à six heures ; entre elles sera donnée une petite tasse de lait (80g environ) pur ou étendu d'un peu d'eau sucrée, à une température de 37°.

(*c*) Allaitement artificiel. — Dans les cas où la mère ne peut nourrir, et où il est impossible de trouver une nourrice, on doit recourir à l'allaitement artificiel ; il devient d'ailleurs obligatoire, si l'enfant est syphilitique.

Dans ces cas toutes les trois heures on donnera à l'enfant de 80g à 150g de lait de vache, ou même de lait d'ânesse, tiède, pur ou allongé d'un peu d'eau sucrée ; si le lait n'est pas parfaitement neutre, il ne faudra pas oublier d'ajouter un peu de bicarbonate de soude, environ deux grammes par litre de lait. Ce dernier peut être donné de diverses façon : au biberon, à la cuiller, ou au verre ; à cause des grands soins de propreté que nécessite le biberon, soins que nous voyons trop souvent négliger, nous sommes amené à recommander exclusivement l'usage de la cuiller ou du verre.

Telles sont rapidement résumées les grandes règles à suivre dans l'alimentation de l'enfant pendant la première année de sa vie.

31. **Allopathie.** — Méthode de traitement dans laquelle on fait usage de médicaments, dont l'action sur l'homme sain produit des phénomènes morbides, autres que ceux que l'on observe chez le malade.

Les médecins qui suivent cette méthode sont dits *allopathes*.

32. **Alopécie.** — Chute générale ou partielle des cheveux ou des poils, quelle qu'en soit d'ailleurs la cause (locale ou générale) (V. *Calvitie*).

33. **Amaigrissement.** — (V. *Emaciation, Inanition*).

34. **Amaurose.** — Obscurcissement relatif ou absolu d'une partie ou de la totalité du champ visuel. C'est un symptôme commun à un grand nombre des affections des yeux. (V. *Œil*).

35. **Amblyopie.** — Même signification que le mot amaurose.

36. **Aménorrhée.** — Diminution ou suppression, du flux menstruel, chez une femme en âge d'être réglée, survenant en dehors de la grossesse et de l'allaitement. (V. *Menstruation*).

37. **Amers.** — Groupe important de médicaments, caractérisé par le goût austère qui les distingue, et que chacun connaît.

Les amers, remarquables par leurs propriétés toniques et reconstituantes, sont utilement employés dans de nombreux cas (*anémie, chlorose, paresse des voies digestives, épuisement*, etc...) Citons parmi eux, la gentiane, le colombo, le quassia, certaines espèces de quinquina, la rhubarbe ; ils entrent dans la composition de nombreux vins, portant des noms plus ou moins connus. Parmi ces vins il en est un qu'il importe de connaître : c'est le *Vin Hématogène Delouche* (2831). Pris à la dose d'un verre à liqueur après le déjeuner et le diner, il rend des services signalés dans de nombreux cas pathologiques.

Une autre bonne préparation, qui stimule les fonctions digestives paresseuses, est la *Teinture apéritive Brinton* (2828) ; ce n'est que justice de la signaler ici ; elle se prend à la dose d'une cuiller à dessert, ou d'une cuiller à bouche avant les deux principaux repas.

38. **Amétropie.** — (V. *Astigmatisme, Hypermétropie, Myopie*).

39. **Amnésie.** — Diminution notable, ou perte totale de la mémoire ; c'est le plus généralement un symptôme d'affections cérébrales. (V. *Cerveau*).

40. **Amygdalite.** — Inflammation des amygdales, glandes situées sur les côtés de la base de la langue. Très commune elle se rencontre à l'état aigu ou chronique. Cette dernière forme est de la plus grande fréquence chez les enfants scrofuleux. Aussi doit-on toujours, en présence d'une amygdalite chronique, instituer un traitement anti-scrofuleux dans lequel le *Vin Hématogène Delouche* (2831), trouve naturellement sa place. On y joindra avec avantage la *Solution dépurative Iodosodique Boissy* (2823), à la dose d'une à deux cuillers à bouche par jour au moment des repas.

L'état aigu, bien plus facile à combattre disparaît en quelques jours ; les douleurs, qui normalement accompagnent cet état, sont rendues très supportables, lorsqu'on fait usage du *Gargarisme analgésique du Dr Raison* (2792).

41. **Amyotrophie.** — Atrophie des muscles.

42. **Analgésie.** — Diminution, ou disparition de la sensibilité à la douleur. (V. *Anesthésie*).

43. **Anaphrodisie.** — Absence congénitale ou acquise de l'éréthisme génital, nécessaire à l'accomplissement régulier des fonctions sexuelles.

44. **Anasarque.** — Accumulation de sérosité généralisée au tissu cellulaire extérieur. (V. *Œdème*).

45. **Anatomie.** — Science qui a pour objet l'étude du corps humain ; elle est l'introduction nécessaire à l'étude de la médecine et de la chirurgie.

46. **Anchylostome** (Duodénal). — Ver nématoïde que l'on rencontre dans l'intestin grêle ; il est vraisemblablement la cause de la *chlorose d'Egypte*.

47. **Androgyne**. — (V. *Hermaphrodisme*).

48. **Anémie**. — Défaut de sang ; état pathologique où le liquide sanguin paraît insuffisant sous le rapport de sa quantité et de sa qualité. Ce n'est pas une maladie à proprement parler, mais un symptôme dont les origines et les variétés sont multiples et complexes ; les *hémorrhagies*, les *flux prolongés*, les *pertes de toute nature* subies par l'organisme, *bon nombre de maladies aiguës et chroniques*, provoquent l'anémie. Améliorer l'organisme, le régénérer, constitue l'indication primordiale chez les anémiques ; les vins généreux, les toniques sont donc naturellement indiqués, et, parmi eux surtout : le *Vin Hématogène Delouche* (2831), les *Pilules toniques du Dr Raison* (2803), — ou, lorsque l'estomac ne pourra les supporter, la *Poudre Mangano-Ferrugineuse de Laroche* (2815). Chez l'enfant on remplacera avantageusement ces diverses préparations par le *Chocolat tonique ferrugineux de Gallois* (2781). — Ajoutons enfin que, dans de nombreux cas, la *Teinture apéritive Brinton* (2828) sera une excellente préparation pour réveiller l'appétit trop souvent languisant des anémiques.

49. **Anesthésie**. — Perte de la sensibilité générale ou tactile ; c'est un symptôme commun à un grand nombre d'affections nerveuses.

50. **Anesthésiques**. — Groupe de médicaments amenant l'abolition de la sensibilité générale.

51. **Anévrysme**. — Toute tumeur formée par du sang, et communiquant avec la cavité d'un artère ; quelquefois l'anévrysme amène une communication anormale entre une artère et une veine (*anévrysme artério-veineux*).

Ces tumeurs qui succèdent à une plaie artérielle, ou surviennent spontanément, peuvent siéger sur les diverses artères de l'économie. S'accompagnant d'un ensemble de symptômes, variables suivant leur siège, elles ont une tendance incessante à s'accroître; leur rupture est une terminaison fréquente, le plus généralement mortelle.

52. **Angiectasie.** — Dilatation de vaisseaux sanguins ou lymphatiques.

53. **Angine.** — Mal de gorge. Inflammation de la muqueuse de l'arrière-bouche et du pharynx.

Les angines, dont la fréquence est excessive, se rencontrent à l'état aigu et à l'état chronique.

(*a*) ANGINES AIGUES. — Il en est deux grandes variétés : les angines rouges et les angines blanches.

Les *Angines rouges* sont généralisées, ou localisées à une partie de la gorge (isthme du gosier, amygdales, pharynx). Elles s'annoncent par quelques symptômes généraux : frissons, fièvre, courbature, maux de tête, perte de l'appétit, symptômes insignifiants chez certains sujets, mais qui chez d'autres, notamment chez les enfants pourraient faire croire au début d'une maladie très-grave. Puis surviennent une sensation de sécheresse et de cuisson à la gorge; la déglutition est pénible et difficile; la muqueuse de la gorge devient rouge, sèche, luisante; le tissu sous-muqueux s'infiltre de sérosité, d'où un gonflement plus ou moins marqué, augmentant la gêne de la déglutition. Tel est l'angine dans les cas moyens; sa durée dépasse rarement sept jours. Son traitement est assez simple : chaleur au niveau du cou, collutoires et gargarismes. Parmi ces derniers, il en est un qu'il est bon de connaître c'est le *Gargarisme analgésique du Dr Raison*, (2792), qui diminue très notablement les douleurs si violentes de l'angine. (V. *Amygdalite*).

Bien plus importantes sont les *Angines blanches* :

Il en est deux variétés bien différentes dans leur évolution. L'une bénigne, *Angine pultacée* ou *Angine couenneuse simple* ; c'est une angine ordinaire dans le cours de laquelle on voit se produire des concrétions blanches, pultacées, caséeuses, qui s'enlèvent facilement par le moindre frottement, et qui n'ont aucune tendance à se reproduire sur place. Son traitement est celui de l'angine ordinaire : *Gargarisme analgésique du Dr Raison* (2792).

L'autre, souvent mortelle, *Angine diphthéritique* ou *Angine couenneuse commune*, a une allure tout à fait différente. Après une période d'incubation de 2 à 8 jours, elle s'annonce d'une façon insidieuse par une fièvre modérée, et un mal de gorge peu intense ; les ganglions sous-maxillaires s'engorgent aussitôt, la peau de la face devient pâle, parfois livide, cireuse ; le malade est dans un état d'affaiblissement excessif. Puis surviennent les divers symptômes des angines : douleur et difficulté lors de la déglutition, accompagnées de l'apparition sur un ou plusieurs points de la gorge, de fausses membranes d'abord blanches, bientôt jaunes, épaisses, fortement adhérentes à la muqueuse, dont on les détache difficilement, et sur laquelle elles se reproduisent avec la plus grande rapidité ; c'est à ce moment que l'engorgement des ganglions, et l'état de faiblesse et de prostation du sujet sont à leur summum. La mort est une terminaison assez fréquente de l'angine diphthéritique ; elle survient le plus souvent par le fait de la propagation de la maladie au larynx. (V. *Croup*). La guérison, ordinairement progressive, demande une longue convalescence.

Isoler le malade, car cette affection est essentiellement contagieuse, — déterger sa gorge avec du jus de citron, de l'eau de chaux, de l'acide borique, etc., — soutenir ses forces, telle est la triple indication à remplir pendant le cours de la maladie. Après la disparition des phénomènes aigus, un traitement tonique et réparateur s'impose ; les vins généreux, le quinquina, les ferrugineux doivent y tenir une large place : Le *Vin Hématogène Delouche* (2831) chez l'adulte, le *Chocolat tonique ferrugineux de Gallois* (2781), chez l'enfant sont donc tout naturellement indiqués ; on doit en user largement pendant la convalescence de l'angine diphthéritique. On y joindra avec avantage soit les *Pilules toniques du Dr Raison* (2803), soit la *Poudre Mangano-ferrugineuse de Laroche* (2815).

(*b*) Angines chroniques. — Lentement, et sans douleur s'établissent leurs symptômes. C'est une sensation de sécheresse, de chatouillement, de picotement dans la gorge, et même dans les fosses nasales, qui est plus accusée le matin au réveil. Sur le pharynx sont étalées quelques mucosités épaisses, visqueuses, parfois desséchées, qui provoquent une sorte de graillonnement, et dont le sujet ne se débarrasse qu'après plusieurs tentatives d'expectoration. La gorge est sèche, et parsemée de petites granulations rougeâtres, du volume d'un grain de chènevis (*Angine granuleuse*). Cette angine, que l'on rencontre si fréquemment chez les goutteux, les rhumatisants, les herpétiques, est sujette sans cesse aux poussées aigües et aux récidives ; celles-ci surviennent sous l'influence de toutes les causes qui déterminent sur la muqueuse de la gorge une irritation sans cesse renouvelée, (tabac, boissons alcooliques, contact de l'air chez les chanteurs).

L'angine chronique demande un traitement général approprié à la constitution du sujet, et un traitement local, consistant en cautérisations, badigeonnages et gargarismes.

54. **Angine de poitrine.** — Névralgie du cœur.

Affection douloureuse procédant par accès. Tout à coup survient dans la région du cœur une douleur poignante qui s'irrade en divers sens, presque toujours le long du bras gauche. Le malade pâle, couvert de sueurs froides, est comme dans un étau, ou écrasé par un poids énorme; il lui semble que la vie s'éteint. Au bout de quelques secondes, d'une à deux minutes au plus, l'accès disparaît, laissant le sujet profondément fatigué.

Si ces accès sont souvent sous la dépendance de la goutte, ou du rhumatisme, de la syphilis, ils surviennent aussi souvent chez les épileptiques et les hystériques. Dans ces cas, on se trouve fort bien de l'usage longtemps continué du *Chloral Bromosodique Boissy* (2779). On commencera par une cuiller par jour, et on augmentera progressivement jusqu'à donner 5 à 6 cuillers à bouche dans les 24 heures.

55. **Angioleucite.** — (V. *Lymphangite*).

56. **Angiome.** — Tumeur formée par le développement de vaisseaux de nouvelle formation. (V. *Tumeurs érectiles*).

57. **Anhélation.** — Respiration courte et précipitée telle que celle qui suit une marche rapide ou ascendante.

58. **Animale** (Vie). — Les appareils et organes de la vie animale existent chez les animaux, et manquent aux plantes.

59. **Ankylose.** — Etat pathologique des articulations, caractérisé par le défaut de mobilité des surfaces articulaires.

60. **Anomalie.** — Disposition spéciale par laquelle un individu s'éloigne de la majorité des individus de son espèce, de son âge, et de son sexe.

61. **Anorchide.** — (V. *Cryptorchide*).

62. **Anorexie.** — Manque d'appétit. Symptôme habituel dans les maladies aiguës qui s'accompagnent d'un état fébrile, l'anorexie se rencontre aussi dans de nombreuses affections chroniques. On peut y remédier avec avantage en employant les amers, par exemple la *Teinture apéritive Brinton* (2828).

63. **Anosmie.** — Privation plus ou moins complète de l'odorat (V. *ce mot*).

64. **Antéflexion-Antéversion.** (V. *Utérus*).

65. **Anthelmintiques.** — (V. *Vermifuges*).

66. **Anthracosis.** — Pénétration au sein du poumon de particules charbonneuses venues du dehors; cette affection se rencontre chez les charbonniers, les mineurs, et les mouleurs.

67. **Anthrax.** — Tumeur inflammatoire, de volume variable, amenant la mortification des tissus, et s'accompagnant de symptômes généraux souvent graves. Se montrant principalement à la nuque, dans le dos, aux fesses, l'anthrax est fréquent chez les diabétiques. A cette affection, il faut opposer un double traitement : d'une part un traitement local, incision cruciale au fer rouge, et lavage avec des liquides antiseptiques et excitants, — d'autre part un traitement général : toniques et purgatifs. Le *Vin Hématogène Delouche* (2831) doit donc être employé concurremment avec les *Pilules Savonneuses Laxatives Boissy* (2801).

68. **Anthropologie.** — Science qui a pour objet l'étude du groupe humain, considéré dans son ensemble, dans ses détails, et dans ses rapports avec le reste de la nature.

69. **Antidote.** — Contre-poison.

70. **Antiherpétiques.** — Médicaments destinés à guérir les dartres. (V. *ce mot*).

71. **Antiphlogistiques.** — (V. *Inflammation*).

72. **Antiscorbutiques.** — Médicaments destinés à prévenir le développement du scorbut, et à combattre ses symptômes. (V. *Scorbut*).

73. **Antiscrofuleux.** — (V. *Scrofule*).

74. **Antiseptiques.** — (V. *Désinfectants*).

75. **Antispasmodiques.** — Agents s'adressant à l'exaltation morbide et irrégulière des fonctions nerveuses (V. *Nervosisme*).

Etant donnée la fréquence, sans cesse croissante de nos jours, de cette irritabilité nerveuse, il n'est pas inutile de connaître les moyens qu'on peut employer pour la combattre. Le Camphre, la Valériane, le Musc, le Castoréum longtemps ont été regardés comme les seuls agents de ce groupe de médicaments ; on y joint avec raison de nos jours le *Chloral* et les *Bromures*. Bromure de Potassium, Bromure de Sodium, Bromure d'Ammonium, chacun d'eux pris isolément, donnent, il est vrai, de bons résultats ; bien meilleurs sont-ils toutefois lorsqu'on les associe ; de ces associations une des plus heureuses est celle de Boissy. Dans son *Chloral bromosodique* (2779), on a du chloral pur cristallisé qui ne possède pas la saveur âcre et désagréable du chloral ordinaire, et du *Bromure de Sodium* (moins toxique que le bromure de potassium, comme d'ailleurs tous les sels de soude), dissous et masqués au moyen du Sirop d'écorces d'oranges amères. Ce *Choral Bromosodique Boissy* (2779), que peuvent prendre les personnes les plus difficiles, s'emploie ordinairement à la dose de 3 cuillers à bouche par jour ; on peut toutefois dans certains cas arriver à en donner 5 à 6. Chez les enfants on pourra dans de nombreuses circonstances aussi employer le *Choral Bromosodique Boissy* (2779), mais à plus faibles doses ; on le donnera par cuillers à café chez les enfants de 3 à 5 ans, par cuillers à dessert chez les enfants de 5 à 12 ans ; il sera bon toutefois de ne pas dépasser 3 cuillers dans les 24 heures.

76. **Antisyphilitiques.** — Les agents employés contre la *Syphilis* (V. *ce mot*) sont fort nombreux ; nous ne citerons parmi eux que les deux suivants, qui sont d'un usage vulgaire : Les *Pilules dépuratives du Dr Raison* (2800) et la *Solution dépurative Iodosodique Boissy* (2823).

77. **Anurie.** — Suppression absolue de la sécrétion urinaire.

78. **Anus.** -- Orifice inférieur du rectum, l'anus peut être le siége de diverses lésions : *Condylomes, Fissures, Fistules, Hémorrhoïdes,*. (V. *ces mots*).

79. **Aorte.** — Artère principale de l'économie ; elle part du ventricule gauche du cœur, et fournit les vaisseaux qui distribuent le sang rouge à toutes les parties du corps. Son inflammation est dite *Aortite*.

80. **Aphasie.** — Perte complète ou incomplète de la parole, et des divers moyens qui permettent de représenter les idées.

81. **Aphonie.** — Perte de la voix (V. *Larynx*).

82. **Aphrodisie.** — Exagération maladive de l'appétit génésique dans les deux sexes. (V. *Nymphomanie, Satyriasis*).

83. **Aphthes.** — (V. *Stomatite aphtheuse*).

84. **Apnée.** — Absence complète de la respiration pouvant durer 1 ou 2 minutes ; c'est un des signes fréquents de l'agonie.

85. **Apoplexie.** — Suspension subite, complète ou

incomplète, persistante ou passagère, de l'action cérébrale, produite par une cause interne agissant directement sur le cerveau.

Subitement le sujet se trouve privé de connaissance, de sensibilité et de mouvement ; seules la circulation et la respiration persistent plus ou moins troublées.

La *Congestion*, l'*Hémorrhagie cérébrale*, le *Ramollissement du Cerveau*, sont les trois causes ordinaires de l'attaque d'apoplexie. Si dans les deux derniers cas, on ne peut prévoir l'attaque, il n'en est pas de même dans le premier. Chez les individus sanguins, à cou court, prédisposés à la congestion cérébrale, au *Coup de sang*, une hygiène appropriée et des purgations répétées peuvent retarder, parfois même empêcher toute attaque. Purger longtemps sans fatigue et sans danger, aussi longtemps que l'exige la durée du mal que l'on veut combattre, est une chose que l'on obtient aisément avec les *Pilules savonneuses laxatives Boissy* (2801) ; une seule, le soir après le repas, suffit généralement pour donner une selle le lendemain matin ; en cas d'insuccès, on pourrait en prendre une seconde sans inconvénient.

Pendant l'attaque d'apoplexie, il suffit de placer le sujet dans les meilleures conditions hygiéniques, et de surveiller avec soin la vessie et le rectum. Après, suivant les cas, la conduite à tenir sera différente :

S'il y a menace d'inflammation du cerveau, une saignée, des applications de glace sur la tête, des purgatifs sont indiqués ; on pourra encore user avec avantage des *Pilules savonneuses laxatives Boissy* (2801), mais on devra les donner non plus à *doses laxatives* comme précédemment, mais bien à *doses purgatives* : 4 à 5 pilules sont alors nécessaires.

S'il persiste une paralysie, ce qui est la règle pour ainsi dire, on aura recours à l'électricité.

86. **Appétit.** — Sensation interne indiquant la nécessité de fournir à la nutrition des matériaux alimentaires solides.

87. **Aptitudes** (Pathologiques). — Disposition innée ou acquise, définitive ou temporaire, de l'économie à subir l'influence des causes morbides. (V. *Immunités pathologiques*).

88. **Apyrexie.** — Absence de fièvre.

89. **Arachnitis.** — (V. *Méningite*).

90. **Arc** (Sénile). Opacité, en forme d'arc, se produisant sous l'influence de l'âge, à la circonférence de la cornée. (V. *ce mot*).

91. **Artères.** — Vaisseaux qui conduisent le sang du cœur à toutes les parties du corps ; ils émanent tous (*l'Artère pulmonaire excepté*) de l'aorte. Leur inflammation (connue sous le nom d'*Artérite*), peut revêtir une forme aigüe ou chronique. (V. *Athérome*).

92. **Arthralgie.** — Douleur articulaire.

93. **Arthrite.** — Inflammation des articulations, se traduisant à l'état aigu et à l'état chronique, par des douleurs, du gonflement, et une impossibilité plus ou moins absolue de se servir de l'articulation atteinte. (V. *Rhumatisme, Tumeur blanche*).

94. **Arthritides.** — Manifestations cutanées de l'arthritis.

95. **Arthritis** (Arthritisme). — Autrefois on englobait sous ce nom le rhumatisme et la goutte ; aujourd'hui on donne ce nom à une maladie constitutionnelle, caractérisée par des affections variées de la peau, de l'appareil locomoteur et des viscères, qui se terminent généralement par résolution.

96. **Articulation.** — Ensemble des parties qui réunissent entre elles des extrémités osseuses. Dans chaque articulation on trouve des *surfaces articulaires* recouvertes d'un *cartilage articulaire*, — des *ligaments* unissant les extrémités osseuses, — et une *synoviale* permettant le glissement des surfaces articulaires dans les divers mouvements exécutés par l'articulation. Il est trois grandes classes d'articulations : Articulations *mobiles* (diarthroses), articulations *semi-mobiles* (amphiarthroses), articulations *immobiles* (synarthroses).

97. **Ascite.** — Accumulation de sérosité dans le péritoine ; c'est un symptôme fréquent dans les *maladies du cœur, du foie, des reins* et *du péritoine*. (V. *ces mots*).

98. **Asphyxie.** — Mort subite par le poumon.

99. **Assoupissement.** — (V. *Coma, Somnolence*).

100 **Asthénie.** — Faiblesse, défaut de résistance à l'action des causes morbides.

101. **Asthénopie.** — Impossibilité d'appliquer la vue d'une manière continue à un travail quelconque, surtout s'il porte sur des objets délicats et rapprochés.

102. **Asthme.** — Névrose du poumon, constituée par des attaques intermittentes, dont la dyspnée est le symptôme dominant.

L'Accès d'asthme débute généralement dans la nuit, sans être précédé d'aucun phénomène précurseur. Le sujet qui s'était couché bien portant se réveille en proie à une oppression intense qui augmente bientôt ; sa respiration est pénible et sifflante ; il se lève, ouvre la croisée, recherche l'air frais ; il prend les positions les plus variées pour mettre en jeu tous les muscles de la respiration. Après une ou plusieurs heures, la détente se fait ;

surviennent alors une expectoration catarrhale et des urines claires et abondantes ; après quoi le sujet se rendort.

Cet accès se répète généralement pendant plusieurs jours ou plusieurs semaines ; leur ensemble constitue une *attaque* d'asthme. Les attaques reviennent à intervalles plus ou moins éloignés, sous l'influence de causes fort variables suivant les sujets. Les fumigations de papier nitré et de datura stramonium pendant les accès, les iodures *Solution dépurative Iodosodique Boissy* (2823), et les bromures *Chloral bromosodique, Boissy* (2779), dans leur intervalle, constituent tout le traitement de l'asthme.

103. **Asthme** (de Kopp ou thymique). (V. *Spasme de la Glotte*).

104. **Astigmatisme.** — Anomalie de la réfraction.

105. **Astragale.** — Un des os du tarse.

106. **Asystolie.** — Etat de gêne circulatoire produit par l'insuffisance des contractions cardiaques. (V. *Cœur*).

107. **Atavisme.** — Réapparition dans un individu, ou dans un groupe d'individus, de caractères offerts par leurs ancêtres directs ou collatéraux.

108. **Ataxie** (Locomotrice progressive). — Maladie de Duchenne de Boulogne, fréquente chez les syphilitiques. Après une période parfois fort longue, caractérisée uniquement par des douleurs occupant de multiples sièges, survient un désordre dans la marche qui s'accentue peu à peu (*Ataxie*) ; à la longue, paralysie et atrophie viennent compliquer la maladie. Révulsion énergique sur la colonne vertébrale, et *Solution dépurative Iodosodique Boissy* (2823) à hautes doses constituent le traitement.

109. **Ataxique** (Fièvre). — Fièvre dans laquelle il y a des alternatives d'excitation et d'affaiblissement, coexistant avec des symptômes nerveux graves.

110. **Athérome.** — Dégénérescence graisseuse, et infiltration calcaire du système artériel, survenant sous l'influence de l'âge.

111. **Atonie.** — (V. *Adynamie, Asthénie*).

112. **Atrésie.** — (V. *Imperforation*).

113. **Atrophie.** — Etat d'un appareil, d'un organe ou d'un tissu, dont la nutrition a été diminuée pendant un temps plus ou moins considérable.

*114. **Atrophie** (Musculaire progressive). — Affection qui débute sourdement par l'atrophie des muscles de l'éminence thénar, et qui envahit successivement en quelques années les autres muscles de la main, ceux de l'avant-bras, du bras, de l'épaule, enfin du tronc. A ce moment surviennent ordinairement des complications pulmonaires qui emportent le malade.

115. **Attaque.** — Invasion subite d'une maladie, se montrant dès son invasion avec tous ses symptômes caractéristiques dans toute leur intensité.

116. **Attrition.** — (V. *Contusion*).

117. **Autoplastie.** — Réparation d'un organe, dont la forme est altérée, à l'aide d'un emprunt tiré du sujet lui-même, et fait aux dépens des parties saines voisines, ou éloignées du point lésé. C'est une des méthodes de la chirurgie réparatrice.

118. **Avortement.** — Expulsion du fœtus avant qu'il soit viable. L'avortement peut être *accidentel* (fausse couche, vulgo blessure), ou *provoqué* ; ce dernier peut l'être dans un but *criminel*, ou dans un but *obstétrical* (lorsqu'il s'agit de sauver la vie de la mère.)

B

119. **Bactérie.** — Sous ce nom on désigne un certain nombre de végétaux inférieurs, qui, inoculés dans un organisme, l'infectent par suite d'une fermentation interne, fermentation qui, en multipliant à l'infini ces végétaux inférieurs, transforme l'individu en un nouveau foyer d'infection. Quoique leur étude soit d'origine toute récente, on les a déjà trouvés dans la plupart des maladies contagieuses (*Charbon, Tuberculose, Fièvre Typhoïde,* etc.)

Les Bactéries se présentent sous quatre formes différentes :

Les *Microcoques*, de forme arrondie ou ovoïde ;

Les *Bactéries*, bâtonnets courts, isolés ou réunis deux à deux ;

Les *Bacilles*, bâtonnets longs, souvent placés à la suite les uns des autres ;

Les *Spirilles*, filaments contournés en hélice, ressemblant assez bien à un petit ressort à boudin.

Tous ces infiniment petits, dont l'*importance pathologique s'accroît de jour en jour* ne peuvent être vus qu'au microscope à l'aide de très-forts grossissements.

120. **Baillement.** — Acte physiologique, consistant en une inspiration grande, profonde et lente, avec écartement plus ou moins considérable des mâchoires, suivie d'une expiration également profonde et prolongée, et le plus ordinairement bruyante. C'est un acte involontaire, auquel autrefois on attribuait une importance bien exagérée.

121. **Balanite.** — Inflammation isolée ou simultanée du gland et du prépuce ; elle accompagne généralement les maladies vénériennes : *Blennorrhagie, Chancre mou, Syphilis* (V. *ces mots*).

122. **Ballonnement.** — (V. *Météorisme, Tympanite*).

même pendant toute la vie, si l'on n'y porte remède ; c'est la *constipation habituelle*.

Tantôt elle n'est qu'un fait isolé, passager, produit soit par un changement de régime, soit par l'introduction de substances médicamenteuses ou toxiques (*plomb*), soit par mille autres causes ; c'est la *constipation accidentelle*.

(*a*) CONSTIPATION HABITUELLE. — Cette forme, si fréquente chez la femme, amène à sa suite tout un cortège de symptômes plus ou moins désagréables ; aux symptômes locaux (gonflement du ventre, coliques plus ou moins vives, etc.), s'en joignent d'autres plus ou moins éloignés (troubles de la digestion, inappétence, céphalalgie, vertiges, insomnie, congestion de la tête, bourdonnements d'oreille). Le caractère devient irritable et triste ; la sensibilité générale s'exalte ; le sujet devient hypocondriaque ; sa nutrition s'altère ; son teint devient jaune, blafard. Lutter contre cet état fâcheux est une indication qui s'impose formellement. Divers moyens ont été tour à tour employés et vantés ; lavements, poudres, pilules, ont eu chacun leur heure de vogue ou de célébrité. Nous n'entrerons pas dans l'énumération fastidieuse de ces divers produits, et nous nous contenterons de donner ici le moyen qui, chaque jour, dans notre clientèle, nous rend de si grands services ; nous avons nommé les *Pilules savonneuses laxatives Boissy* (2801). Une pilule au repas du soir suffit généralement pour obtenir une selle le lendemain matin ; en cas d'insuccès, on peut sans inconvénient doubler la dose.

(*b*) CONSTIPATION ACCIDENTELLE. — Dans ce cas, on a à sa disposition le groupe si nombreux des purgatifs ; purgatifs salins, purgatifs sucrés, purgatifs huileux, drastiques peuvent être employés ; ils le seront toutefois différemment suivant les indications fournies par le malade. Ici encore les *Pilules savonneuses laxatives Boissy* (2801) rendent de grands services ; on devra alors les donner à la dose purgative. Le matin au premier repas, on prend à la fois cinq pilules savonneuses ; au bout de quelque temps, on obtient sans douleur une purgation complète. Deux à trois pilules seulement suffisent chez les enfants pour obtenir le même résultat.

274. **Constitution**. — Degré de force vitale que présente l'organisme, la constitution ne peut être que *forte*, *faible* ou *moyenne*. La *Constitution forte*, caractérisée par le fonctionnement régulier de tous les organes, est la véritable expression de la santé ; elle permet de résister à une foule d'influences morbides. La *Constitution faible*, qu'elle soit originelle, ou consécutive à l'influence prolongée de causes débilitantes, prédispose à un grand nombre de maladies ou de malaises.

275. **Contagion**. — Propriété que possèdent quelques maladies de se transmettre d'un individu à un autre. Le développement d'une maladie contagieuse réclame deux conditions :

(*a*) Un *germe*, ou un *agent* capable d'opérer la transmission de l'individu malade à l'individu sain. Ce germe, habituellement inappréciable à nos moyens d'investigation, consiste souvent en *parasites*, *bactéries* (V. *ces mots*), etc., visibles au microscope.

(*b*) Un *terrain convenablement préparé* pour recevoir l'agent contagieux, c'est-à-dire une prédisposition spéciale de l'individu.

276. **Continence**. — Abstinence du coït (254).

277. **Contractilité**. — Propriété vitale, grâce à laquelle certaines substances organisées se raccourcissent dans un sens, et augmentent de diamètre dans l'autre. La

contractilité est l'apanage presque exclusif du tissu musculaire. (V. *Muscle*).

278. **Contraction.** — Passage d'un muscle de l'état de repos à l'état actif.

279. **Contractures.** — Contractions musculaires permanentes, limitées à un muscle, ou à un groupe de muscles ; elles s'accompagnent parfois de vives douleurs (*contractures douloureuses*).

280. **Contre-Ouverture.** — Quand une plaie, pénétrant plus ou moins profondément sous la peau, a son ouverture disposée de telle sorte que le pus ne peut s'en écouler aisément, — ou bien encore quand elle contient un corps étranger qu'il est difficile d'extraire, — on pratique à l'endroit jugé favorable une autre ouverture, dite *contre-ouverture*.

281. **Contre-Poison.** — Antidote. Substance donnée dans les *empoisonnements* pour neutraliser chimiquement, ou transformer le poison soluble en un composé insoluble, et annuler ainsi ses propriétés toxiques.

282. **Contusion.** — Ensemble des désordres organiques produits par la pression directe ou indirecte des agents extérieurs ; si à ces désordres se joint une plaie, on dit qu'il y a *plaie contuse*. Extrêmement fréquente, la contusion siège de préférence sur les parties superficielles, plus exposées que les profondes à l'action des corps extérieurs ; elle peut atteindre toutefois tous les organes, et tous les tissus sans exception.

Suivant la violence de la pression, il y a seulement rupture des capillaires (177) et léger épanchement de sang (*1er degré*) ; rupture de vaisseaux importants (2e *degré*) ; désorganisation partielle des tissus (3e *degré*) ; ou broiement des parties contusionnées, qui forment une bouillie livide (4e *degré*). Les contusions des 1er et 2e *degré* demandent seulement du repos, des applications de compresses d'eau froide, ou trempées dans quelques liquides astringents et résolutifs (arnica, alcool camphré, etc.). Les contusions des 3e et 4e *degré* peuvent nécessiter une amputation.

283. **Convalescence**. — Etat de faiblesse transitoire, survivant plus ou moins longtemps à la maladie disparue. Cet état intermédiaire entre la santé et la maladie ne s'observe que lorsque celle-ci s'est prolongée assez pour affaiblir les forces du malade. Il s'annonce par des changements du côté de l'organe malade, et des principales fonctions de l'économie. Sa durée fort variable suivant la nature de la maladie, l'âge, le sexe, la constitution du patient, peut être entravée par des *rechûtes*, c'est-à-dire par une réapparition des accidents morbides avant leur disparition complète.

Dans le cours de la convalescence, on doit largement user de toniques : Le *Vin hématogène Delouche* (2831) chez les adultes ; le *Chocolat tonique ferrugineux E. Gallois* (2781), chez les enfants, sont donc tout naturellement indiqués. Lorsque les fonctions digestives se font bien, on se trouvera bien d'ajouter quelques préparations ferrugineuses : *Pilules toniques du Dr Raison* (2803), ou *Poudre Mangano-Ferrugineuse de Laroche* (2815).

284. **Convulsions.** — Mouvements involontaires, désordonnés des muscles de la vie de relation (c'est-à-dire des muscles soumis ordinairement à l'influence de la volonté). Il est deux variétés de convulsions :

(*a*) Convulsions *Toniques*, donnant à la partie qui en est le siège une position fixe (raideur, immobilité).

(*b*) Convulsions *Cloniques*, imprimant à la partie affectée une succession de déplacements plus ou moins étendus.

Ces deux variétés de convulsions, générales ou partielles, passagères ou permanentes, indolentes ou douloureuses, isolées ou accompagnées d'autres phénomènes, peuvent exister isolément (*Tétanos*), ou survenir successivement (*Epilepsie*, *Hystérie*). (V. *ces mots*).

Contre les convulsions, nous avons les médicaments antinerveux, et au premier rang le bromure et le chloral. Le *Chloral bromosodique Boissy* (2779), qui réunit ces deux précieux agents sédateurs du système nerveux, rend ici les plus grands services; très-facilement supporté à cause de son goût agréable, il se prend ordinairement à la dose de trois cuillers à bouche par jour, le matin, à midi et le soir. Dans les cas de convulsions un peu intenses, ces doses seraient insuffisantes; il est de toute nécessité de les augmenter : 4, 6, et même 8 cuillers dans les 24 heures, peuvent être données sans le moindre inconvénient, si on a soin de les espacer régulièrement.

285. **Convulsions** (des enfants). — Très fréquentes chez les enfants, principalement chez ceux qui ont un tempérament nerveux et irritable, les convulsions surviennent à la suite de toutes les excitations du système nerveux ; une peur, un accès de colère, une chaleur trop forte, une indigestion, une maladie ou une indisposition quelconque, la dentition surtout peuvent les déterminer.

L'attaque de convulsions se compose d'une série de convulsions *toniques* et *cloniques*, revenant par accès, et accompagnées de perte de connaissance.

Dès qu'un enfant est pris de convulsions, il faut aérer l'appartement, défaire le maillot, ou desserrer les vêtements de l'enfant, lui frictionner les gencives avec un peu de *Sirop Américain anticonvulsif E. Gallois* (2819), et lui donner une ou deux cuillers à café de *Chloral bromosodique Boissy* (2779). Une fois l'accès passé, (et il passe le plus ordinairement sous l'influence de ces moyens), on devra essayer d'en déterminer la cause ; le médecin ici est généralement nécessaire. On pourra néanmoins avant son arrivée continuer le *Chloral bromosodique* à la dose de 4 à 6 cuillers à café espacées dans la journée. Ajoutons que chez un enfant qui a eu déjà des convulsions, on fera bien de reprendre le *Sirop Américain anticonvulsif E. Gallois* (2819), et le *Chloral bromosodique Boissy* (2779) toutes les fois qu'on est en droit de les craindre, c'est-à-dire en d'autres termes, lorsqu'on verra survenir un ou plusieurs des symptômes suivants: irascibilité du caractère, insomnie ou somnolence, agitation excessive, changement du visage, tressaillements pendant le sommeil qui réveillent l'enfant en sursaut. On agira sagement en procédant de même chez un enfant qui présente ces symptômes plus ou moins au complet, quand bien même il n'a jamais eu de convulsions.

286. **Copulation**. — (V. 254).

287. **Coqueluche**. — Maladie épidémique et contagieuse, qui frappe surtout les enfants de deux à sept ans. Après une période d'incubation, dont la durée est variable, la coqueluche débute comme une bronchite ordinaire (*première période*) qui persiste pendant cinq, huit et même quinze jours. C'est alors que survient la seconde période de la maladie, *période des quintes* ; les quintes se répètent plusieurs fois de suite constituant un *accès*. Les accès plus fréquents la nuit que le jour surviennent vingt, trente, cinquante fois par jour et même plus ; souvent ils s'accompagnent de vomissements de mucosités, ou de matières alimentaires. Enfin au bout de trois, quatre ou cinq semaines les quintes diminuent de fréquence, et la coqueluche entre dans une troisième période ou *période terminale*. Dans le

cours de cette affection, dont la durée moyenne est d'environ deux mois, peuvent survenir de nombreuses complications (*convulsions, hémorrhagies diverses, hernies, bronchite capillaire, broncho-pneumonie*) (V. *ces mots*) qui en aggravent singulièrement le pronostic.

Dans la coqueluche entrent en jeu deux éléments : un élément *inflammatoire*, et un élément *spasmodique*. Le premier est heureusement amendé par des vomitifs ; on oppose au second, l'opium, l'aconit, la belladone, les bromures. Le *Chloral bromosodique Boissy* (2779) rend encore ici de grands services, à la dose de 3 cuillers par jour, le matin, à midi, et le soir : cuillers à café pour les enfants de 3 à 5 ans ; — cuillers à dessert pour les enfants de 5 à 12 ans ; — cuillers à bouche au-dessus de cet âge. On doit le continuer pendant toute la période des quintes.

Celle-ci passée, on se trouvera bien, pour abréger la durée de la maladie, de conseiller aux parents de l'enfant un changement d'air.

288. **Cor.** — *Œil de Perdrix*, *Oignon*. — Durillon dont la face profonde est munie d'une pointe (cœur, racine) conique, qui s'enfonce dans le derme. Siégeant le plus souvent sur les doigts de pied, ils sont produits par la compression des chaussures ; celle-ci devient particulièrement pénible par les temps humides qui provoquent un gonflement de l'épiderme du cor. Divers traitements ont été préconisés pour la guérison du cor ; parmi eux nous nous contenterons seulement de signaler ici l'*Emplâtre pour les cors Boissy* (2789), qui donne de bons résultats.

289. **Cordon** (ombilical) — (V. *Ombilical*).

290. **Cordon** (spermatique). — (V. *Spermatique*).

291. **Cornage.** — Bruit respiratoire, morbide, très-rude qu'on entend à distance ; il s'accompagne toujours

de dyspnée, et souvent d'une altération de la voix. C'est un symptôme indiquant un rétrécissement du calibre des voies aériennes (larynx, trachée, ou bronches. (V. *ces mots*).

292. **Cornes.** — Productions accidentelles se développant le plus souvent sur la peau, quelquefois sur les muqueuses.

293. **Cornée.** — Première membrane de l'œil ; elle est parfaitement transparente ; aussi la désigne-t-on sous le nom de *Cornée transparente*. Elle est sujette à diverses affections : *Inflammation* (*Kératite*), *Ulcération*, *Taies*, etc., souvent consécutives à d'autres altérations de l'œil.

294. **Corps** (caverneux). — (V. *Verge*).

295. **Corps** (étrangers). — Substances solides, demi-solides, liquides, ou gazeuses, accidentellement introduites dans l'organisme, et nuisant par leur forme, leur volume, leur consistance, ou seulement par le simple fait de leur présence. Excessivement variables, les corps étrangers peuvent se rencontrer dans les *yeux*, les *oreilles*, le *nez*, les *voies respiratoires*, les *voies digestives*, les *voies génito-urinaires*. Disons quelques mots seulement de ceux que l'on rencontre le plus souvent :

(*a*) Dans les *yeux* peuvent pénétrer les cils, les insectes, de la poussière, des éclats de pierre, de bois ou de métal. On les enlèvera plus ou moins facilement, en se servant d'un corps lisse et rond, un châton de bague par exemple ; s'ils sont petits ils resteront adhérents à la bague, ce qui permettra de les enlever aisément. On peut, avant de tenter l'extraction, fermer les paupières, et faire quelques frictions légères de haut en bas ; on arrivera ainsi à amener les corps étrangers dans un angle de l'œil, d'où il sera plus facile de les faire sortir.

(*b*) Dans *les Oreilles* pénètrent parfois des insectes, des noyaux de cerises, des pois ; des injections d'eau tiède, d'huile ou de *Glycérine Price* (2793) suffisent le plus généralement pour les enlever.

(*c*) Les mêmes corps peuvent pénétrer dans le *nez* : ils seront extraits avec une pince.

(*d*) Dans les voies respiratoires pénètrent assez souvent des aliments ou des boissons. Cette pénétration peut dans quelques cas amener l'asphyxie et la mort ; aussi, dès que l'on est en droit de soupçonner la pénétration dans les voies aériennes de quelques parcelles alimentaires, doit-on immédiatement plonger les doigts dans la gorge aussi avant que possible, et en retirer tout ce qu'on pourra en fait d'aliments. Les enfants en s'amusant s'introduisent souvent des petites pièces de monnaie, des dragées, des haricots, etc... La première précaution est de tenir l'enfant la tête en bas, et les pieds en l'air ; la seconde de le faire vomir. En cas d'insuccès, le médecin appelé devra recourir à la trachéotomie, c'est-à-dire faire l'ouverture de la trachée.

(*e*) Les corps étrangers des *voies digestives* (noyaux, arêtes, os, pièces de monnaie, épingles, aiguilles, cuiller, fourchette), peuvent parcourir le tube digestif en entier et sortir avec les matières fécales sans occasionner le moindre désordre ; mais quelquefois ils peuvent y séjourner et y déterminer des accidents plus ou moins graves (*ulcérations, perforations de l'estomac, des intestins*) ; parfois même ils nécessitent des opérations très sérieuses.

Quant aux corps étrangers des *voies génito-urinaires*, ils demandent des moyens très variés en rapport avec la nature et la forme des objets.

296. **Corps** (thyroïde). — (V. *Thyroïde*).

297. **Corps** (vitré). — Substance gélatineuse, inco-

lore, séparant la lentille de l'œil (*Cristallin*) de sa membrane sensible (*Rétine*). (V. *Œil*).

298. **Corrosifs.** — (V. 196).

299. **Corset.** — Ce vêtement, qui joue un si grand rôle chez la femme, a sans conteste une certaine utilité. Mais, grâce aux abus qu'on en fait chaque jour, dans le but enfantin, il faut bien l'avouer, de s'amincir la taille, le corset devient la source d'une foule de désordres et de maladies, — maintenant surtout que la mode est aux *corsets-cuirasse* emboitant et comprimant la taille et le ventre. C'est surtout l'*estomac* et l'*utérus* qui en ressentent le contre-coup ; *dyspepsie* d'une part, *engorgement* et *déplacements de l'utérus* d'autre part, voilà le lot de beaucoup de jeunes femmes qui ont voulu, qui veulent, ou qui voudront se conformer en esclaves à cette mode absurde, contre laquelle le médecin et l'hygiéniste ont tant de peine à réagir.

300. **Coryza.** — Vulgairement *Rhume de cerveau.* Inflammation de la muqueuse qui tapisse les fosses nasales et les diverses cavités de la face (sinus frontaux, sinus maxillaires).

(*a*) Coryza aigu. — Appelé bien improprement *Rhume de cerveau* (puisque le cerveau n'est nullement intéressé dans cette affection), le coryza aigu s'annonce par des douleurs de tête frontales, et par une sensation de gêne et de chatouillement dans les fosses nasales. Surviennent ensuite des éternuements, puis une sécrétion d'un liquide irritant, tout d'abord clair, bientôt épais et verdâtre (2e et 3e jour). A ces symptômes locaux s'ajoutent parfois une courbature générale, et un état fébrile de courte durée. Cette petite affection fort incommode est souvent le prélude d'un *Rhume de poitrine* (*Laryngite* et *Trachéite*) ;

lorsqu'elle reste limitée aux fosses nasales, elle n'excède pas une semaine, elle disparaît le plus ordinairement d'elle-même.

Chez les *enfants à la mamelle*, le coryza devient une affection assez grave ; ne pouvant prendre le sein, sans éprouver une suffocation véritable, l'enfant souvent le refuse, et dépérit. On peut obvier à cet inconvénient, et rendre possible les mouvemenst de succion et de déglutition (371), en ayant soin de débarrasser les fosses nasales des mucosités qui les obstruent.

(*b*) CORYZA CHRONIQUE. — Le nez est rouge et tuméfié ; la sécrétion nasale est tantôt insignifiante, tantôt abondante, fluide ou épaisse ; la respiration est gênée, bruyante parfois accompagnée d'une sorte de ronflement ; la voix est nasonnée. Cette affection a une marche lente, et une durée indéterminée ; quelquefois surviennent des ulcérations, et des croûtes dans le nez avec odeur fétide ; c'est la *Punaisie*, ou *Ozène*, qu'on rencontre si fréquemment chez les enfants lymphatiques ou scrofuleux. Aux lavages répétés destinés à déblayer les cavités nasales, aux insufflations de poudres diverses (sous-nitrate de bismuth, chlorate de potasse, calomel, etc.), il est de toute nécessité de joindre un traitement général anti-scrofuleux, que l'on devra continuer longtemps, même après la disparition du coryza chronique ; ce sera le plus sûr moyen d'empêcher les *rechutes* si fréquentes dans cette affection. La *solution dépurative iodosodique Boissy* (2823) remplira très bien ce but ; on la donnera à la dose de deux cuillers par jour, concurremment avec l'*Huile de foie de Morue pure de Boissy* (2794).

301. **Cosmétiques.** — Préparations destinées à entretenir la beauté du corps ; ils s'appliquent surtout au visage, à la chevelure, à la partie supérieure de la poitrine

et aux mains, c'est-à-dire à toutes les parties du corps qui ne sont pas recouvertes par les vêtements. Parmi les nombreuses préparations employées de nos jours, contentons-nous de signaler le *Lait de Rose Boissy* (2797), et la *Crème dermophile Delouche* (2782), dont l'emploi est très agréable, et en même temps très utile pour entretenir la beauté du visage.

302. **Côtes**. — Arcs osseux, aplatis, allant de la *colonne vertébrale* au *sternum* (V. *ces mots*). Au nombre de 12 de chaque côté, elles sont réunies entre elles, par des parties molles. L'ensemble constitue une sorte de cage: *cage thoracique*, *thorax* ou *poitrine* (V. *Thorax*).

303. **Cotyloïde** (cavité). — Cavité profonde de l'os coxal destinée à recevoir la tête du fémur (articulation coxo-fémorale).

304. **Cou**. — Intermédiaire au tronc et à la tête, le cou constitue une des régions les plus importantes du corps à cause des organes qu'il contient ou qui le traversent.

305. **Couches**. — (V. 6).

306. **Coup** (de fouet). — Rupture sous-cutanée de fibres musculaires ou tendineuses, se manifestant par une douleur brusque et localisée, et une impotence relative du membre blessé. Le plus généralement cette rupture intéresse les muscles du mollet, ou du coup de pied.

307. **Coup** (de sang). — (V. 85).

308. **Coup** (de soleil). — (V. *Insolation*).

309. **Couperose**. — (V. 12 : *Acnée rosée*).

310. **Courbature**. — Fatigue, lassitude. (V. *Fièvre*, *Lumbago*).

311. **Cowpox**. — (V. *Vaccine*).

312. **Coxal** (os). — Os volumineux, au nombre de deux, formant la plus grande partie du bassin.

313. **Coxalgie**. — Tumeur blanche de l'articulation de la hanche, fréquente dans l'enfance, et dans l'adolescence. Elle s'annonce par de la claudication, et des douleurs qui augmentent graduellement, et qui nécessitent bientôt un repos absolu. Plus tard la cuisse se déforme, se fléchit, et le membre s'atrophie. Assez souvent alors surviennent des *abcès*, des *fistules* qui épuisent le malade. Des révulsifs au début, puis l'immobilisation de la hanche malade dans une bonne position (gouttière de Bonnet) constitue le traitement local. Concurremment, un traitement général sera tenté ; il variera suivant que le sujet est rhumatisant ou scrofuleux ; dans ce dernier cas l'*Huile de Foie de Morue pure de Boissy* (2794), les *Pilules toniques du Dr Raison* (2803), le *Chocolat tonique ferrugineux E. Gallois* (2781), donneront d'assez bons résultats, et contribueront à améliorer l'état général du coxalgique.

314. **Crachats**. — Matières qui proviennent d'un point quelconque des voies aériennes, et qui sont rejetées par la bouche, ordinairement sous forme liquide, et par petites masses à la fois. On nomme *Séreux*, les crachats clairs et semblables à de l'eau ; *Muqueux*, ceux qui ont une consistance plus épaisse ; *Visqueux*, ceux qui adhèrent au vase qui les contient. On dit qu'ils sont *Spumeux*, lorsqu'ils sont mêlés de bulles d'air, qui leur donnent l'aspect d'une mousse ; *Purulents*, lorsqu'ils contiennent du pus ; *Sanglants* ou sanguinolents, lorsqu'ils renferment du sang, etc. Non moins variables sont leur couleur et leur quantité ; elles dépendent des maladies, dans le cours desquelles ils se produisent.

L'acte par lequel les crachats sont expulsés constitue l'*Expectoration*.

315. **Crampes.** — Contractions spasmodiques, involontaires, et *douloureuses*, d'un ou plusieurs muscles, siégeant de préférence dans les muscles du mollet. Le repos complet, ou la contraction des muscles antagonistes (ayant une action opposée) procurent un rapide soulagement; quelquefois il est utile de faire quelques frictions avec la main sèche, ou préalablement huilée.

316. **Crampe** (de cœur). — (V. 54).

317. **Crampe** (des écrivains). — Contractions anormales de certains muscles de la main et des doigts se produisant dans l'action d'écrire, chez des personnes qui se servent très bien de ces parties pour d'autres occupations.

318. **Crampes** (d'estomac). — (V. *Gastralgie*).

319. **Crâne.** — Formé par la réunion de huit os (Frontal, 2 Pariétaux, 2 Temporaux, Occipital, Ethmoïde, Sphénoïde) le crâne délimite une cavité (*cavité crânienne*) qui renferme et protège l'Encéphale. (V. *ce mot*).

320. **Craniologie.** — Science qui traite des caractères différentiels du crâne et de la face dans les groupes humains, en vue d'en déterminer les proportions, le volume, le sexe, l'âge, et la place dans la série des êtres vivants.

321. **Craniotomie.** — Opération qui consiste à ouvrir, ou à mutiler le crâne du fœtus dans le but de faciliter l'accouchement.

322. **Craquement.** — (V. *Luxation*).

323. **Crasse** (parasitaire).— (V. *Pityriasis* versicolor).

324. **Crépitation.** — Signe caractéristique des fractures, que seul le chirurgien peut percevoir.

325. **Crétinisme.** — Forme particulière de dégénérescence organique et intellectuelle, se rencontrant dans certaines contrées, où elle constitue une maladie endémique.

326. **Creux** (axillaire). — *Aisselle*. Région importante située à l'union du bras et du thorax.

327. **Crevasses.** — (V. *Gerçures*).

328. **Cri.** — Expiration soutenue, prenant dans le *larynx* et le *pharynx* (V. *ces mots*) des tons et des timbres variés. Dans quelques cas le cri a une grande valeur diagnostique ; le plus remarquable est le *cri hydrencéphalique* de la *méningite* (V. *ce mot*).

329. **Crise**. — Modification favorable imprimée à l'organisme ; les actes par lesquels se prépare, et s'effectue cette modification portent le nom de *phénomènes critiques*. Ils se produisent tantôt du côté de la *peau* (sueurs, éruptions diverses, surtout herpès des lèvres), — tantôt du côté des *muqueuses* (hémorrhagies, flux divers), — tantôt du côté du *tissu cellulaire* (furoncles, anthrax), — tantôt enfin du côté des *glandes* (flux d'urine, de salive).

330. **Cristallin**. — Lentille biconvexe de l'œil, le cristallin se trouve placé derrière l'*iris*, entre l'*humeur aqueuse* et l'*humeur vitrée* (V. *Œil*). Parfaitement lisse et transparent, il réfléchit les images avec une complète netteté. Chez les personnes d'un certain âge, il n'est pas rare de voir survenir des opacités de cette lentille ; elles constituent la *cataracte* (191).

331. **Croissance**. — La croissance est un des résultats de l'évolution individuelle. Elle commence à la conception, et se poursuit régulièrement dans l'embryon ; elle continue chez le nouveau-né avec une intensité qui diminue à mesure que l'âge augmente, et elle atteint vers trois ans la moitié du développement total ; celui-ci est accompli entre 23 ans et 31 ans.

332. **Crosse** (de l'aorte). — Partie initiale de l'aorte

(79) ; c'est le siège de prédilection des *anévrysmes* de l'*aorte*, et de l'*athérome*.

333. **Croup.** — *Laryngite diphtéritique*, c'est-à-dire inflammation du larynx, caractérisée par la présence de fausses membranes. Le croup, tantôt succède à une *angine diphthéritique* (53) qui a descendu de proche en proche jusqu'au larynx (*croup descendant*) ; — tantôt il se forme sur place (*croup d'emblée*); — tantôt il commence par les bronches, et gagne la trachée, puis le larynx (*croup ascendant*).

La toux est le premier indice du croup ; petite et légère au début, elle revient par quintes très-courtes ; les jours suivants, elle prend un timbre sourd et voilé, et *s'éteint complètement* comme la voix. Celle-ci est d'abord enrouée, plus tard elle est rauque, et *finit par s'éteindre totalement*. La respiration est de bonne heure très-gênée chez les enfants, par ce que leur larynx est plus étroit que celui de l'adulte ; l'inspiration *devient sifflante* et *prolongée*, et s'accompagne d'une dépression au creux épigastrique (*tirage*). Dans le cours de cette dyspnée progressive surviennent toutes les deux ou trois heures d'abord, puis toutes les heures, enfin à des intervalles encore plus rapprochés des *accès de suffocation*, qui assez rapidement aboutissent à l'asphyxie, si la maladie n'évolue pas vers la guérison.

En présence de cette redoutable maladie, dont la durée varie de trois à quinze jours, *on ne doit pas attendre, et s'attarder dans des indications plus ou moins anodines*. Le malade devra être remis entre les mains d'un médecin, qui, par une intervention chirurgicale opportune, l'ouverture de la trachée ou trachéotomie, pourra arriver à sauver le sujet atteint de croup.

En cas de guérison le croup laisse après lui un état de

faiblesse très-grand ; le séjour à la campagne, une bonne nourriture, des vins généreux, des toniques sont tout indiqués. On se trouvera bien alors d'user largement du *Vin hématogène Delouche* (2831), et de la *Poudre Mangano-Ferrugineuse de Laroche* (2815).

334. **Croûtes.** — Elles sont produites par la dessication des liquides exsudés ; elles sont de couleur, de forme, et d'épaisseur fort variables suivant les cas.

335. **Cruor.** — Partie solide du sang. (V. *ce mot*).

336. **Cryptorchide.** — Sujet ayant les testicules cachés, c'est-à-dire non contenus dans le scrotum.

337. **Cubitus.** — Un des deux os de l'avant-bras.

338. **Cuboïde.** — Un des os du tarse.

339. **Cuisse.** — Segment supérieur du membre inférieur.

340. **Cunéiformes.** — Trois os du tarse portent ce nom.

341. **Cyanose.** — *Maladie bleue.* Cette maladie, plus commune dans le jeune âge, est caractérisée par une teinte bleuâtre (cyanique) de la peau et des muqueuses, avec troubles respiratoires, accès de suffocation, torpeur, inertie, et tendance au refroidissement. Ces différents symptômes proviennent de lésions cardiaques, qui établissent le mélange du sang rouge et du sang noir, et qui ne permettent pas au sang veineux de s'artérialiser suffisamment. La cyanose se termine après une durée variable, par *asphyxie* ou *syncope.* (V. *ces mots*).

342. **Cyclopie.** — Fusion plus ou moins complète des deux yeux dans une orbite commune, située au milieu du visage.

343. **Cylindres.** — Eléments morbides qu'on trouve dans l'urine durant le cours des néphrites (V. *Reins*).

344. **Cyphose**. — Déviation de la colonne vertébrale.

345. **Cystalgie**. -- Névralgie de la vessie.

346. **Cystique** (canal). — Conduit excréteur de la vésicule biliaire.

347. **Cystite**. — Inflammation de la vessie.

348. **Cystocèle**. — Hernie de la vessie.

349. **Cystome**. — (V. *Kyste*).

350. **Cystotomie**. — Ouverture par incision de la vessie, dans un but chirurgical ; ce but est généralement l'extraction d'un calcul, ou d'un corps étranger enfermé dans le réservoir urinaire.

D

351. **Dacryadénite**. — Inflammation de la glande lacrymale.

352. **Dacryocystite**. — Inflammation du sac lacrymal.

353. **Dacryolithes**. — Calculs des conduits excréteurs de la glande lacrymale.

354. **Daltonisme**. — Ainsi appelé à cause de Dalton, qui en étant atteint, l'a parfaitement décrit ; le daltonisme est une anomalie de la vision, caractérisée par une impossibilité de distinguer certaines couleurs (rouge entre autres). Elle passe le plus souvent inaperçue, car elle n'apporte aucun trouble à l'acuité visuelle.

355. **Danse** (de Saint-Guy). — (V. 230).

356. **Dartos**. — Couche contractile, située au dessous du *scrotum* (V. *ce mot*), auquel elle adhère.

357. **Dartres**. — Vieux mot français employé pour désigner un groupe d'affections de la peau, dissemblable-

quant à leur forme et à leurs caractères extérieurs, mais analogues quant à leur origine et à leur nature. Ce mot ne doit plus être employé aujourd'hui, *car il s'applique à tout, et ne s'applique à rien.*

358. **Darwinisme**. — Théorie de la transformation des êtres organisés.

359 **Daviers**. — Fortes pinces, à serres courtes et solides, employées pour l'extraction des dents.

360. **Débilité**. — Faiblesse.

361. **Débridement**. — Terme pittoresque qui porte avec lui sa propre définition. Le débridement d'une façon générale se fait toutes les fois que les tissus subissent une compression exagérée.

362. **Déclin**. — Période de la maladie, pendant laquelle celle-ci, après avoir atteint son apogée, décroît et marche à sa terminaison.

363. **Décollement**. — Quand une portion plus ou moins épaisse d'un tissu s'est détachée d'un tissu contigu auquel elle adhère, on dit qu'il y a décollement. Une suppuration, la mortification des parties consécutives à une attrition, etc., peuvent par exemple, amener un décollement de la peau.

364. **Décubitus**. — Position qu'occupe le sujet étant couché, le décubitus fournit quelquefois d'utiles renseignements au médecin ; il est dit *dorsal*, *latéral* ou *ventral*, suivant que le sujet repose sur le dos, sur l'un des deux côtés, ou sur le ventre.

365. **Défaillance**. — Premier degré de la *syncope* (V. *ce mot*).

366. **Défécation**. — Expulsion périodique des résidus de la digestion (V. *Constipation*, *Diarrhée*).

367. **Défervescence.** — Disparition de la *fièvre* (V. *ce mot*) ; elle peut être *brusque* ou *graduelle*.

368. **Défloration.** — (V. *Viol*).

369. **Déformation.** — Perte de la forme primitive d'une partie du corps sous l'influence d'une cause quelconque (V. *Ankylose, Contracture, Coxalgie, Fracture, Luxation, Scoliose*).

370. **Dégénérescence.** — Changement survenant dans un tissu ou un organe quelconque, entraînant une modification dans sa structure, et une perte plus ou moins complète de ses propriétés.

371. **Déglutition.** — Phénomène par lequel les aliments et les boissons passent de la bouche dans l'estomac, en traversant le pharynx et l'œsophage (V. *ces mots*). La difficulté de la déglutition s'appelle *Dysphagie* (V. *ce mot*).

372. **Déjection.** — Ce terme s'applique à la fois à l'action de rejeter des matières, et au produit de cette opération. Le mot déjection, employé isolément, désigne ordinairement les produits de la défécation (366).

373. **Délire.** — Désordre passager des facultés mentales, le délire survient dans de nombreuses affections (*maladies de cerveau, névroses, fièvres, intoxications* (par l'alcool), *affections chirurgicales : érisypèle, fractures, luxations*) principalement chez les personnes impressionnables, les enfants, les femmes nerveuses, les gens affaiblis, ou alcooliques.

Tantôt léger, doux, tranquille, (*subdélire*), tantôt furieux, le délire est surtout marqué le soir ; il peut cesser brusquement, ou se calmer peu à peu pour faire place à un sommeil réparateur. Pendant l'accès de délire, il faut empêcher le malade de se nuire, et de nuire aux autres, ce que l'on obtiendra facilement avec la camisole de force ; il faut aussi veiller avec soin à l'alimentation du malade, ce qui demande une grande patience, et de grands soins.

On pourra employer, mais avec précaution le *Chloral bromosodique Boissy* (2779) ; deux cuillers par jour suffiront largement dans ce cas.

374. **Délire** (des grandeurs). — (V. *Paralysie générale*).

375. **Délire** (des persécutions). — (V. *Paralysie générale*).

376. **Délirium** (tremens). — Délire tremblant ; *folie des ivrognes*. Délire furieux survenant chez les alcooliques, à l'occasion de la plupart des maladies. La gravité de cette complication mérite de nous arrêter quelques instants, car le traitement diffère suivant les cas observés.

(*a*) Si le sujet est jeune, robuste : repos, et alcooliques sous forme de vins généreux (Bagnols, Malaga, Xérès) donnés en quantité modérée.

(*b*) Si le sujet est faible, peu résistant, on devra recourir à l'alcool en très petite quantité, et au vin de quinquina. Le *Vin hématogène Delouche* (2831) sera utilement employé, à la dose d'un verre à liqueur après le déjeuner et le dîner.

(*c*) Si le délire s'accompagne de fièvre, l'acool, le *Vin hématogène Delouche* (2831) sont encore indiqués, mais il faudra y joindre des antispasmodiques ; le *Chloral bromosodique Boissy* (2779) remplit fort bien cette nouvelle indication ; on pourra sans danger en donner trois à quatre cuillers à bouche par jour.

377. **Délitescence.** — Disparition presque subite d'une maladie locale, (avant quelle ait parcouru ses pha-

ses habituelles), ne s'accompagnant pas d'une reproduction dans une autre partie du corps.

378. **Délivrance.** — Dernière période de l'accouchement (6). Elle est dite *naturelle*, lorsqu'elle se fait d'elle-même ; *artificielle*, lorsque l'accoucheur est obligé d'intervenir pour aider la nature.

379. **Deltoïde.** — Muscle du moignon de l'épaule ; c'est le plus volumineux, et le plus puissant de tous les muscles du membre supérieur.

380. **Démangeaison.** — (V. *Prurit*).

381. **Démence.** — (V. *Folie*).

382. **Demodex** (folliculorum). — Petit acarien, se rencontrant très-communément dans les glandes sébacées; on l'a accusé à tort d'être la cause de l'*Acnée ponctuée* (12).

383. **Démonomanie.** — Variété de folie, consistant, chez ceux qui en sont atteints, à se croire possédés du démon.

384. **Dents.** — Corps durs, blancs, implantés dans les alvéoles des deux os maxillaires (V. *ce mot*). Au nombre de 20 chez l'enfant, de 32 chez l'adulte (16 à chaque mâchoire) les dents se divisent en *incisives*, *canines* et *molaires*. Chaque mâchoire présente, en allant d'avant en arrière 4 *incisives*, 2 *canines*, et 10 *molaires* ; parmi les cinq molaires d'un côté, les deux placées en avant sont dites *petites molaires*, tandis que les trois autres situées en arrière portent le nom de *grosses molaires*. Ajoutons enfin que la cinquième molaire est connue sous le nom de *dent de sagesse*.

Chaque dent se compose d'une partie libre, la *couronne*, et d'une partie implantée dans les alvéoles, la *racine* ; une portion intermédiaire le *collet* les réunit.

Les dents sont formées d'une *partie dure* et d'une *partie molle*. La partie dure, la seule que l'on trouve sur les dents desséchées, est constituée par la réunion de l'*ivoire*, de l'*émail*, et du *cément*. La partie molle, appelée *pulpe dentaire*, remplit la cavité de la dent ; c'est une matière rougeâtre très-adhérente à la face profonde de l'ivoire, dans laquelle se ramifient les nombreux vaisseaux et nerfs de la dent. Les dents sont sujettes à diverses maladies ; la plus fréquente est la *carie dentaire* (182).

385. **Dentifrices.** — Substances solides, pâteuses ou liquides, dont on fait usage à l'aide d'une brosse, pour enlever, par le frottement, les corps étrangers (tartre, taches, etc.) qui s'attachent aux dents. La composition des dentifrices ne devrait pas être la même dans tous les cas ; elle devrait varier suivant l'état de la bouche, et la nature de la salive. Il n'en est malheureusement pas ainsi le plus souvent. Parmi les dentifrices à recommander d'une façon toute spéciale, à cause des services journaliers qu'ils rendent, signalons le *Camphorated dentifrice E. Gallois* (2776), la *Poudre dentifrice Impériale Boissy* (2813), et l'*Elixir dentifrice Impérial Boissy* (2787). Par leur composition assez heureuse ces diverses préparations peuvent être sans aucun danger employées dans tous les cas.

386. **Dentition.** — L'évolution des dents commence entre le 6ᵉ et le 12ᵉ mois après la naissance, par l'apparition des incisives ; elle est complète vers le milieu de la troisième année. Cette évolution dentaire amène chez les enfants un état d'irritation du système nerveux qui les dispose à l'*agitation*, à l'*insomnie*, aux *convulsions*. Il ne faudra pas attendre que celles-ci se produisent pour agir ; il faudra au contraire les prévenir. Ce résultat sera obtenu facilement avec le *Chloral bromosodique Boissy* (2779) ; on en donnera trois fois par jour, le matin à midi et le soir :

un quart de cuiller à café chez les enfants de 6 à 12 mois; — une demi cuiller à café de 12 à 24 mois ; — une cuiller à café seulement au dessus de 2 ans. On peut sans inconvénient frictionner les gencives malades avec quelques gouttes de ce médicament. Le *Sirop américain anticonvulsif E. Gallois* (2819) peut également être employé pour ces frictions ; il donne les meilleurs résultats ; ainsi ne saurions-nous trop le recommander aux mères de famille soucieuses de la santé de leurs enfants. En ayant soin de frictionner les gencives avec un peu de *Sirop américain anticonvulsif E. Gallois* (2819), dès que leurs enfants souffrent des dents, les mères de famille verront cette période si pénible de la vie passer pour ainsi dire inaperçue.

Les dents de la *première dentition* sont d'un blanc bleuâtre; leurs racines sont courtes, de même que leur couronne. Elles sont repoussées de leurs alvéoles vers l'âge de 7 ans par les dents de la 2e *dentition* qui doivent les remplacer. L'éruption de ces dernières n'est complète qu'après l'apparition souvent douloureuse des *dents de sagesse* qui arrivent généralement de 25 à 30 ans.

Chez les vieillards la pulpe s'atrophiant, la dent se trouve privée de vaisseaux et de nerfs ; elle devient vacillante et tombe ; après sa chûte l'alvéole se comble de tissu osseux.

387. **Dénudation.** — Etat d'une partie qui est dépouillée de ses enveloppes naturelles.

388. **Dénutrition.** — Nutrition troublée par un excès de désassimilation.

389. **Déperdition** (de substance). — Plaie avec enlèvement, ou destruction des tissus lésés.

390. **Dépérissement.** — Perte graduelle des forces, sans cause déterminée.

391. **Dépilation.** — Chute des poils.

392. **Dépilatoires.** — Substances, le plus généralement caustiques, employées pour déterminer la chûte des poils. Beaucoup d'entre elles amènent des altérations assez sérieuses de la peau, sans produire toutefois la disparition complète des poils ; les bulbes pileux (V. *Poils*) n'étant pas atteints par l'agent employé, les poils repoussent à nouveau.

394. **Déplacement.** — (V. *Luxation*).

395. **Dépôt.** — Mot employé par le vulgaire comme synonyme d'abcès froids (V. 1).

396. **Dépravation** de l'appétit, du goût, de l'odorat. — Etat dans lequel ces sensations se montrent avec un caractère insolite et bizarre. Cet état n'est pas rare chez les personnes nerveuses ; sous l'influence d'un traitement fortement calmant, tel que celui que l'on peut obtenir avec le *Chloral bromosodique Boissy* (2779), on le voit souvent s'amender.

397. **Dépression.** — Diminution de l'énergie musculaire et intellectuelle ; elle se montre, soit dans les maladies des centres nerveux, soit dans les affections générales (*Fièvre typhoïde, Pneumonie*, etc).

398. **Dépuratifs.** — Médicaments ayant la propriété d'enlever à la masse des humeurs les principes qui en altèrent la pureté, et de les porter au dehors, par quelques-uns des émonctoires naturels.

De nombreuses préparations peuvent être employées dans ce but ; elles se donnent le plus généralement sous forme de pilules ou solutions. Parmi les nombreuses préparations dépuratives, il en est quelques-unes qu'il est de toute justice de faire connaître ; ce sont les suivantes : Le *Rob dépuratif Deroy* (2817) ; cette préparation offre l'avantage bien appréciable de pouvoir être prise pendant longtemps sans que pour cela l'estomac en ressente la moindre fatigue ; c'est de préférence au moment des repas à la dose de deux cuillers à bouche par jour que ce dépuratif doit être administré. La *Solution dépurative Iodosodique Boissy* (2823), aux mêmes doses, a des propriétés analogues qui permettent d'en recommander l'usage. Les *Pilules végétales dépuratives* (2804) sont également très recherchées ; on obtient avec elles, à la dose de trois à quatre par jour, d'excellents résultats. N'oublions pas enfin une préparation fort connue, et à juste titre, en Angleterre : l'*Essence de Salsepareille du Dr Smith* (de Londres) (2790) ; elle se donne à la dose de deux à trois cuillers à café par jour, au moment des repas.

399. **Dépuration.** — Travail par lequel l'économie se purifie, soit à l'aide de médicaments spéciaux, soit à l'aide d'une évacuation spontanée, ou de maladies éruptives.

400. **Déraisonnement.** — (V. *Folie*).

401. **Dérivatifs.** — Moyens employés pour opérer une dérivation : tels sont les *vésicatoires*, les *sinapismes*, la *saignée*, etc...

402. **Dérivation.** — Mot surtout employé dans l'ancienne médecine. Toutes les fois qu'une humeur ne circulait plus, ou ne s'écoulait plus par ses voies naturelles, on cherchait à obtenir une dérivation ; on s'efforçait pour cela, afin d'éviter des accidents, d'obtenir, au moyen de l'art, le détour de cette humeur vers quelque organe sur lequel elle pourrait se fixer, ou par lequel elle arriverait à s'écouler.

403. **Dermalgie.** — Névralgie de la peau.

404. **Dermatite.** — *Dermite.* Inflammation de la peau.

405. **Dermatite** (Exfoliatrice). — Affection caractérisée par une rougeur de la peau, et par une desquamation abondante se faisant par larges et minces lambeaux épidermiques.

406. **Dermatophyties**. — Maladies de la peau, causées par des parasites végétaux. (V. *Favus*, *Pityriasis versicolor*, *Tricophytie*).

407. **Dermatorrhagies**. — Hémorrhagies par la peau ; *sueurs de sang*.

408. **Dermatoses**. — Affections de la peau.

409. **Dermatozoonoses**. — Maladies de la peau, causées par des parasites animaux. (V. *Gale*, *Pithyriase*).

410. **Derme**. — (V. *Peau*.).

411. **Dermoïde** (Kyste, tumeur). — Ainsi dénommés par ce que leur texture est analogue à celle de la peau.

412. **Désarticulation**. — Séparation des surfaces articulaires des os.

413. **Désassimilation**. — Une des fonctions vitales les plus importantes, la désassimilation est le résultat de l'usure des différentes parties constituantes du corps (éléments, tissus, humeurs). Le produit le plus important de cette fonction est l'*urine*, qui renferme une grande partie des *déchets de la nutrition*.

414. **Descente**. — Nom vulgaire des *Hernies* (V. *ce mot*), et de l'*abaissement de l'Utérus*. (V. *ce mot*).

415. **Désinfectants**. — Substances, qui, par une action mécanique ou chimique, masquent, détruisent, ou neutralisent les matières organiques qui vicient l'air atmosphérique. Ces substances peuvent être divisées en quatre groupes, dont nous allons dire quelques mots :

(*a*) Moyens mécaniques. — L'enlèvement direct des

matières infectantes est la première condition de la désinfection ; on l'obtient aisément à l'aide de nettoyages, de lavages. Ils sont d'une absolue nécessité dans de nombreux cas ; car il ne faut pas oublier que la *propreté est l'un des meilleures désinfectants.*

(*b*) ABSORBANTS DÉSODORANTS. — Les matières organiques, en se décomposant, forment des gaz d'une odeur le plus souvent infecte qui se dégagent dans l'air, et se dissolvent dans l'eau. Certains corps jouissent de la propriété de fixer d'une façon plus ou moins intime la plupart de ces gaz : ce sont les absorbants désodorants. Parmi eux citons le charbon, surtout le charbon de bois, les sels solubles de fer, de cuivre, de plomb, le sous-nitrate de bismuth, etc.

(*c*) ANTISEPTIQUES. — Agents qui retardent, suspendent, ou empêchent la décomposition d'une matière susceptible de se putréfier. D'un usage courant maintenant en chirurgie et en accouchement, les antiseptiques les plus employés sont le sublimé ou bichlorure de mercure, l'acide phénique, l'acide borique, l'acide salicylique, le chloral, le *Chloral thymique antiseptique* (2780), etc. ; on en obtient chaque jour des résultats merveilleux. On peut dire que c'est grâce à eux que la chirurgie a fait les immenses progrès que tout le monde se plaît à constater.

(*d*) ANTIVIRULENTS. — Agents qui détruisent, et neutralisent les virus (V. *ce mot*), les germes morbides, soit à l'extérieur, soit à l'intérieur de l'organisme.

La chaleur, surtout la chaleur sèche (120° à 140°) paraît être le meilleur des antivirulents ; elle détruit sans retour les germes animés, les virus, les miasmes. A côté d'elle signalons les acides chromique et sulfurique, l'iodoforme dont l'emploi se généralise de jour en jour.

416. **Désinfection.** — Action d'enlever à l'air, à un appartement, aux vêtements, aux divers tissus organiques, ou à un corps quelconque, les gaz fétides, ou les miasmes dangereux dont ils peuvent être infectés.

417. **Désorganisation.** — Altération profonde dans la texture d'un organe ou d'une de ses parties, qui lui fait perdre la plupart ou la totalité de ses caractères distinctifs, et qui ne lui permet plus de remplir ses usages.

418. **Desquamation.** — Exfoliation de l'épiderme sous forme d'écailles plus ou moins grandes. Fréquente dans les maladies de la peau, la desquamation est dite *furfuracée*, lorsque les écailles sont très-petites (V. *Rougeole*), *lamelleuse*, dans les autres cas (V. *Dermatite exfoliatrice*).

419. **Dessicatifs.** — Topiques propres à dessécher les plaies ou les ulcères, agissant, soit en absorbant le pus (charpie sèche, poudre de lycopode), soit en modérant ou arrêtant sa sécrétion (astringents, poudre de tan).

420. **Détente.** — Retour à l'état normal après une surexcitation nerveuse.

421. **Déterminantes** (causes). — Certaines causes dont l'action isolée eut été impuissante à déterminer une maladie, peuvent la faire éclater, si l'organisme est préparé ; on les nomme *causes occasionnelles* ou *déterminantes*.

422. **Détersifs.** — Agents destinés à nettoyer les plaies ou les ulcères, en détachant les matières plus ou moins épaisses qui y adhèrent, et en excitant les tissus, les disposant ainsi à la cicatrisation.

423. **Détritus.** — Résidu ou débris d'un corps quelconque broyé accidentellement, ou désorganisé par le fait de la maladie.

424. **Détroits.** — Rétrécissements de la cavité du

Bassin ; ils sont connus sous les noms de *détroit supérieur*, et de *détroit inférieur* (V. 123).

425. **Détroncation.** — (V. *Embryotomie*).

426. **Deutéropathie.** — Affection qui se produit sous l'influence d'une autre, laquelle est dite *protopathique* ; le plus généralement, par ce fait, elle acquiert des caractères spéciaux. Exemple : Une pneumonie se développant chez un sujet atteint de fièvre typhoïde est une affection *deutéropathique*.

427. **Développement.** — Agrandissement en tous sens d'un corps vivant, c'est-à-dire se nourrissant. (V. *Nutrition*).

428 **Déviation.** — Changement de direction d'un liquide, d'un organe, ou d'une partie du corps.

429. **Dévoiement.** — (V. 436).

430. **Diabète.** — Pendant longtemps, le mot diabète a servi à désigner une seule maladie, caractérisée par la présence du sucre dans les urines. Aujourd'hui ce mot est un terme générique qui comprend plusieurs espèces distinctes, dont les grands caractères communs sont d'une façon générale : une augmentation de la soif et de la faim, une exagération parfois considérable de la sécrétion urinaire, une modification variable dans la composition chimique des urines, enfin une cachexie, qui plus ou moins rapidement amène la mort du sujet, si celui-ci n'a pas déjà succombé aux nombreuses complications, si fréquentes dans le cours de cette maladie.

Il est 3 principales espèces de diabète : le *diabète sucré*, le *diabète azoturique*, le *diabète hydrurique*. Vu la grande fréquence de ces affections, nous croyons utile d'en esquisser au moins rapidement les grands traits.

(*a*) Diabète sucré. — Maladie constitutionnelle caractérisée par une glycosurie (urines sucrées) persistante, par l'augmentation de la sécrétion urinaire, de la soif et de l'appétit, et par un amaigrissement plus ou moins rapide. Le diabète, dont les causes intimes échappent encore au médecin, appartient au groupe, récemment formé par le professeur Bouchard de Paris, des *maladies par ralentissement de la nutrition*. Survenant à tout âge, mais principalement de 40 à 55 ans, le diabète commence de la façon la plus insidieuse. Souvent le sujet est diabétique depuis des mois et même des années, quand apparaissent des troubles visuels, des éruptions cutanées de nature variable (furoncles, anthrax, érythème, etc.) des démangeaisons persistantes, un affaiblissement des fonctions génitales, etc., qui attirent son attention, et celle du médecin.

Les urines examinées renferment une quantité plus ou moins grande de sucre ; 50, 100, 200, 500 et même jusqu'à 1000 grammes de sucre dans les cas graves sont rendus chaque jour par les urines. (1)

Dans le cours du diabète constitué surviennent de nombreuses, et souvent fort sérieuses complications (*gangrènes, pneumonie, accidents cérébraux*, etc.), qui souvent viennent abréger la vie du malade.

Un traitement approprié dans lequel une hygiène bien comprise, une alimentation spéciale, où toutes les matières

---

(1) Pour se rendre compte de la marche du diabète, il est nécessaire de faire faire des analyses au moins tous les quinze jours. Comme celles-ci sont assez délicates, il est nécessaire de s'adresser à des chimistes ayant la spécialité des analyses médicales. Un service particulier est institué dans ce but à la Pharmacie Boissy, 2 Place Vendôme, Paris ; en y envoyant une fiole (de 25cc environ) d'urine (mélange des 24 heures), on obtiendra rapidement les résultats demandés.

sucrées ou susceptibles de se transformer en sucre seront supprimées, permet, sinon de guérir complètement, ce qui est possible, du moins de prolonger assez longtemps la vie du diabétique. On se trouvera bien d'y joindre un traitement pharmaceutique ; alcalins, arsenicaux, bromures peuvent être utilement employés dans ce but.

Une des choses qui privent le plus le diabétique, après la suppression du pain toutefois, c'est la privation du sucre; certaines personnes même ne peuvent se résoudre à ce sacrifice. Aussi a-t-on essayé de remédier à cet inconvénient; divers moyens ont été préconisés. Tout récemment encore on essayait de lancer un nouveau produit la saccharine ou sucre de houille qui ne donne pas lieu à la production de matière glycogène. Rien ne vaut toutefois mieux pour remplacer le sucre qu'une bonne glycérine, la *Glycérine Price* (2793) par exemple.

(*b*) Diabète azoturique. — Maladie générale caractérisée par une déperdition exagérée et constante des matières azotées, et par des symptômes généraux (augmentation de la faim, de la soif, et de la sécrétion urinaire) qui rappellent en partie le tableau du diabète sucré. Se rencontrant principalement chez l'adulte, le diabète azoturique guérit assez souvent, si l'on a soin de prescrire au malade le repos absolu au lit, une alimentation fortement azotée, et quelques médicaments s'opposant à la dénutrition (arsenic, opium à hautes doses).

(*c*) Diabète hydrurique. — *Diabète insipide*. Cette affection, uniquement caractérisée par l'augmentation de la sécrétion rénale (*Polyurie essentielle*), est encore assez mal connue. Tout ce que l'on sait, c'est qu'elle peut persister des mois et même des années, sans apporter de grands troubles à la santé générale.

431. **Diagnose.** — *Diagnostic.* Partie de la pathologie qui a pour objet la distinction des maladies entre elles.

432. **Diaphorèse.** — Augmentation de la transpiration normale.

433. **Diaphorétiques.** — Médicaments favorisant la transpiration.

434. **Diaphragme.** — Muscle aplati, à peu près circulaire, qui forme une cloison horizontale séparant la cavité de la poitrine de la cavité abdominale. C'est un muscle qui joue un grand rôle dans la respiration (V. *ce mot*); il est surtout *inspirateur*. En se contractant, il augmente la cavité thoracique, et permet au poumon de se dilater ; dans ces conditions l'air pénètre largement jusqu'au fond des alvéoles pulmonaires (V. *Poumons*).

435. **Diaphyse.** — Corps des os longs (V. *Os*).

436. **Diarrhée.** — *Dévoiement, cours de ventre.* Nom sous lequel on confond ordinairement des affections diverses qui n'ont de commun que la fréquence et la liquidité des matières fécales. La diarrhée n'est qu'un symptôme ; ses causes en sont fort variables : froid, émotions morales vives, inflammation de l'intestin (entérite), fièvre typhoïde, dysenterie, choléra, etc.)

Ce symptôme doit toujours être combattu, car il amène bientôt un grand affaiblissement du sujet qui en est atteint. On y arrive en prescrivant des précautions hygiéniques (éviter le froid sur le ventre : ceinture de flanelle), — en réglant l'alimentation (aliments très-légers, régime lacté seul ou associé à la viande crue), — et en donnant quelques médicaments : sous-nitrate de bismuth, opium sous forme de diascordium (2 à 5 gr.) ou de laudanum de Sydenham

(8 à 12 gouttes sur un morceau de sucre), *Elixir anticholérique du Dr Tardieu* (2786), etc.

Quelquefois il est bon, surtout au début d'une diarrhée, d'administrer un purgatif, *pour substituer à une inflammation de mauvaise nature une autre plus facile à guérir* ; on peut dans ce but employer, soit un purgatif salin (sulfate de magnésie ou de soude 20 à 40 gr.), soit les *Pilules Savonneuses Laxatives Boissy* (2801) à la dose de 4 à 5, prises dès le matin, après le premier déjeuner.

437. **Diarrhée** (des enfants). — Chez l'enfant, particulièrement chez le nouveau-né, la diarrhée est d'une excessive fréquence. Variable suivant les cas, elle mérite d'être bien connue, car trop souvent négligée, elle compromet profondément la santé de l'enfant, quand elle n'entraîne pas sa mort en quelques jours. Les mères de famille seront donc, nous en sommes persuadé, fort heureuses, de trouver ici des indications utiles et complètes, qui leur permettront de donner les premiers soins à leurs enfants avant l'arrivée du médecin. Car sa présence dans ce cas est absolument indispensable ; la différer pourrait être un arrêt de mort pour l'enfant.

Les diarrhées de l'enfant se présentent sous deux aspects bien différents ; tantôt les matières sont jaunes, tantôt au contraire elles sont vertes ; de là deux variétés de diarrhées, dont nous allons donner les grands caractères : Les *Diarrhées jaunes*, et les *Diarrhées vertes*.

(*a*) Diarrhées jaunes. — Elles sont dues au froid, à la dentition, ou à un défaut d'alimentation. Dans ce dernier cas, les selles renferment quelques grumeaux de lait, ou des débris d'aliments mal digérés ; dans les autres cas ils manquent complètement. Cette constatation est donc en somme très-facile, et l'examen seul des langes de l'enfant permettra à la mère d'être fixée immédiatement, et de pouvoir signaler le fait au médecin.

Après avoir évacué le contenu de l'intestin par un purgatif appoprié à l'âge de l'enfant (Huile de Ricin, Magnésie, Calomel), on devra, surtout lorsque la diarrhée est alimentaire, donner à l'enfant de l'*acide lactique* (V. plus loin).

(*b*) DIARRHÉES VERTES. — Le plus généralement chez l'enfant, la diarrhée verte est due à un bacille (119) spécial colorant les matières en vert jaune ou vert foncé. De gravité fort variable suivant les cas, tantôt légère, tantôt excessivement sérieuse (*Entérite cholériforme*), cette affection doit toujours être traitée énergiquement.

Un seul médicament, mais un médicament véritablement héroïque est à notre disposition ; nous avons nommé l'*acide lactique*. Depuis peu de temps on l'emploie ; et pourtant que de succès véritablement merveilleux on a à enregistrer ! que d'enfants littéralement sauvés de la mort on a à compter !

L'acide lactique est un produit d'une préparation délicate, et d'une conservation difficile, aussi est-il fort rare de l'avoir à l'état de pureté, condition essentielle pour obtenir des résultats sérieux. Trouver un moyen de rendre inaltérable ce précieux médicament était un problème qui s'imposait ; il a été résolu de la façon la plus heureuse par la création du *Sirop Lactique Bascourret* (2820). D'un goût très-agréable, ce qui permet aux enfants de le prendre très-aisément, parfaitement inaltérable, le *Sirop lactique Bascourret* (2820) se donne à la dose de 12, 15 et même 20 cuillers à café dans les 24 heures selon l'âge et la gravité de la maladie ; recommandation importante, ces cuillers devront être administrées au moins quinze à vingt minutes après les tétées, afin d'éviter la coagulation du lait immédiatement à son arrivée dans l'estomac. Rapidement sous l'influence de ce sirop, on verra cesser la diarrhée verte ; il ne faudra pas alors l'abandonner complètement, mais bien encore continuer pendant un jour ou deux. Il suffira alors de donner par jour 6 à 10 cuillers de *Sirop lactique Bascourret* (2820).

438. **Diarrhée** (des pays chauds). — Connue également sous le nom de *diarrhée de Cochinchine*, de *diarrhée tropicale*, elle passe rapidement à l'état chronique ; à la longue elle amène un état d'anémie plus ou moins prononcé, de l'amaigrissement, et finalement la déchéance complète de l'organisme.

Un changement de climat au début, plus tard le régime lacté absolu continué pendant des mois, tel est le traitement de cette longue affection, dont la terminaison trop souvent est la mort.

439. **Diarthrose.** — Articulation qui permet des mouvements dans tous les sens ; à cette variété se rattachent l'articulation de l'épaule, et celle de la hanche.

440. **Diastase.** — Ecartement de deux os qui étaient contigus, sans qu'il y ait luxation (V. *ce mot*).

441. **Diastole.** — Dilatation du cœur ou des artères au moment où le sang pénètre dans leur cavité ; c'est le mouvement opposé à la *systole*, par laquelle le cœur et les artères se contractent pour donner une impulsion au sang. L *liastole* et la *systole* sont par conséquent deux mouvements successifs, qui concourent aux phénomènes de la circulation (V. 253 : *circulation*).

442. **Diathèse.** — Disposition morbide et chronique de l'organisme, se traduisant par des manifestations variées quant à leur siège, mais uniformes quant à leurs caractères et leur nature. Ordinairement héréditaires, les diathèses

123. **Bassin.** — Canal courbe, à parois osseuses, terminant inférieurement le tronc auquel il sert de base. Il est formé par quatre os : En arrière le *Sacrum* et le *Coccyx*, en avant et sur les côtés les deux *Os Iliaques* ou *Coxaux*. Le bassin est divisé en deux portions distinctes, (le *Grand bassin* et le *Petit bassin*) ayant une très grande importance en obstétrique.

124. **Bec de Lièvre.** — Division permanente, unique ou multiple, congénitale ou acquise, de la lèvre supérieure, (et très rarement inférieure), s'étendant parfois à la voûte palatine et au voile du palais. Cette difformité, tenant à un arrêt de développement de la face, donne lieu à des troubles plus ou moins marqués de la déglutition, et de l'articulation des mots.

125. **Bégaiement.** — Vice de prononciation, essentiellement caractérisé par la répétition convulsive d'une même syllabe, et un arrêt convulsif devant telle ou telle autre syllabe, arrêt ayant lieu spécialement au commencement des phrases.

126. **Bénignité.** — Absence de certaines lésions, ou de certains symptômes qui se présentent quelquefois au cours d'une maladie, et qui lui donnent un caractère spécial de gravité.

127. **Béribéri.** — Maladie sévissant dans les pays chauds, principalement sur les individus de race colorée ; elle se traduit surtout par une oppression excessive, et un sentiment de faiblesse générale.

128. **Bicéphale.** — Monstruosité caractérisée par l'existence de deux têtes.

129. **Bifide.** — Corps allongé fendu en deux dans plus de moitié de sa longueur.

130. **Bifidité.** — Etat d'un corps bifide (V. *Fissure*, *Hermaphodisme*, *Spina bifida*).

131. **Bile.** — Liquide généralement vert jaunâtre, secrété par le foie, et destiné à faire subir aux aliments introduits dans le tube digestif des changements les rendant propres à être absorbés et assimilés. (V. *Foie*).

132. **Bilieuse** (Fièvre). — Etat fébrile se traduisant par une coloration légèrement jaunâtre de la peau et des muqueuses, de la dyspepsie, des hémorrhagies, et des troubles nerveux adynamiques. La médication évacuante est dans ce cas l'indication dominante. Les *Pilules savonneuses laxatives Boissy* (2801) remplissent avantageusement ce but, si on a soin de les administrer à la dose purgative, c'est-à-dire 4 à 5 le matin à jeun.

133. **Bilieux** (Etat). — Cet état est dû à une augmentation de la sécrétion biliaire (*Polycholie*), et à un certain degré d'altération de la bile; tantôt il existe seul, tantôt il se montre à titre de complication de diverses maladies (*Erysipèle*, *Dysenterie*, *Pneumonie*, etc..)

134. **Bilieux** (Tempérament). — Les gens bilieux ont le teint jaune et sans éclat, la physionomie dure et intelligente ; leurs viscères, surtout l'appareil bilieux, fonctionnent activement. Ce tempérament imprime à toutes les maladies un cachet spécial : teinte jaune subictérique, et troubles des voies digestives.

135. **Biologie**. Science qui a pour objet l'étude des corps organisés, et de leurs conditions d'existence.

136. **Blennophtalmie**. — (V. *Conjonctivite*).

137. **Blennorrhagie**. — Inflammation spéciale, contagieuse, de la muqueuse de l'urèthre. Deux formes : aiguë et chronique.

(*a*) Blennorrhagie aigue. — Après une période d'incubation de 4 à 5 jours, le sujet éprouve en urinant un sentiment d'ardeur, de prurit vers l'extrémité de la verge ; les lèvres du méat sont rouges, et par la pression on en fait sortir une goutte de liquide blanchâtre. La maladie est alors constituée, et caractérisée par un écoulement uréthral assez abondant, de douleurs très-vives lors de la miction (*chaude-pisse*), et un changement dans l'état des parties, qui deviennent rouges et se tuméfient. Cet état dure environ 3 semaines ; après quoi il diminue, et tend à disparaître, si l'on n'a pas institué un traitement intempestif. La guérison peut être définitive ; trop souvent elle est retardée par des rechutes qui éternisent la blennorrhagie.

Le véritable traitement de cette affection est le suivant : Trois semaines pendant lesquelles on prendra uniquement des bains, *Sym's sanitary bath* (2827) et des tisanes *Poudre tisane du Dr Green* (2816) par exemple ; puis huit jours de *Dragées balsamiques Deroy* (2783) ; enfin si l'écoulement persiste encore, on aura recours à l'*Injection astringente Ecossaise* (2795).

A ce traitement, (sans contredit le meilleur de la blennorrhagie aiguë), on devra joindre, lorsqu'il existe de violentes douleurs les *Pilules tempérantes du Dr Raison* (2802).

(*b*) Blennorrhagie chronique. — Suite fréquente de la forme aiguë, elle consiste uniquement en un suintement, une goutte purulente épaisse, appréciable seulement le matin au lever, lorsque le malade n'a pas uriné depuis longtemps (*Goutte militaire, blennorrhée*).

Si elle ne disparaît pas sous l'influence d'*Injections astringentes Ecossaises* (2795), continuées matin et soir pendant huit à dix jours, on devra les cesser, et de nouveau essayer de faire couler la blennorrhagie. On y arrivera en prescrivant des tisanes *Poudre Tisane du Dr Green* (2816) et des bains *Sym's sanitary bath* (2827), puis au bout de quelque temps des *Dragées balsamiques Deroy* (2783).

138. **Blépharite.** — Inflammation des paupières portant soit sur leur face profonde (V. *Conjonctivite*), soit sur leur bord libre. Cette dernière variété (*Blépharite Ciliaire*) s'observe à tout âge, mais principalement chez les jeunes sujets lymphatiques et scrofuleux. Avec le traitement local approprié (cataplasmes, pommades diverses), on instituera un traitement général tonique et réparateur : le *Vin hématogène Delouche* (2831), le *Chocolat tonique ferrugineux E. Gallois* (2781) seront très-utilement employés ; on pourra y joindre avec grand avantage la *Solution dépurative Iodosodique Boissy* (2823).

139. **Blépharisme.** (Blépharospasme)— Contraction spasmodique du muscle (orbiculaire) des paupières, qui les tient constamment fermées.

140. **Blépharoplastie.** — Opération chirurgicale, qui a pour but de reconstituer les paupières, (détruites par une opération, ou déviées par une cicatrice) au moyen d'emprunts faits aux téguments des parties voisines. (V. *Ectropion*).

141. **Blépharoptose.** — (V. *Ptosis*).

142. **Blessures.** — Lésions locales, survenant instantanément, ou se développant en un temps plus ou moins long, à la suite d'une violence extérieure.

Cette dénomination est appliquée aussi, mais *à tort* aux *hernies traumatiques ou non*, et aux *divers accidents qui, pendant le cours de la grossesse, peuvent être funestes à l'embryon.*

143. **Borborygme.** — Bruit produit par le mouvement des gaz contenus dans le tube digestif.

144. **Botriocéphale.** — (V. *Tænia*).

145. **Bouche.** — Cavité située à la partie inférieure de la face, dans laquelle se trouve logée la langue. Elle est circonscrite en haut par la voûte palatine et le voile du palais, en bas par la langue, en avant par les lèvres, en arrière par le voile du palais et le pharynx, et sur les côtés par les joues. (V. *ces divers mots*).

146. **Boulimie.** — Appétit exagéré, nullement en rapport avec les besoins de la nutrition.

147. **Bourbillon.** — (V. *Furoncle*).

148. **Bourdonnement.** — Sensations subjectives de l'ouïe qui accompagnent la plupart des maladies de l'oreille. (V. *ce mot*).

149. **Bourses.** — Poches membraneuses, au nombre de deux, destinées à loger les testicules après leur sortie de la cavité abdominale; elles sont renfermées dans une enveloppe cutanée commune, appelée *scrotum*.

150. **Bourses** (séreuses). — Cavités interposées entre les organes, afin d'en favoriser les mouvements.

151. **Bouton.** — Ce terme, qui n'est pas scientifique, s'applique aux petites saillies papuleuses, plus ou moins dures, à peine douloureuses, tantôt sans changement de couleur à la peau, tantôt d'un rouge plus ou moins vif; les boutons se terminent au bout de quelques jours par une légère desquamation furfuracée.

Vulgairement on désigne sous ce nom diverses formes de l'*Acné* (12); on applique aussi cette expression à toutes les maladies de la peau qui se caractérisent par des élevures (*papules, pustules, tubercules*). (V. *ces mots*).

152. **Bouton** (d'Alep). — Bouton de Biskra. Affec-

tion cutanée tuberculeuse, qui règne d'une façon endémique à Alep, Biskra et autres lieux, et qui frappe presque tous les indigènes.

153. **Bregma.** — Sommet de la tête.

154. **Bright** (maladie de). — (V. *Reins*).

155. **Bronches.** — Ce sont les deux branches de bifurcation de la trachée ; elles s'étendent de celle-ci jusqu'à la racine des poumons, s'écartant à angle droit dès leur origine. Elles se divisent en *grosses, moyennes* et *petites bronches.*

156. **Bronchectasie.** — Dilatation des bronches.

157. **Bronchite.** — Inflammation catarrhale des grosses et des moyennes bronches. Elle revêt une forme aiguë et une forme chronique.

(a) BRONCHITE AIGUE. — Maladie des saisons froides et humides, elle se traduit par une toux pénible, quinteuse, d'abord sèche, bientôt suivie d'une expectoration jaune verdâtre, plus ou moins abondante ; en même temps manque d'appétit, courbature, mouvement fébrile plus ou moins accentué. Sa durée est de 8 à 15 jours. La *Pâte Pectorale Parégorique Boissy* (2799) chez les enfants, le *Sirop Pectoral Parégorique Boissy* (2821) chez l'adulte sont d'excellentes préparations qu'on ne peut que recommander aux sujets atteints de Bronchite. Si l'expectoration est un peu difficile, on y joindra avec avantage les *Capsules Eucalyptol Delouche* (2777).

L'inflammation, au lieu de rester limitée aux grosses et aux moyennes bronches, peut s'étendre jusqu'aux petites bronches. Cette variété de bronchite *(Bronchite capillaire)*, est remarquable par la dyspnée intense qui la caractérise, dyspnée qui trop souvent se termine par l'asphyxie ; d'où le nom de *Catarrhe suffocant* qui lui a été autrefois donné.

Lorsque l'inflammation des petites bronches survient chez les enfants, elle s'accompagne presque toujours de l'inflammation du tissu pulmonaire ; on a alors la *Broncho-Pneumonie*, maladie le plus généralement mortelle.

(b) BRONCHITE CHRONIQUE. — Fréquente chez les lymphatiques, les goutteux, les vieillards, elle se traduit par des quintes de toux, longues, pénibles, qui se répètent souvent, surtout le matin et le soir ; les crachats sont épais, jaune verdâtre (*catarrhe muqueux*), ou formés presque exclusivement de crachats spumeux *(catarrhe pituiteux)*, ou bien constitués par une petite quantité de crachats globuleux ayant la consistance de l'empois *(catarrhe sec)*. Cet état dure indéfiniment, s'amende à la belle saison pour reparaître aux premiers froids ; *le malade en un mot vit indéfiniment avec son catarrhe*. Les *Capsules Eucalyptol Delouche* (2777), en favorisant l'expectoration, rendent en de nombreux cas de grands services.

158. **Bronchorrhée.** — (V. *Bronchite chronique*).

159. **Bronzée** (maladie). — Maladie d'Addison. Elle se caractérise par une asthénie (100) profonde qui va croissant jusqu'à la mort, une perturbation manifeste des fonctions digestives, des douleurs vives, et une coloration noire de la peau. Les toniques sont nettement indiqués dans la plupart des cas ; le vin, le quinquina, le fer ont été souvent administrés avec quelque succès ; on les donnera sous forme de *Vin Hématogène Delouche* (2831). Lorsque l'état des organes digestifs le permettra, on y joindra l'*Huile de Foie de Morue pure de Boissy* (2794) ; d'après plusieurs auteurs, ce médicament donnerait les meilleurs résultats dans la cure de cette affection ; on obtient en effet, par son usage de véritables résurrections.

160. **Brûlure**. — Lésion produite par l'action directe

du calorique concentré sur les tissus vivants. D'une étendue et d'une profondeur fort variable, les brûlures peuvent intéresser la peau, les muscles, ou la totalité d'un membre ; c'est pour cela qu'on leur reconnaît divers degrés ; la plupart des auteurs en admettent six. Dans une brûlure du premier degré la partie superficielle de la peau est seule intéressée. Une brûlure est dite du 6ᵉ degré, lorsqu'un membre entier a été détruit par le feu.

161. **Bubon.** — Vulgairement *Poulain*. Adénite de cause vénérienne se rencontrant principalement à l'aine. (V. *Chancre*).

162. **Bubonocèle.** — (V. *Hernie inguinale*).

163. **Bulbe** (Rachidien). — Renflement de la partie supérieure de la moelle (V. *Moelle épinière*).

164. **Bulles.** — Larges soulèvements de l'épiderme, formés par l'épanchement d'un liquide au-dessous de cette membrane (V. *Pemphigus*).

C

165. **Cachexie.** — Dépérissement profond qui marque la fin des maladies chroniques.

166. **Cachexie** (aqueuse). — Anémie profonde, caractérisée par la liquéfaction du sang, la tendance aux hydropisies, et souvent par une perversion du goût (*géophagie*). Cet état morbide s'observe particulièrement dans les pays chauds, surtout chez les sujets de race colorée.

167. **Cacochymie.** — Ancien mot de la médecine humorale, indiquant la dépravation des humeurs, et causant la cachexie.

168. **Caduc** (mal). — (V. *Epilepsie*).

169. **Cal.** — Cicatrice du tissu osseux et du tissu cartilagineux.

170. **Calcanéum.** — Un des os du tarse, celui qui forme le talon.

171. **Calculs.** — Concrétions solides se formant dans l'intérieur des tissus. (V. *Foie, Reins*).

172. **Callosités.** — Plaques épaisses, saillantes, indolentes, dures, de dimensions variables, ou formées par l'épaississement de l'épiderme ; des frottements, une pression continue, des irritations quelconques les produisent ; leurs sièges de prédilection sont les mains et les pieds.

173. **Calmants.** — (V. *Sédatifs*).

174. **Calvitie.** — Alopécie du cuir chevelu ; elle se montre de très bonne heure chez les herpétiques. (32). Dans quelques cas, on se trouve fort bien de la *Pommade Dupuytren* (2809).

175. **Cancer.** — Tumeur maligne, d'abord locale, qui se généralise, récidive après l'ablation, et entraîne fatalement la mort.

Fréquent après l'âge de 30 ans, il se rencontre un peu plus souvent chez les femmes ; il est héréditaire. Il revêt diverses formes : *Encéphaloïde* (c. mou), *Squirrhe* (c. dur), *Cancer colloïde* (c. gélatiniforme), *Cancer mélanique* (c. noir). La plupart des organes peuvent en être le siège ; les plus fréquemment atteints sont l'*Estomac*, l'*Intestin*, le *Foie*, les *Testicules*, chez l'homme, les *Seins* et l'*Utérus*, chez la femme. (V. *ces mots*). Le seul traitement est l'ablation. On a essayé parfois avec quelques succès l'arsenic, la cigüe et l'iodure de potassium ; l'iodure de sodium nous semble préférable ; on le donnera sous forme de *Solution dépurative Iodosodique Boissy* (2823).

176. **Canitie.** — Décoloration des poils. (V. *Albinisme, Vitiligo*).

177. Capillaires. — Petits vaisseaux, de la grosseur d'un cheveu, intermédiaires aux artères et aux veines.

178. Carcinome. — Terme usité actuellement à la place du mot cancer (175).

179. Cardialgie. — Forme de gastralgie se faisant sentir au niveau du cardia, ou orifice supérieur de l'estomac. (V. *ce mot*). Quelques cuillers de *Chloral bromosodique Boissy* (2779) apportent dans certains cas un soulagement notable.

180. Cardite. — Inflammation du cœur ; plus connue sous le nom de *Myocardite*. (V. 253).

181. Carie. — Affection chronique des os, donnant lieu à une augmentation de vascularit' une raréfaction, un ramollissement, et une suppuration du tissu osseux.

182. Carie (Dentaire). — Désignation assez impropre donnée à une altération particulière de l'organe dentaire. La carie dentaire est caractérisée par un ramollissement progressif, et une destruction continue des tissus durs de la dent, procédant constamment de l'extérieur à l'intérieur de la couronne, et entraînant de proche en proche la disparition d'une partie plus ou moins étendue, parfois même de la totalité de l'organe (V. *Dents*). Le *Spécifique Dentaire du Dr Raillet* (2825), employé à temps, arrête souvent les progrès de la carie dentaire.

183. Carpe. — Partie du membre supérieur comprise entre l'avant-bras et la main ; huit petits os placés sur deux rangées en forment le squelette.

184. Carphologie. — Agitation continuelle des mains et des doigts ; c'est un symptôme qui indique toujours une affection sérieuse.

185. Carotide. — Artère volumineuse chargée de

porter le sang artériel à la face et aux parties extérieures du crâne par sa branche externe, — au cerveau et à l'orbite par sa branche interne.

186. **Carreau**. — Tuberculisation des ganglions mésentériques ; c'est une des causes fréquentes de mort chez l'enfant en bas âge.

187. **Cartilage**. — Tissu cartilagineux. — Tissu solide du corps, qui, malgré sa dureté, jouit d'un assez haut degré d'élasticité et de flexibilité. Suivant que sa masse est homogène ou fibreuse, on le distingue en *cartilages vrais* (c. articulaires) et *fibro-cartilages*.

188. **Carus**. — (V. *Coma*).

189. **Castration**. — Opération qui consiste à supprimer, dans un but thérapeutique, l'une des deux testicules, ou ces deux organes.

190. **Catalepsie**, — État particulier de léthargie pendant lequel le sujet ne peut changer d'attitude, et pendant lequel les muscles du tronc et des membres conservent la position donnée. (V. *Léthargie*).

191. **Cataracte**. — Opacité du *Cristallin* (V. *ce mot*), survenant généralement à partir de 45 ans, et amenant un affaiblissemen. progressif de la vue. Les sujets qui en sont atteints, marchent la tête basse, en se faisant un abat-jour avec leurs mains, car leur vue est plus nette, lorsqu'il n'y a qu'un demi-jour.

192. **Catarrhe**. Vulgo *Bronchite Chronique*. — Accroissement de la sécrétion des muqueuses ; Exemple *c. de l'oreille, c. des intestins, c. de la vessie, c. des poumons*, etc.

193. **Cathétérisme**. — Opération qui consiste à introduire une sonde, ou un cathéther dans un conduit ordinairement étroit, naturel ou accidentel, afin de cons-

tater sa direction, l'altération de ses parois, la présence d'un corps étranger, ou afin de donner issue au liquide contenu dans sa cavité. Le cathétérisme qui se fait le plus souvent est *celui de la vessie*

194. **Cauchemar**. — Rêve accompagné de sensations pénibles.

195. **Cautérisation**. — Méthode chirurgicale, consistant dans la désorganisation plus ou moins profonde, plus ou moins prompte, mais en général assez rapide des tissus. Cette désorganisation peut se faire à l'aide de la chaleur, de l'électricité, ou d'agents chimiques.

196. **Caustiques**. — Préparations pharmaceutiques, employées par les chirurgiens pour modifier, ou désorganiser les parties du corps avec lesquelles on les met en contact. Les caustiques employés sont tantôt des *acides* (acide sulfurique, chlorhydrique, azotique, chromique, phénique); tantôt des *Alcalis* (potasse à la chaux ou pierre à cautère (caustique de Vienne), soude, ammoniaque); tantôt des *Sels métalliques* (nitrate d'argent ou pierre infernale, nitrate acide de mercure, chlorure d'antimoine ou de beurre d'antimoine, chlorure de zinc ou pâte de canquoin, sublimé corrosif).

197. **Caverne**. — Excavation ulcéreuse succédant à l'évacuation complète de la matière tuberculeuse ramollie.

198. **Caverneux** (tissu). — Constitué par un tissu vasculaire spongieux. Exemple : *corps caverneux de l'uréthre*.

199. **Caves** (veines). — Troncs veineux, au nombre de deux, qui ramènent au cœur droit le sang veineux de toutes les parties du corps, le cœur et les poumons exceptés.

200. **Cavités** (splanchniques). — Celles qui renferment les viscères : crâne, thorax et abdomen.

201. **Cécité**. — Privation de la vue.

202. **Cellulaire** (tissu). (270).

203 **Cellule**. — Une des formes élémentaires de la substance organisée des plantes et des animaux.

204. **Cément**. — (V. *Dents*).

205. **Céphalalgie** ou **Céphalée**. — Douleur de tête. On la combat avantageusement, quelle qu'en soit la cause, avec les *Cachets d'Antipyrine A. Boissy* (2775), et l'*Eau Sédative du Dr Raison*, (2785).

206. **Céphalématome**. — Tumeur sanguine se montrant sur le crâne de quelques enfants nouveau-nés.

207. **Céphalotripsie**. — Opération qui consiste à broyer la tête fœtale, dans le but de rendre l'accouchement possible par les voies naturelles.

208. **Cérumen**. — Matière jaunâtre, visqueuse, sécrétée par les glandes du conduit auditif externe, et destinée avec les poils de cette région à protéger la membrane du tympan contre les poussières, les insectes, etc. Cette matière forme parfois par son accumulation un *véritable bouchon* qui entraîne une surdité plus ou moins complète ; quelques injections d'eau tiède additionnée de *Glycérine Price* (2798), en auront facilement raison. Le bouchon, une fois enlevé, on devra garantir l'oreille, avec un peu de ouate ; car elle est alors fort sensible au froid et aux bruits extérieurs.

209. **Cerveau**. — Partie supérieure des centres nerveux, il occupe la plus grande portion de la boite formée par les os du crâne. Il est partagé presque entièrement en deux moitiés égales, l'une droite, et l'autre gauche, appelées *Hémisphères cérébraux*, qui font que cet organe est pour ainsi dire double.

Sa surface est fort inégale (on peut se convaincre facilement d'ailleurs de tous ces détails, en examinant la cervelle d'un bœuf ou d'un mouton) ; elle présente des saillies ou bosselures appelées *Circonvolutions*, séparées par des sillons. L'existence des circonvolutions cérébrales est importante à connaître ; en étudiant en effet les cerveaux des animaux, on a constaté qu'elles étaient de plus en plus nombreuses, au fur et à mesure que l'on montait dans l'échelle des êtres ; l'homme qui en occupe le sommet a par suite, on le conçoit facilement, le cerveau le plus riche en circonvolutions.

Si l'on coupe verticalement l'un des hémisphères cérébraux, (expérience que l'on peut faire sur une cervelle quelconque), on constate qu'il présente une double coloration : blanche dans les parties profondes, grise dans les parties superficielles (écorce du cerveau). La *substance grise* est la plus importante ; à elle sont dévolues les grandes fonctions du système nerveux : intelligence, volonté, mémoire ; quant à la *substance blanche*, elle sert à mettre la substance grise en rapport avec le reste du système nerveux.

Chose assez curieuse, le cerveau qui est absolument insensible par lui-même, que l'on peut piquer, couper, brûler, sans que l'animal, soumis à l'expérience, en ressente la moindre douleur, perçoit et apprécie nos souffrances.

Le cerveau peut être le siège de nombreuses affections ; nous ne signalerons que les principales :

La *Congestion cérébrale*, l'*Hémorrhagie cérébrale*, le *Ramollissement cérébral*, dont le début est souvent marqué par une attaque d'*apoplexie* (85), se traduisent par des troubles multiples et variés de l'intelligence, de la sensibilité et du mouvement. Viennent ensuite par ordre de fréquence :

l'*Anémie cérébrale*, les *Tumeurs cérébrales*, enfin l'*Encéphalite*, c'est-à-dire l'inflammation du cerveau.

210. **Cervelet.** — Situé au-dessous du cerveau, dont il représente à peu près la huitième partie, le cervelet a sa surface parcourue par des sillons courbes, parallèles et concentriques. Il est aussi formé, comme le cerveau de deux substances : *substance grise* à l'extérieur, *substance blanche* à l'intérieur. Cet organe préside à la coordination des mouvements ; si on vient en effet à l'enlever à un animal, on voit ce dernier, dès qu'il veut marcher, osciller, trébucher, puis tomber.

211. **Césarienne** (opération). — (V. *Hystérotomie*).

212. **Chair de poule.** — (V. *Frissonnement*).

213. **Chalazion.** — Tumeur un peu molle, mamelonée, jaunâtre, siégeant dans l'épaisseur des paupières.

214. **Chancre.** — Ulcération d'origine vénérienne, pouvant occuper la peau ou les muqueuses, et ayant une tendance incessante à ronger les tissus en surface et en profondeur. Deux grandes variétés, bien distinctes dans leurs caractères, leur évolution, et leurs conséquences :

(*a*) Chancre simple. (Chancre mou, chancrelle, chancre à bubon suppuré). — Affection purement locale, se rencontrant surtout dans la basse classe, occupant de préférence les organes génitaux.

Quelques jours (4 à 6) après le coït impur, survient une ulcération qui progresse rapidement ; cette ulcération arrondie ou elliptique creuse profondément les tissus ; aussi ses bords sont-ils taillés à pic, comme à l'emporte-pièce. Son fond est irrégulier, grisâtre, pultacé ; il secrète un pus phlegmoneux abondant, et *très-contagieux qui fait naître des chancres sur les parties voisines ;* aussi les chancres mous sont-ils souvent multiples. Sa base est souple et molle ; d'où son nom de *chancre mou*. Au bout d'un certain temps, variant de quelques semaines à plusieurs mois, son fond se couvre de bourgeons charnus, ses bords s'affaissent, la cicatrisation se complète et tout est fini ; le *malade est complètement guéri*. Pendant le cours du chancre mou se montre presque toujours une inflammation de ganglions de l'aine ; cette adénite spéciale, à peu près obligatoire, est connue sous le nom de *Bubon* (161). Une complication beaucoup plus grave, heureusement assez rare, est le *Phagédénisme*, c'est-à-dire un envahissement et une destruction incessante des parties avoisinant le chancre.

Au traitement local bien suffisant dans les cas ordinaires, on devra joindre dans les cas des chancres phagédéniques un traitement essentiellement tonique et réparateur. Le *Vin hématogène Delouche* (2831) rendra ici de grands services ; on devra le continuer pendant des semaines et même des mois à la dose d'un verre à liqueur à la fin des deux principaux repas.

(*b*) CHANCRE SYPHILITIQUE (Chancre infectant, chancre induré). — Bien différent du chancre simple *qui est, et qui reste une affection purement locale*, le chancre induré, bien que développé au niveau du point contaminé, *est l'indice d'une affection générale ;* c'est la première manifestation de la *Syphilis*. Quinze à trente jours après le coït suspect, survient le chancre au début très-petit, passant souvent fort facilement inaperçu. Ordinairement unique, de forme arrondie, il est beaucoup moins profond que le chancre simple ; il semble être creusé en godet à l'évidoir. Sa surface est lisse avec des reflets brunâtres ou rougeâtres, il ne suppure presque pas (*ce pus inoculé au sujet ne reproduit pas de chancre*). Sa base est dure, résistante, cartilagineuse ; d'où son nom de *chancre induré*.

Au bout de quatre à six semaines, il commence à disparaître ; après lui reste une cicatrice qui pendant longtemps garde une teinte foncée caractéristique.

L'engorgement des ganglions de l'aine qui accompagne le chancre syphilitique est aussi tout à fait spécial ; tous les ganglions sont pris, (l'un d'entre eux l'est beaucoup plus que les autres) ; ils sont durs, complètement indolents, et ne suppurent pas.

Le chancre induré nécessite, et un traitement local, et un traitement général antisyphilitique ; les *Pilules dépuratives du Dr Raison* (2800), et la *Pommade fondante du Dr Green* (2810) remplissent très bien cette double indication. (V. *Syphilis*).

215. **Charbon.** — Le Charbon est une maladie contagieuse et infectieuse due au développement de la *bactéridie charbonneuse*. Fort commun dans quelques espèces animales, chez le mouton (sang de rate), chez le bœuf, chez la chèvre, et chez le cheval, le charbon se transmet des animaux à l'homme par les procédés les plus divers sur lesquels nous ne pouvons insister. Une fois transmis à l'homme, il donne lieu après une période d'incubation variant de quelques heures à quatre, cinq ou six jours, tout d'abord à un accident local la *pustule maligne*, dont les sièges de prédilection sont le visage, le cou, les mains, en un mot toutes les parties découvertes. Dans quelques cas celle-ci passe pour ainsi dire inaperçue, l'œdème prédomine : *œdème malin*. Bientôt apparaissent les symptômes généraux : nausées, vomissements, faiblesse extrême du malade, prostation, dyspnée, asphyxie ; enfin survient la mort, terminaison habituelle du charbon non traité, du deuxième au quatrième jour ; dans quelques cas même, le sujet est enlevé en vingt-quatre heures. Un traitement

énergique que seul le médecin peut prescrire s'impose, et le plus tôt possible après l'accident ; grâce à lui on arrive dans quelques cas à enrayer la terminaison fatale de l'infection charbonneuse.

216. **Chassie.** — (V. 138).

217. **Chatouillement.** — (V. *Prurit)*.

218. **Chéloïde.** — Tumeur de forme bizarre, constituée par une augmentation de volume de certains éléments de la peau, et se développant, soit spontanément, soit sur une cicatrice. Affection de l'âge adulte et de la jeunesse, elle atteint presque exclusivement les sujets scrofuleux. Elle est rebelle à tout traitement interne ou externe.

219. **Chémosis.** — (V. 271).

220. **Cheveu.** — Production épidermique qui recouvre la surface extérieure du crâne (V. *Poils*).

L'entretien des cheveux demande de grands soins ; on ne doit pas les négliger. Une bonne précaution, c'est de faire assez souvent des lavages de la tête avec l'*Eau de Quinine Boissy* (2784). Chez certains sujets, les cheveux tombent de très bonne heure ; on peut essayer de remédier à cet inconvénient en faisant usage de la *Pommade Dupuytren* (2809) très vantée pour cet usage. On retire également de bons effets d'une solution spéciale ayant grande vogue en Angleterre et en Amérique, *Dr Smith's hair restorer* (2822).

221. **Chirurgie.** — Partie de l'art de guérir qui s'occupe des maladies externes, de leur traitement, et particulièrement des procédés manuels qui servent à leur guérison.

222. **Chloasma.** — Sous ce nom on désigne les taches qui forment le *masque de la grossesse*, — celles qui apparaissent sur la peau des femmes dont les règles sont

supprimées (aménorrhéiques), — enfin celles que l'on rencontre dans certaines affections du foie (taches hépatiques).

223. **Chlorose.** — Cette affection qui doit son nom à la teinte que prend la peau des chlorotiques (*pâles couleurs*), se rencontre surtout chez les jeunes filles, parvenues à l'âge de la puberté (*cachexie des vierges*); son apparition paraît essentiellement liée à l'évolution des organes génitaux.

La chlorotique, que la coloration jaune verdâtre de la peau rend aisément reconnaissable, présente des troubles fonctionnels multiples portant sur les grandes fonctions de l'économie, principalement sur le système nerveux, les appareils digestif et circulatoire.

La Chlorose, dont le développement se fait le plus souvent avec lenteur, a une durée toujours longue, parfois indéterminée. Un traitement essentiellement reconstituant est nécessaire : le fer en fait surtout les frais ; on le donnera sous forme soit de *Poudre Mangano-Ferrugineuse de Laroche* (2815), soit de *Pilules toniques du Dr Raison* (2803). On y joindra avec avantage le *Vin hématogène Delouche* (2831) que l'on donnera pendant de longs mois, à la dose d'un verre à liqueur à la fin des deux principaux repas, et la *Teinture Apéritive Brinton* (2828), si l'appétit est languissant.

224. **Cholédoque** (canal). — Réunion des canaux *Cystique* et *Hépatique*, il déverse la bile dans la deuxième portion du Duodénum (V. *Intestins*).

225. **Choléra.** — Maladie endémique dans l'Inde, faisant son apparition en Europe sous forme d'épidémies. On l'a vue à Paris en 1832 pour la première fois, depuis à diverses reprises, entre autres en 1849, 1855, enfin tout dernièrement en 1884. Cette affection d'origine très-

probablement bacillaire (Koch) semble due à l'infection des eaux. Le choléra commence par une diarrhée (selles contenant des matières analogues à des grains de riz) des vomissements aqueux ; puis surviennent des crampes, des maux de tête, et une soif extrême. Les yeux sont cernés, les traits tirés, le teint d'une pâleur de cire, la peau glacée ; à ce moment la température extérieure est à 25° ou 27°, tandis que la température interne monte notablement. Si le sujet ne succombe pas pendant cette période (*période algide ou période de froid*), une réaction se produit (*période de réaction*). La peau se réchauffe, la fièvre diminue ; le sujet entre en pleine convalescence, si la réaction est complète ; il est au contraire exposé aux rechûtes, si elle est incomplète.

La guérison, et la forme de la maladie varient beaucoup suivant les épidémies ; chacune à son genre spécial. Le plus généralement il n'y a aucun rapport entre le nombre des cas observés et la gravité de l'affection ; ainsi à Paris en 1884 il n'y a eu que très-peu de cas, mais tous ont été fort graves. En temps d'épidémie, diverses précautions sont à prendre ; nous ne saurions trop y insister :

(*a*) Les malades doivent être absolument isolés, de même que le personnel qui les sert ;

(*b*) Les linges, les objets de literie, les vases recevant les déjections, les fosses d'aisances doivent être soigneusement desinfectés.

(*c*) Tout excès doit être évité.

(*d*) La moindre indisposition traitée sans retard.

(*e*) On doit se servir que d'eau préalablement bouillie, ou d'eau minérale.

(*f*) Il sera bon enfin de prendre 2 à 3 cuillers à bouche par jour de l'*Elixir anticholérique du Dr Tardieu* (2786).

Quant au traitement du choléra, il se résume en deux mots :

Réchauffer le malade (lotions, frictions, etc.), à la période algide; - modérer la réaction (sinapismes, compresses d'eau froide, boissons sudorifiques) à la seconde période.

226. **Choléra** (Infantile). — (V. *Intestins*: Entérite cholériforme).

227. **Cholérine**. — Forme légère du choléra, uniquement caractérisée par une diarrhée assez abondante, qui disparaît au bout de quelques jours. Elle cesse en effet très facilement sous l'influence du sous-nitrate de bismuth, du laudanum, ou encore de l'*Elixir anti-cholérique du Dr Tardieu* (2786): 2 à 3 cuillers à bouche dans les 24 heures suffisent généralement.

228. **Chondrome**. — Tumeur formée par la production accidentelle du tissu cartilagineux.

229. **Choux-Fleurs**. — (V. *Végétations*).

230. **Chorée**. — C'est une affection surtout fréquente dans le jeune âge, et plus habituelle au sexe féminin; elle est ordinairement connue sous le nom de *Danse de St-Guy*. Elle doit ce nom à l'intervention particulièrement efficace que semblait avoir Saint-Guy pour conjurer certaines affections épidémiques du moyen âge, affections d'origine évidemment hystérique (V. *Hystérie*), caractérisées par une danse effrénée.

La chorée vulgaire peut débuter brusquement à la suite d'une vive émotion, mais le plus souvent elle est annoncée par un changement de caractère, des douleurs dans les membres, un besoin incessant de se mouvoir. Bientôt les mouvements deviennent tout à fait irréguliers et désordonnés, d'abord limités (face, bras, jambes), bientôt généralisés à la totalité, ou seulement à une moitié du corps, surtout du côté gauche. Le choréique a alors un aspect tout à fait caractéristique : sa face est agitée par mille grimaces ; son cou et son tronc subissent des contorsions incessantes ; sa main ne peut saisir un objet ni le diriger, aussi est-on obligé souvent de le faire manger et boire ; ses jambes projetées dans tous les sens rendent sa démarche sautillante et bizarre ; quelquefois même le désordre est tel que la marche est impossible.

Au bout de deux à trois mois *cette folie musculaire* s'amende laissant après elle des *tics*, des tressaillements involontaires qui persistent souvent toute la vie. Contre cette bizarre affection de nombreux traitements ont été préconisés ; celui qui nous semble le meilleur est le traitement antinerveux appliqué dans toute sa rigueur : douches froides, bromure, chloral, tels en sont les trois grands éléments sur lesquels nous croyons bon d'insister quelque peu. Les douches seront données chaque matin au réveil, au saut du lit ; elles seront très courtes : 20 à 30 secondes, après il sera bon de reprendre le lit pendant une vingtaine de minutes, au bout desquelles le sujet prestement habillé se livrera à une promenade d'une heure environ. Le chloral et le bromure peuvent être donnés isolément ; toutefois il nous semble préférable de les prendre simultanément ; les effets de ces deux médicaments en se combinant mieux donnent de bien meilleurs résultats. Cette combinaison fort heureuse selon nous, nous la trouvons dans le *Chloral bromosodique Boissy* (2779) ; on le donnera à la dose de 3 cuillers par jour le matin, à midi, et le soir (cuillers à café pour les enfants de 3 à 5 ans) ; — (cuillers à dessert de 5 à 12 ans) ; — (cuillers à bouche au dessus de cet âge).

231. **Choroïde.** — Membrane vasculaire ; c'est la deuxième membrane d'enveloppe des milieu de l'œil (V. *ce mot*). Son inflammation porte le nom de *choroïdite*.

232. **Chromidrose.** — Coloration noire ou bleu foncé de la sueur; le siège de prédilection de cette curieuse affection, que l'on rencontre surtout chez la femme, est la paupière supérieure.

233. **Chronique** (maladie). — Affection ayant une durée indéterminée, souvent aussi longue que la vie.

234. **Chyle.** — Liquide contenu dans les vaisseaux chylifères (V. *Lymphatique* (*système*)).

235. **Chylurie.** — Etat de l'urine dans lequel ce liquide contient une émulsion des matières grasses qui ont l'apparence du Chyle.

236. **Chyme.** — Matière homogène provenant de la digestion des aliments dans l'estomac et la première portion de l'intestin grêle.

237. **Cicatrice.** — Tissu nouveau qui réunit les solutions de continuité (plaies), produites dans l'économie, soit par une violence extérieure, soit par la gangrène ou l'ulcération. Le travail organique qui préside à la formation de ce tissu porte le nom de *cicatrisation*.

238. **Circoncision.** — Opération qui consiste à retrancher circulairement une partie ou la totalité du prépuce. Prescrite par la loi hébraïque, elle a toujours été en honneur chez le peuple juif, où tous les écrivains religieux la regardent comme la marque distinguant le peuple de Dieu des autres nations.

239. **Circonvolutions** (cérébrales). — (V. 209).

240. **Circulation.** — (V. 253).

241. **Circumfusa.** — Partie de l'hygiène qui s'occupe de l'atmosphère, des climats, de l'habitation, en un mot de tout ce qui agit habituellement sur l'homme par une influence extérieure et générale.

242. **Cirrhose.** — (V. *Foie*).

243. **Cirsoïde** (Anévrysme ou Tumeur). — Tumeur plus ou moins circonscrite, sous-jacente à la peau, présentant à sa surface des bosselures cylindroïdes, et à sa circonférence des vaisseaux dilatés s'irradiant à une certaine distance.

244. **Clavicule.** — Os long, situé au-dessus de la première côte, entre l'*Omoplate* et le *Sternum*. (V. *ces mots*).

245. **Clignotement.** — Mouvements rapides et passagers de fermeture ou d'ouverture des paupières ; souvent ils sont le fait d'un véritable *Tic*.

246. **Clitoris.** — Organe érectile situé à la partie supérieure de la vulve.

247. **Cloaque.** — Amas de pus, ou de matières putrides dans une sorte de réservoir, creusé aux dépens des tissus.

248. **Clonique** (convulsion). — (V. *Convulsion*).

249. **Clou.** — (V. *Furoncle*).

250. **Coccyx.** — Petit os formant la partie inférieure de la colonne vertébrale (V. *Vertèbres*).

251. **Coccydynie.** — Affection douloureuse, survenant presque exclusivement chez la femme, et siégeant au niveau du coccyx. Révulsion locale, et quelques cuillers de *Chloral bromosodique Boissy* (2779) sont ici parfaitement indiqués.

252. **Cœcum.** — Première partie du gros intestin (V. *Intestin*), il reçoit la terminaison de l'intestin grêle.

253. **Cœur.** — Système central de la circulation, le cœur est situé dans la poitrine entre les deux poumons ; il se trouve directement couché sur une cloison muscu-

laire horizontale, le *diaphragme*, qui sépare la cavité de la poitrine de la cavité abdominale.

Représentant assez bien la forme d'un cœur de carte à jouer, le cœur paraît unique lorsqu'on le regarde sorti de la poitrine ; (on peut aisément s'en convaincre en examinant un cœur d'animal) ; en réalité il est double. Il existe en effet deux cœurs, complètement soudés l'un à l'autre dans le sens de leur longueur : l'un situé à droite, *cœur droit*, l'autre à gauche, *cœur gauche*. Chacun d'eux se trouve creusé de deux cavités : l'une supérieure, *oreillette*, l'autre inférieure, *ventricule* ; on a donc ainsi une *oreillette droite* et une *oreillette gauche*, un *ventricule droit* et un *ventricule gauche*. Les deux cavités d'un même côté communiquent entre elles au moyen d'un orifice, dit *orifice auriculo-ventriculaire* ; cet orifice qui permet la communication entre l'oreillette et le ventricule du même côté se trouve également à droite et à gauche. Il est disposé de telle sorte que le sang peut facilement passer de la cavité supérieure, *oreillette*, dans la cavité inférieure, *ventricule*, mais qu'il ne peut refluer *du moins à l'état normal*, du ventricule dans l'oreillette. Pour obtenir ce but, la nature a doué ces orifices auriculo-ventriculaires de valvules, qui se ferment dès que le sang a passé de l'oreillette dans le ventricule, et qui restent complètement fermées lorsque le passage est terminé.

Indépendamment de ces deux orifices, le cœur en présente d'autres, qu'il faut connaître pour comprendre le mécanisme de la circulation. Les uns dépendent des ventricules : ce sont les *orifices artériels*, ou en d'autres termes les embouchures des artères qui partent du cœur. Le gauche est l'*orifice aortique* ; le droit, l'*orifice pulmonaire*, du nom des artères avec lesquelles ils communiquent ; eux aussi sont doués de valvules qui s'ouvrent pour laisser passer le sang des ventricules dans les artères, mais qui se ferment complétement à l'état normal, lorsque le sang tend à refluer de celles-ci dans les ventricules. Les autres orifices du cœur appartiennent aux oreillettes ; l'oreillette droite présente *les deux orifices des veines caves* (veines qui ramènent le sang de toutes les parties du corps, les poumons et le cœur excepté) ; l'oreillette gauche a les *orifices des veines pulmonaires.*

Le cœur est essentiellement *un muscle*, mais un *muscle creux.* Avec le tissu musculaire qui forme sa principale partie, entrent encore dans sa constitution deux membranes : l'une interne, l'*Endocarde,* qui tapisse complétement ses cavités ; l'autre externe, revêtant la surface extérieure du cœur, le *Péricarde.* Celui-ci, composé de deux feuillets glissant l'un sur l'autre, permet les divers mouvements du cœur, qui sont nécessaires pour son bon fonctionnement.

Le cœur est la partie centrale du système circulatoire ; celui-ci est complété par des vaisseaux qui partent du cœur, et des vaisseaux qui aboutissent à ce dernier. Ces vaisseaux qui forment la partie la plus étendue du système qui nous occupe, se divisent en 3 ordres : les *artères*, les *veines*, et les *capillaires.* (V. *ces mots*).

Les *artères* partent du cœur et vont à l'extrémité des organes ; les *veines* vont de cette extrémité au cœur ; ces deux ordres de vaisseaux ne communiquent pas directement : ils sont reliés entre eux par un système de canaux, les *capillaires.*

Cœur, artères, capillaires et *veines,* tel est l'ensemble des organes que parcourt le *sang.* (V. *ce mot*). Le parcours constant, incessant, absolument indispensable aux diverses fonctions de la vie, se fait de la façon suivante :

Le sang arrive au cœur dans les oreillettes qu'il remplit ; une fois pleines, celles-ci se contractent, et lancent le sang dans les ventricules ; il y arrive par les orifices de communication, dont les valvules se ferment immédiatement après son passage. Les ventricules pleins se contractent à leur tour ; le sang sous l'influence de leurs contractions franchit les orifices artériels, et arrive dans les artères *aorte* et *pulmonaire* (V. *ces mots*). Le sang parcourt ces artères, arrive aux capillaires qui le conduisent aux veines, et ces dernières le déversent incessamment dans le cœur ; ainsi se trouve constituée la *circulation*.

Il est deux circulations : la *grande circulation* ou *circulation aortique* portant le sang dans presque la totalité du corps ; la *petite circulation* ou *circulation pulmonaire* l'amenant seulement aux poumons. Ces deux circulations, qui se font en même temps, ont ensemble une certaine connexité. Nous allons essayer de nous faire comprendre en suivant dans son ensemble le cours du sang ; malgré notre meilleure volonté, nous serons forcément un peu complexe ; aussi prions-nous le lecteur de nous suivre avec la plus grande attention.

Nous prenons le sang au niveau du cœur gauche. Arrivé dans l'oreillette gauche, il passe dans le ventricule de ce côté ; après quoi, traversant l'orifice aortique, il pénètre dans l'aorte. Il suit l'aorte, les diverses artères qui en partent, et, par leur intermédiaire, arrive jusqu'aux capillaires situés aux extrémités. Ceux-ci le ramènent dans les veines, lesquelles le reportent au cœur, où il pénètre par l'embouchure des veines caves dans l'*oreillette droite*.

Nous voici maintenant dans le cœur droit. L'oreillette droite se déverse dans le ventricule du même côté, lequel à son tour envoie le sang dans l'artère pulmonaire ; celle-ci le porte aux capillaires des poumons par l'intermédiaire desquels il gagne les veines pulmonaires ; ces dernières à leur tour le déversent dans l'*oreillette gauche*. Le sang qui suit ce cycle circulatoire n'a pas partout la même couleur ; il est *rouge* dans le *cœur gauche*, et dans les vaisseaux qui en partent ou qui y aboutissent ; il est *noir* dans le *cœur droit*, et dans les vaisseaux qui en dépendent. Le *sang rouge* est le sang révivifié par l'air extérieur, et par suite propre aux fonctions multiples de la vie ; le *sang noir* est le sang qui a besoin d'être régénéré, pour de nouveau pouvoir servir à l'entretien de l'organisme.

En s'effectuant, la circulation donne lieu à deux phénomènes physiologiques, dont nous devons dire un mot : le choc du cœur, et le phénomène du pouls artériel.

Si l'on applique la main sur la poitrine au niveau du cœur, on sent à certain moment une sorte de soulèvement qui constitue le *choc du cœur* ; la main placée au niveau du poignet, sur le trajet de l'artère (radiale) sent aussi presqu'en même temps, un petit choc ; il constitue le phénomène du *pouls artériel*. Ces deux phénomènes, qui se suivent à une fort faible distance, surviennent toutes les fois que les ventricules se contractent, c'est-à-dire à chaque *révolution cardiaque*. La révolution cardiaque, en d'autres termes, le temps que met le sang à parcourir le cœur et le double système circulatoire se répète en moyenne 65 à 70 fois par minute chez un adulte bien portant. (V. *Fièvre*).

Laissant maintenant de côté cette digression un peu longue sur le cœur et la circulation, (digression qui d'ailleurs nous semble ici tout à fait à sa place), *revenons au cœur*, et exposons au moins brièvement les maladies qui peuvent l'atteindre.

Le cœur est composé, nous l'avons vu, de trois parties :

un muscle, et deux membranes, l'endocarde et le péricarde. Chaque partie est exposée à diverses maladies, dont la fréquence est assez grande ; nous les passerons en revue successivement, bien que la plupart demande l'intervention du médecin.

I. Maladies du muscle du cœur (Myocarde).

(a) Hypertrophie du cœur. — Augmentation du volume du cœur. Elle peut être primitive, être consécutive aux palpitations nerveuses ; ou secondaire, c'est-à-dire succéder à un obstacle à la circulation du sang. Lorsqu'en effet existe un obstacle au cours du sang, quelle qu'en soit d'ailleurs la nature, le cœur est obligé de se contracter plus énergiquement, et comme tous les muscles qui se contractent trop, ou trop souvent, le cœur s'hypertrophie. L'augmentation de volume du cœur est en somme tout à fait analogue à celle des muscles de la jambe chez les danseurs, des muscles des bras chez les gymnasiarques, etc. Elle se traduit par une augmentation de fréquence et de force des battements du cœur, (palpitations) et par les accès d'étouffement, d'oppression, survenant à l'occasion de la moindre fatigue. Si l'*hypertrophie secondaire* demande un traitement assez complexe, variable d'ailleurs suivant les cas, il n'en est pas de même de l'*hypertrophie primitive*, qui, nous l'avons dit, est le fait des palpitations nerveuses.

Supprimer leur cause, ou la combattre d'une part, — calmer l'état nerveux d'autre part, forment les deux indications capitales du traitement. Le *Chloral bromosodique Boissy* (2779) dans la composition duquel entrent du chloral et du bromure de sodium, agents antinerveux par excellence, est donc formellement indiqué. On le donnera à la dose de 3 cuillers à bouche par jour (cuillers à café de 3 à 5 ans — cuillers à dessert de 5 à 12 ans, — cuiller à bouche à partir de 12 ans, — le matin, à midi, et le soir, jusqu'à ce que l'irritabilité nerveuse soit parfaitement calmée.) En négligeant cette indication fondamentale, (et on serait bien coupable de le faire, lorsqu'on a facilement à sa disposition un si précieux médicament) on s'expose dans bien des cas à voir un simple trouble se changer en une affection incurable.

(*b*) Dilatation du cœur. — Le cœur, après avoir lutté un certain temps en s'hypertrophiant, finit par se fatiguer ; à son hypertrophie succède sa dilatation, qui s'accompagne de troubles marqués de la circulation. Il n'est pas rare alors de voir survenir une *dégénéressence graisseuse du muscle cardiaque dilaté*, ce qui porte encore une plus grande entrave à la circulation. Le malade arrive ainsi à l'*asystolie* (106), période de cachexie cardiaque, où les troubles circulatoires sont à leur maximum.

(c.) Anévrysmes du cœur. — Lésions regardées longtemps, mais bien à tort, comme assez fréquentes ; elles sont au contraire d'une grande rareté.

II. Maladies de la membrane interne du cœur (Endocarde). La membrane qui revêt la surface du cœur, l'endocarde, s'enflamme assez souvent ; son inflammation, appelée *endocardite* se rencontre à l'état *aigu*, et à l'état *chronique*. L'endocardite aiguë, qui se montre le plus généralement dans le cas du *rhumatisme articulaire aigu* (V. *ce mot*) passe le plus généralement inaperçue du malade, trop souvent aussi du médecin ; c'est-à-dire en d'autres termes qu'elle ne donne lieu à aucun trouble fonctionnel, du moins dans le plus grand nombre de cas.

Il n'en est pas de même de l'*Endocardite chronique*. Siégeant de préférence au niveau des orifices du cœur (orifices artériels, ou orifices auriculo-ventriculaires), les lésions de l'endocardite se trouvent soit sur les orifices même, soit sur les valvules dont ces derniers sont doués ; elles entraînent à la longue des changements plus ou moins marqués au niveau de ces parties, tantôt rétrécissant les orifices, tantôt détruisant, ou soudant entre elles les parties constituantes des valvules, ce qui nuit à leur parfait fonctionnement. L'endocardite chronique en d'autres termes amène soit un *rétrécissement* des orifices, soit une *insuffisance* des valvules qui y sont annexées. Rétrécissement et insuffisance peuvent occuper les divers orifices du cœur, toutefois ce sont particulièrement les orifices du cœur gauche (orifice auriculo-ventriculaire ou orifice artériel) qui sont affectés.

Ces lésions des orifices (que l'on englobe le plus généralement sous l'appellation de *maladies chroniques du cœur*) amènent des battements de cœur, de l'étouffement, des accès d'oppression, surtout fréquents la nuit (*asthme cardiaque*); les pieds et les jambes enflent (*œdème*); quelquefois même l'enflure est générale (*anasarque*) ; assez souvent des *hydropisies* (V. *ce mot*) surviennent dans le péritoine, la plèvre, etc. A la longue arrive la période de *cachexie cardiaque*, dans le cours de laquelle le malade succombe.

III. Maladies de la membrane extérieure du cœur (Péricarde). Le péricarde est une sorte de poche qui enveloppe le cœur, et le sépare des organes voisins ; elle est formée de deux feuillets superposés qui glissent facilement pendant les mouvements continuels exécutés par le cœur. Il n'est pas rare de voir cette membrane s'enflammer ; cette inflammation porte le nom de *péricardite*. Comme l'endocardite, la péricardite se rencontre à l'état *aigu*, et à l'état *chronique* ; on la constate toutefois bien plus souvent sous la première forme.

Survenant aussi fréquemment dans le cours du rhumatisme, tantôt elle est pour ainsi dire insidieuse (*péricardite sèche*), tantôt elle donne lieu à de l'oppression et de l'angoisse précordiale (*péricardite avec épanchement*).

254. **Coït.** — Rapprochement sexuel du mâle et de la femelle ; cet acte chez les animaux, porte le nom de *copulation*. Le but du coït est la conservation de l'espèce (V. *Fécondation*).

255. **Coliques.** — Douleurs très-vives, s'irradiant autour de l'ombilic, et caractérisées par une sensation de tortillement. Elles peuvent occuper divers organes : *Intestins, Foie, Reins, Utérus.* (V. *ces mots*) ; elles peuvent être le fait d'un empoisonnement (V. *Saturnisme*).

256. **Collapsus.** — Chute rapide des forces, à la suite de laquelle les mouvements deviennent pénibles, la parole faible, le pouls dépressible.

257. **Coloboma.** — Fente congénitale et persistante, due à un arrêt de développement, et portant sur les paupières ou une partie de l'œil.

258. **Colon.** — Seconde partie du *gros intestin* (V. *ce mot*).

259. **Coma.** — Sommeil profond. — Etat de sommeil et d'assoupissement profond dont il est impossible, ou difficile de faire sortir le malade. Suivant son intensité, on reconnaît divers degrés au coma : *somnolence, sopor, coma, carus,* et *léthargie* (V. *ces mots*).

260. **Comédons.** — Petits amas de matière blanche, de consistance pâteuse, qui sortent sous forme de boudins, ou de petits vers, soit des joues ou du front, soit surtout du nez, quand on presse la peau entre les doigts. L'usage de la *Pommade anti-acnéenne du Dr Durieu* (2805) peut rendre quelques services.

261. **Commotion.** — Ébranlement subit d'un organe, suspendant, ou abolissant à jamais ses fonctions, sans qu'il y ait aucune désorganisation dans les parties ébranlées.

262. **Complexion.** — (V. *Constitution*).

263. **Compression.** — Action d'une force s'exerçant d'une façon continue et durable sur les tissus, dont elle tend à réduire le volume en rapprochant leurs éléments. Si elle est dans bien des cas la source de nombreuses lésions et maladies légères ou graves, elle peut être dans quelques cas utilisée comme moyen de traitement. (V. *Hémorrhagies*).

264. **Concrétions.** — Productions solides de diverses sortes. (V. *Foie, Os, Reins, Thrombose*).

265. **Conduit** (auditif). — (V. *Oreille*).

266. **Condyle.** — (V. *Maxillaire*).

267. **Condylome.** — Tumeur large, volumineuse, formée par l'hypertrophie des papilles de la peau.

268. **Congélation.** — Ensemble de lésions produites par l'action du froid sur les tissus vivants.

269. **Congestion.** — Afflux de sang dans une partie du corps. Divers organes : *Cerveau, Foie, Poumons, Reins*, (V. *ces mots*) peuvent en être le siège.

270. **Conjonctif.** (Tissu). — *Tissu cellulaire, tissu lamineux.* — Tissu blanchâtre qui réunit entre eux les divers organes constituant le corps de l'homme. Très répandu, on le trouve sous la peau, dans les membres, et dans les viscères.

271. **Conjonctive.** — Membrane lisse, transparente, revêtant la face postérieure des paupières, et la partie libre du globe de l'œil. De nombreux vaisseaux, totalement invisibles à l'état normal, la sillonnent dans tous les

sens ; ils apparaissent distendus par le sang, et l'œil rougit, lorsque la conjonctive s'enflamme. Cette inflammation, dite *conjonctivite*, revêt diverses formes, qu'il faut connaître au moins dans leurs grands caractères.

(*a*) Conjonctivite simple ou catarrhale. — Très fréquente, succédant ordinairement à un coup d'air, elle se montre surtout chez les scrofuleux. Elle occupe à la fois ou successivement les deux yeux ; elle peut toutefois rester limitée à un seul œil.

Les vaisseaux des deux parties de la conjonctive se congestionnent ; celle-ci, augmentée de volume, forme autour de la cornée un bourrelet, nommé *chémosis*. Les paupières sont lourdes, et le malade éprouve une sensation de picotement semblable à celui que produirait la présence des graviers. Enfin la conjonctive sécrète un liquide mêlé à des flocons muqueux, qui se concrètent surtout pendant la nuit sous forme de croûtes agglutinant les paupières ; *les yeux sont chassieux*. Dans quelques cas l'inflammation est plus limitée ; on voit survenir sur la conjonctive une papule ou une pustule (V. *ces mots*) avec une cuisson assez vive et du larmoiement ; de cette papule ou pustule partent des vaisseaux plus ou moins nombreux qui s'étalent généralement en éventail dirigé du côté d'un des angles de l'œil. Cette variété de conjonctivite, fréquente aussi chez les enfants chétifs et scrofuleux constitue la *conjonctivite papuleuse ou phlycténoïde*. Ces deux variétés de conjonctivite peuvent guérir au bout de quelques jours, ou passer à l'état chronique.

Localement on combattra l'inflammation suivant les cas par des lavages émollients, des applications d'eau froide, des collyres, des sangsues. Se borner à ce seul traitement serait insuffisant ; on devra y joindre un traitement général :

purgatifs d'une part, antiscrofuleux et toniques d'autre part en feront les frais ; il ne nous semble pas inutile d'insister un peu sur ce double point.

La révulsion sur le tube digestif donne dans les inflammations de l'œil les meilleurs résultats ; il est bon de la continuer assez longtemps, même après leur disparition, afin d'éviter les récidives malheureusement si fréquentes. Purger longtemps, aussi longtemps qu'il en sera nécessaire, sans inconvénient pour la santé générale, est un résultat que l'on obtient facilement avec les *Pilules savonneuses laxatives Boissy* (2801). Très-facilement prises par les malades, on les donnera à la dose de deux à trois après le repas du soir ; on aura ainsi une légère purgation le lendemain matin. Chez les enfants ayant dépassé l'âge de 5 à 6 ans, on se trouvera également bien d'en faire usage ; on en donnera seulement une seule dans les mêmes conditions que précédemment.

Combattre la diathèse (V. *ce mot*) scrofuleuse, constitue la seconde indication du traitement général. *L'huile de foie de Morue pure de Boissy* (2794), prise pendant longtemps à la dose d'une à deux cuillers à bouche au moment des repas, sera fort utilement employée concurremment avec la *Solution dépurative Iodosodique Boissy* (2823), que l'on peut donner aux mêmes doses matin et soir.

(*b*) Conjonctivite purulente (Ophthalmie purulente). — Elle se rencontre chez les nouveau-nés, surtout dans les maternités, — et chez les sujets atteints de blennorrhagie. Cette affection fort sérieuse, essentiellement contagieuse, caractérisée par un écoulement d'une grande abondance, entraîne des désordres plus ou moins marqués du côté de l'œil. A sa suite l'œil peut être perdu en totalité ou en partie (*Taies de la Cornée, synéchies de l'Iris*) (V. *ces mots*).

(c) CONJONCTIVITE GRANULEUSE. — Cette affection très fréquente, épidémique, frappant de préférence les réunions d'hommes (casernes), est essentiellement contagieuse. Les sujets atteints ouvrent difficilement les yeux ; ils éprouvent un sentiment de gêne, d'embarras, de graviers. Ils ont les paupières lourdes ; celles-ci sont gonflées, surtout la supérieure, qui, habituellement baissée, donne au malade un air endormi. Vient-on à les retourner, on voit leur face profonde tapissée de granulations gris jaunâtre, ressemblant assez bien à du tapioca, ou à des œufs de grenouille. Cette maladie qui n'offre aucune tendance à guérir, et qui à la longue peut amener de sérieuses lésions dans les autres parties de l'œil, demande un traitement local : cautérisations répétées avec un collyre au sulfate de cuivre.

(*d*) CONJONCTIVITE DIPHTHÉRITIQUE. — Dans le cours d'une affection diphthéritique, (*angine couenneuse, croup*) (V. *ces mots*), on voit parfois se développer des fausses membranes sur la conjonctive. Celles-ci amènent rapidement, sinon la perte de l'œil, du moins de très graves désordres qui persisteront indéfiniment (*altérations des paupières, opacités de la cornée*, etc.).

272. **Consomption.** — Dépérissement, épuisement progressif de la force vitale, d'où résulte une émaciation avec un affaiblissement général.

273. **Constipation.** — La constipation est caractérisée par l'insuffisance des matières fécales, ainsi que par la sécheresse et la dureté des matières expulsées. Elle se présente sous deux aspects bien différents :

Tantôt elle fait pour ainsi dire partie du tempérament individuel, et se montre pendant des mois, des années, et

ont une évolution essentiellement chronique ; elles aboutissent le plus souvent à la *cachexie* (165). Parmi elles, citons les diathèses *rhumatismale, goutteuse, herpétique, scrofuleuse, tuberculeuse, syphilitique, carcinomateuse,* etc...

443. **Dicrotisme.** — Etat du pouls dicrote. Le *pouls dicrote* ou *rebondissant* est celui qui, à certaines pulsations, semble battre deux fois.

444. **Diérèse.** — Terme générique, par lequel on désigne en chirurgie, les divers procédés usités pour diviser les tissus organiques.

445. **Diète.** — Réduction de la nourriture à un seul aliment, ou à une certaine catégorie d'aliments, s'employant comme adjuvant d'une médication. On divise la diète, en *d. négative* (abstinence relative de tout aliment, variable du reste avec l'âge et la force du sujet) ; — *d. sèche* (suppression des liquides) ; — *d. végétale* (régime des goutteux et des calculeux) ; — *d. animale* (pour les organismes épuisés par de longues maladies) ; — *d. lactée* (maladies du cœur, de l'estomac et des reins).

446. **Diététique.** — Synonyme d'*hygiénique* (V. *Hygiène*).

447. **Difformité.** — Vice de conformation extérieure du corps.

448. **Diffus** (Phlegmon, Tumeur). — Cette expression s'applique aux phlegmons et aux tumeurs qui s'étendent, sans qu'on puisse en déterminer nettement les limites, par opposition à ceux qui sont nettement limités, *circonscrits*.

449. **Diffusibles.** — Substances médicamenteuses, plus ou moins volatiles, qui, en raison de la rapidité de leur absorption, se répandent, et font sentir leur action presque instantanément dans toute l'économie ; les *éthers*,

les *huiles volatiles*, l'*alcool*, et en général *toutes les substances odorantes* font partie de ce groupe de médicaments.

450. **Digestibilité**. — Propriété des substances d'être plus ou moins digestibles.

451 **Digestif** (appareil). — Ensemble des organes qui concourent à la digestion. Chez l'homme cet appareil comprend la *bouche*, le *pharynx*, l'*œsophage*, l'*estomac*, l'*intestin grêle*, le *gros intestin*, et divers corps glanduleux : les *glandes salivaires*, le *foie*, le *pancréas*.

452. **Digestion**. — Fonction caractérisée par la dissolution et la liquéfaction des aliments, suivie de la déjection des résidus. La digestion chez l'homme se fait de la façon suivante :

I. — (*a*) Substances solides. — Les aliments introduits dans la *bouche* y sont soumis à l'action des *dents* (*mastication*) et de la *salive*; celle-ci imprègne non-seulement les aliments mastiqués, mais encore agit sur certains d'entre eux, les *féculents*, qu'elle contribue à convertir en glucose.

(*b*) Les aliments, convenablement mastiqués et insalivés, sont, par les mouvements combinés de la langue et des parois de la bouche, portés dans le *pharynx* ; de là ils passent par *déglutition* dans l'*œsophage* qui les conduit à l'*estomac*.

(*c*) Dans l'*estomac*, les aliments subissent une double action : une action mécanique, due à la couche musculaire de l'estomac, qui a pour but de faire progresser les aliments dans cet organe, et une action chimique. Les glandes de l'estomac sécrètent en effet un suc, le *suc gastrique*, dont le principe actif est la *pepsine* ; c'est grâce à elle que se digèrent les *matières azotées*.

(*d*) Deux heures environ après le repas, les aliments en partie digérés, constituant le *chyme*, passent dans la première portion de l'intestin grêle, le *duodénum*. Leur présence détermine aussitôt un afflux de *bile*, et de *suc pancréatique*. La *bile* agit sur les *matières grasses* qu'elle émulsionne ; le *suc pancréatique* vient compléter l'action de la *salive* sur les féculents, du *suc gastrique* sur les matières azotées, et de la *bile* sur les matières grasses.

(*e*) La masse alimentaire, convertie dès lors en *chyle*, est poussée dans l'instestin grêle, où elle est dépouillée par les *vaisseaux chylifères* des *principes graisseux*, et par *les veines* des *autres substances liquéfiées* qui sont portées dans le sang. A mesure qu'il s'avance dans le duodénum, le chyme prend une couleur plus foncée, et une consistance plus grande ; modifié encore par le suc *intestinal*, il arrive au *gros intestin*.

(*f*) Là, il se durcit et se colore de plus en plus ; il y acquiert une fétidité qu'il n'avait pas jusqu'alors. Enfin parvenu au *rectum*, c'est-à-dire à la dernière portion du gros intestin, il est rejeté au dehors (V. 366).

II. — Substances liquides. — Les unes (lait, liquides albumineux) sont coagulés dans l'estomac, et digérés comme les aliments solides. D'autres servent seulement à hydrater les solides modifiés par le suc gastrique. D'autres (liquides alcooliques) sont absorbés directement par l'estomac. Ajoutons que lorsque l'absorption des liquides ne se fait pas (liquides pris en excès), les liquides passent directement dans l'intestin ; ils occasionnent alors des borborygmes accompagnés souvent de coliques.

453. **Dilatation** (des bronches). — (V. 156).

454. **Dilatation** (de l'estomac). — (V. 641 : II).

455. **Diphthérie**. — Maladie générale, spécifique, infectieuse, contagieuse, ayant pour caractère principal la tendance à la formation de fausses membranes sur la peau

et sur les muqueuses. La Diphthérie peut se rencontrer sur la peau (*Diphthérie cutanée*), — sur la muqueuse de la gorge (*Angine diphthéritique* : 55), — sur la muqueuse du *larynx*, (*Croup* : 333), — sur la muqueuse oculaire (*Conjonctivite diphthéritique* : 271 : d).

456. **Diploé.** — Partie spongieuse des os du crâne.

457. **Diplopie.** — Vue double des objets.

458. **Dipsomanie.** — Forme spéciale de folie caractérisée par un penchant irrésistible pour les liqueurs alcooliques ; elle se manifeste ordinairement sous forme d'accès impulsifs. L'isolement du malade est l'unique moyen de le traiter, et de le guérir.

459. **Dissection.** — Ensemble des moyens à l'aide desquels on découvre, on isole les organes et les parties du corps, pour en étudier les propriétés physiques : situation, dimensions, forme, rapports, structure, etc...

460. **Dissolvants.** — Médicaments considérés comme susceptibles de déterminer la disparition des calculs, ou des tumeurs par dissolution.

461. **Diurèse.** — Excrétion abondante d'urine.

462. **Diurétiques.** — Agents, qui ont pour but d'augmenter la quantité de l'urine, en excitant la sécrétion rénale : le *lait*, le *vin blanc*, le *chiendent*, le *sel de nitre*, la *scille*, la *digitale* font partie de ce groupe.

463. **Division.** — Ce mot s'applique et à la séparation *fortuite* et *accidentelle* de parties naturellement réunies, — et à la séparation *méthodique* de ces parties opérées par le chirurgien dans un but salutaire.

464. **Divulseur.** — Instrument employé pour pratiquer la dilatation brusque des *rétrécissements de l'urèthre*. (V. *ce mot*).

465. **Divulsion.** — Synonyme d'*arrachement*, de *déchirement*.

466. **Doigts**. — Au nombre de cinq à chaque main (*pouce*, *index*, *médius*, *annulaire*, *auriculaire*), les doigts se composent de trois os appelés *phalanges*, excepté le pouce qui n'en a que deux.

467. **Dolicocéphale**. — Nom donné par Retzius aux races dont la boîte crânienne, vue par la partie supérieure est ovale (la plus grande longueur l'emportant environ d'un quart sur la plus grande largeur).

468. **Dothienentérie.** — (V. *Typhoïde* (*Fièvre*).

469. **Dos.** — Région dorsale. Face postérieure du thorax, elle comprend une région médiane (r. *spinale*) et deux régions latérales de chaque côté (r. *scapulaire* et r. *sous-scapulaire*).

470. **Douleur.** — Exaltation morbide de la sensibilité, se produisant en dehors de toute excitation naturelle. La douleur est très variable dans son intensité, et ses caractères; suivant les cas, elle est dite *tensive* (sensation de gonflement), *gravative* (sentiment de pesanteur), *pulsatile* (battements isochrones à ceux du pouls; ils indiquent la formation du pus), *lancinante*, *contusive*, *brûlante*, *mordicante*, *prurigineuse*, *fulgurante*, etc. Elle n'est pas moins variable dans son siège; elle peut occuper diverses parties du corps : la tête en totalité *(céphalalgie)* ou en partie seulement (*hémicranie)*, les dents (*odontalgie*), l'estomac (*gastralgie*), l'intestin (*entéralgie*), la vessie (*cystalgie*), la peau (*dermalgie*), les nerfs (*névralgies*). (V. *ces mots*).

Dans bien des cas, la douleur sera calmée par l'usage du *Chloral bromosodique Boissy* (2779), à la dose de 3 cuillers à bouche par jour, le matin, à midi, et le soir.

471. **Douleurs.** — Sous le nom général de *douleurs*, le vulgaire comprend les *névralgies*, les *rhumatismes*, les *points de côté* (V. *ces mots*).

472. **Drain.** — Tube de métal, de gutta-percha, ou de caoutchouc, destiné au draînage chirurgical.

473. **Draînage.** — Opération qui consiste à placer un ou plusieurs drains, pour vider le fond d'un abcès situé plus bas que son ouverture, ou pour faciliter l'écoulement du pus dans le cas de phlegmons profonds, (des membres par exemple).

474. **Duodénum.** — Première partie de l'intestin grêle (V. *ce mot*).

475. **Dure-mère.** — (V. *Méninges*).

476. **Durillon.** — (V. 172 *et* 288).

477. **Dynamomètre.** — Instrument qui sert à mesurer comparativement la force musculaire.

478. **Dyscromatopsie.** — (V. 354).

479. **Dyscrasie.** — Mauvais état général ; mauvaise constitution.

480. **Dysenterie.** — Inflammation ulcéreuse du gros intestin (V. *ce mot*).

481. **Dysménorrhée.** — Menstruation difficile ; écoulement difficile des règles (V. *Menstruation*).

482. **Dyspepsie.** — Difficulté de digérer. C'est un symptôme commun à une foule de maladies aiguës et chroniques. (V. 641).

483. **Dyspepsie** (Infantile). — Due à une alimentation défectueuse dans sa *quantité* (excès de nouriture), ou dans sa *qualité* (altération du lait dans le biberon, nourriture intempestive), la dyspepsie infantile se traduit par des vomissements de lait caillé, survenant tantôt brusque-

ment (*D. aiguë, infectieuse*), tantôt d'une façon lente, insidieuse (*D. chronique*). Deux indications sont à remplir : surveiller avec soin l'alimentation de l'enfant, régler le nombre et la durée des tétées d'une part, — administrer d'autre part à l'enfant du *Sirop lactique Bascourret* (2820), médicament véritablement merveilleux dans tous les cas de dyspepsie. 12, 15 et même 20 cuillers à café seront prises dans les 24 heures ; on aura soin, pour éviter la coagulation du lait dès son arrivée dans l'estomac, de le donner quinze à vingt minutes après les tétées. Lorsque les vomissements seront arrêtés, on ne supprimera pas brusquement le *Sirop Lactique Bascourret* (2820), on le continuera encore pendant un jour ou deux, à la dose de 6, 8, ou 10 cuillers à café seulement par 24 heures.

484. **Dysphagie.** — Difficulté d'avaler (V. 371). C'est un symptôme commun à un grand nombre d'affections dont le siége est d'ailleurs variable. Tantôt c'est une altération de la bouche (inflammation, tuméfaction de la langue, paralysie des muscles masticateurs, tumeurs du plancher de la bouche) qui amène la dysphagie (*D. buccale*) ; — tantôt c'est une altération du pharynx (amygdalites, angines, spasmes si fréquents chez les hystériques et les épileptiques) (*D. Pharyngienne*) ; — tantôt enfin la dysphagie est due à une lésion de l'œsophage (spasmes, rétrécissements, tumeurs) ; elle est dite *D. Œsophagienne*. Le traitement de ce symptôme diffère donc beaucoup suivant les cas observés.

485. **Dysphonie.** — Altération de la voix et de la parole (V. *Larynx* : inflammation).

486. **Dyspnée.** — Difficulté de respirer. La dyspnée est caractérisée par la fréquence et la gêne de la respiration. Tantôt légère, se montrant seulement à la suite d'une

fatigue, d'un effort, *(essoufflement)*, tantôt si intense que le malade est obligé de faire appel à toute sa puissance respiratoire. Il se penche en avant, s'accroche à un meuble, élève les bras ; il prend en un mot instinctivement les positions les plus favorables à l'action des muscles dilatateurs de sa poitrine ; cet état constitue l'*orthopnée*. Par moments la respiration est suspendue, c'est l'*apnée*. Symptôme de lésions très-diverses (*maladies des poumons, des plèvres, du cœur, des reins*, etc.), la dyspnée présente de grandes variétés dans son mode de début, sa marche, sa durée, etc. ; elle s'établit graduellement, ou survient tout d'un coup ; elle est continue ou survient sous forme d'accès, etc.

487. **Dystocie.** — Accouchement laborieux. Selon que la difficulté de l'accouchement tient à la mère ou à l'enfant, la dystocie est dite *maternelle* ou *fœtale*.

488. **Dysurie.** — Difficulté d'uriner.

E

489. **Eblouissement.** — (V. *Vertiges*).

490. **Ebranlement.** — (V. 261).

491. **Ebriété.** — (V. *Ivresse*).

492. **Ecailles.** — Petites lamelles épidermiques, fortement adhérentes ensemble, qui se détachent d'elles-mêmes dans certaines affections cutanées (V. *Squames*).

493. **Ecchymose.** — Tache livide, noirâtre, bleuâtre ou jaunâtre, qui résulte de l'infiltration du sang dans les mailles du tissu cellulaire, le plus généralement à la suite d'un coup, ou d'une contusion qui a déterminé la rupture des capillaires (177) sanguins. Quelquefois le sang se creuse

un foyer dans les mailles rompues du tissu cellulaire, formant alors une poche arrondie, molle à son centre, dure à sa périphérie ; on lui donne le nom de *bosse sanguine*.

Des compresses trempées dans l'*eau froide*, ou dans quelques liquides astringents (*arnica*, *alcool camphré*, etc.), et appliquées sur l'ecchymose suffisent généralement pour amener la guérison.

494. **Echauffement**. — Dans le langage vulgaire, cette expression est synonyme de *constipation* (273), ou de *blennorrhagie légère*. (137).

495. **Echinocoque.** — Scolex du *Tænia nain*, (V. *ce mot*), qu'on rencontre souvent dans les *hydatides*. (V. *Kystes hydatiques*).

496. **Eclampsie.** — Cette dénomination est donnée à deux affections convulsives ; l'une s'observe chez les enfants en bas âge (285), — l'autre dans le cours de la *puerpéralité* (V. *ce mot*).

497. **Economie.** — Ensemble des parties qui constituent les êtres organisés (V. *Organisme*).

498. **Ecorchure.** — Plaie légère de la peau ou des muqueuses, produite par un frottement violent, et caractérisée par un simple enlèvement de l'épiderme. Un peu de sérosité claire, ou quelques gouttes de sang se montrent au moment de l'écorchure. Quelques jours suffisent pour la guérir complètement. Il est bon toutefois de protéger l'écorchure, surtout lorsqu'elle existe aux mains et aux pieds, car le contact des poussières plus ou moins irritantes, le frottement, pourraient occasionner une *lymphangite*. (V. *ce mot*). L'application d'un peu de *Pommade infaillible Boissy* (2811) facilite la guérison des écorchures.

499. **Ecoulements.** — Nom donné à quelques maladies, dont le symptôme principal est un flux contre na-

ture : *blennorrhagie, leucorrhée ou flueurs blanches, catarrhe utérin.* (V. *ces mots*).

500. **Ecrasement.** — (V. 282).

501. **Ecrouelles.** — (V. *Scrofule*).

502. **Ectasie.** — Toute maladie caractérisée par un état de dilatation (V. 52, 156).

503. **Ecthyma.** — Affection inflammatoire de la peau, caractérisée par la formation de *pustules* (V. *ce mot*) volumineuses, généralement isolées, à base dure et enflammée, auxquelles succède une croûte brunâtre plus ou moins persistante, qui disparaît sans laisser de cicatrice. L'ecthyma survient ordinairement chez les gens débilités ; trop souvent il prend une marche chronique. Le traitement local varie suivant la période de la maladie ; au début, lors des pustules, pansement ouaté ; lorsque surviennent les croûtes, on *doit les respecter* ; quand celles-ci tombent, on panse l'ulcération consécutive avec du vin aromatique, ou un peu de poudre d'iodoforme.

Comme l'ecthyma survient le plus souvent chez les gens cachectiques, il sera bon de surveiller leur hygiène, de prescrire une alimentation fortifiante, et de recourir à une médication tonique. Le *Vin hématogène Delouche* (2831) les *Pilules toniques du Dr Raison* (2803), chez les adultes, — le *Chocolat tonique ferrugineux E. Gallois* (2781) chez les enfants, sont employés et donnent de bons résultats.

504. **Ectopie.** — Synonyme de *déplacement*.

505. **Ectropion.** — Renversement en dehors du bord libre des paupières (supérieure ou inférieure,) qui les empêche de recouvrir complètement le globe oculaire.

506. **Eczéma.** — Affection inflammatoire de la peau et des membranes muqueuses, superficielle, non conta-

gieise, pouvant débuter par des lésions élémentaires diverses, caractérisée à sa période d'état par une sécrétion séreuse ou séro-purulente, et se terminant par desquamtion. L'eczéma est une des affections cutanées que l'on rencontre le plus fréquemment; il forme à lui seul à peu près le tiers des maladies de la peau. Aussi nous y arrêterons-nous quelques instants.

Les causes qui le font apparaître sont fort variables, souvent banales; inutile d'y insister. Ce qu'il importe au contraire de mettre en relief, c'est que, pour se développer, l'eczéma demande un terrain spécial. Cette affection est en effet la manifestation d'une diathèse: l'*arthritisme* (95), l'ancienne diathèse dartreuse.

Dans l'évolution de l'eczéma, on peut considérer trois périodes :

(*a*) Période de formation. — Tantôt sur une plaque rouge se montre un nombre considérable de *vésicules* très-petites, ressemblant à des grains de sable (*Ec. Vésiculeux*); tantôt apparaissent *des phlyctènes* (*Ec. Phlyctenoïde*) ou des *bulles* (*Ec. Bulleux*); tantôt enfin des petites *papules*, grosses comme une tête d'épingle, de coloration rosée (*Ec. Papuleux*).

(*b*) Période de suintement. — Bientôt, quel qu'ait été le début, apparaît une ulcération ou fissure, de laquelle s'écoule un liquide citrin, alcalin, *gommeux*, qui empèse le linge, et se concrète en croûtes, jaune-grisâtre, minces, lamelleuses, superficielles, médiocrement adhérentes, se renouvelant rapidement. Parfois, au lieu de sérosité, la surface eczémateuse sécrète du pus; les croûtes sont alors plus épaisses et plus jaunes; elles ressemblent assez bien à du miel (*Ec. impétigineux*).

(*c*) Période de desquamation. — Au bout d'un temps,

ſort variable suivant les cas, la surface excoriée se dessèche, se cicatrise, et devient le siège d'une desquamation épidermique incessante. La peau présente un aspect luisant, comme *vernissé*. Les lamelles qui s'en détachent sont d'abord assez larges, puis elles deviennent de plus en plus minces et petites. Ce n'est que lorsque la desquamation a complètement cessé (ce qui demande souvent un temps ſort long), que la maladie peut être considérée comme guérie. Généralement l'eczéma ne laisse pas à sa suite de cicatrice ; longtemps pourtant on reconnait les parties guéries à une pigmentation particulière.

Ajoutons que tout eczéma s'accompagne d'une sensation de chaleur, et de démangeaisons souvent ſort intenses ; le malade ne peut s'empêcher de se gratter, ce qui entretient encore l'affection.

L'eczéma peut siéger sur toutes les parties du corps ; celles qui sont le plus souvent atteintes sont la tête, les jambes, les mains, les avant-bras, les aisselles, les parties génitales. Il peut revêtir la forme *aiguë*, ou la forme *chronique*, cette dernière d'ailleurs beaucoup plus ſréquente. Tandis que l'eczéma aigu évolue en trois ou six semaines, l'eczéma chronique dure des mois et même des années ; il a une grande tendance à s'étendre, et à récidiver, soit sur les mêmes points, soit sur des parties plus ou moins éloignées.

Le traitement local de l'eczéma est assez simple ; il se résume dans ces deux indications capitales : Emollients à la période aiguë, irritants à la période chronique. Les *cataplasmes de farine de lin, l'enveloppement dans le caoutchouc vulcanisé* remplissent la première indication ; des pommades diverses plus ou moins irritantes (*oxyde de zinc, soufre, acide pyrogallique*) remplissent la seconde indication. Nous nous servons habituellement de la *Pommade anti-eczémateuse du Dr Durieu* (2806) ; employée à la fin de l'eczéma aigu, et dans le cours de l'eczéma chronique, elle donne de fort bons résultats. Assez souvent, notamment dans la forme chronique, nous faisons usage de la *Glycérine Price* (2793).

Traiter localement l'eczéma ne suffit pas ; à cet affection, il faut opposer aussi un traitement général, variable d'ailleurs suivant la période de la maladie. Pendant toute la période aiguë, la médication dépurative doit être instituée ; nous avons à notre disposition un certain nombre d'agents qui ont, il faut bien le reconnaître, une valeur à peu près incontestée. Suivant les cas, suivant les goûts du sujet, on pourra y puiser à pleines mains : *Pilules végétales dépuratives* (2804), *Essence de Salsepareille du Dr Smith* (de Londres) (2790), *Rob Dépuratif Deroy* (2817) sont en effet autant de préparations, dont on peut user largement dans cette période de l'eczéma. Une fois celle-ci passée, une fois que la chronicité est bien établie, un médicament s'impose de la façon la plus absolue : l'*arsenic*. Le médecin fixera le mode d'emploi, et la préparation de ce précieux agent de l'arthritisme.

Encore un mot, ou plutôt une recommandation. La constipation est chose assez fréquente chez les eczémateux ; or elle s'accompagne toujours d'une recrudescence de l'affection cutanée. Combattre la constipation, et la combattre d'une façon continue, s'impose donc, si l'on veut arriver à faire disparaître la maladie de la peau qui nous occupe. Parmi les nombreux moyens usités pour entretenir d'une façon constante, et sans fatigue, la liberté du ventre, nous nous contenterons de citer le plus commode et le plus agréable ; nous avons nommé les *Pilules savonneuses laxatives Boissy* (2801) ; une seule au repas du soir donne une garde-robe le matin au réveil. Leur emploi est donc tout indiqué chez les eczémateux constipés, d'autant plus qu'on peut les continuer, autant qu'il en est besoin, sans aucune fatigue, et sans aucun inconvénient pour la santé générale.

507. **Efférents** (conduits). — Ce sont ceux qui emportent hors des glandes les liquides qu'elles sécrètent.

508. **Efforts**. — Contraction musculaire, plus ou moins forte, qui a pour objet, soit de résister à une puissance extérieure, — soit d'accomplir une fonction naturelle devenue accidentellement laborieuse.

Dans le vulgaire, on désigne assez souvent sous ce nom les *hernies* (*V. ce mot*).

509. **Effusion**. — Ecoulement d'un liquide hors des vaisseaux qui doivent le contenir; ex.: *Effusion de sang*.

510. **Ejaculation**. — Emission du sperme.

511 **Elancement**. — Douleur vive, aiguë, analogue à celle produite par un coup de lance.

512. **Elasticité**. — Propriété du tissu musculaire, grâce à laquelle le muscle peut s'écarter de sa forme ordinaire pour y revenir rapidement.

513. **Electrisation**. — Opération qui consiste à exciter la propriété électrique des corps par le frottement, le contact ou la chaleur. Actuellement l'electrisation est très usitée en médecine.

514. **Eléments** (anatomiques). — Parties constituantes élémentaires du corps; la *cellule* en est le type.

515. **Eléphantiasis**. — Deux maladies de la peau portent ce nom: l'*Eléphantiasis des Grecs*, c'est la *Lèpre* (*V. ce mot*), l'*Eléphantiasis des Arabes* ou *véritable éléphantiasis*.

Ce dernier, qu'on rencontre surtout dans les régions tropicales et orientales, et dont le siège de prédilection est les membres inférieurs, est essentiellement caractérisé par un épaississement de la peau et du tissu cellulaire sous-cutané, succédant à des lésions inflammatoires survenant sous forme d'accès. Le repos au lit pendant l'accès, la compression méthodique avec une bande de caoutchouc, voilà en quoi se résume le traitement de cette affection tenace, progressive, qui constitue souvent une véritable infirmité.

516. **Email.** — Substance qui revêt la couronne des *dents*. (384).

517. **Emanation.** — (V. *Miasme*).

518. **Emasculation.** — Synonyme de *castration*. L'individu émasculé est un *eunuque*. (V. *ce mot*).

519. **Embarras.** — Terme assez souvent employé en médecine : *Embarras gastrique* par exemple.

520. **Embolie.** — Tout caillot fibrineux qui, formé dans une artère, est entraîné par le courant sanguin, et va oblitérer une artère plus petite. Il en résulte des accidents variés suivant l'organe où s'arrête le caillot (embolus) : *Cerveau*, *Poumons*. (V. *ces mots*).

521. **Embonpoint.** — Etat du corps dans lequel la quantité de graisse est proportionnée au volume et à la stature. (V. *Obésité*).

522. **Embryon.** — Ovule fécondé qui a déjà pris un certain développement dans le sein de sa mère. A partir du 3me mois, il prend le nom de *fœtus*. (V. *Fécondation*).

523. **Embryotomie.** — Division du fœtus, dans le sein de sa mère, afin de l'extraire par partie ; cette di-

vision est nécessaire, lorsqu'il existe un *rétrécissement trop considérable du bassin*. (123).

524. **Emétiques.** — Substances propres à déterminer le vomissement : Ipéca, Tartre stibié, etc... Le plus généralement, le *mot émétique employé seul veut dire Tartre stibié.*

525. **Eméto-cathartiques.** — Médicaments excitant les vomissements et les selles.

526. **Emménagogues.** — Sous ce nom, on englobe tous les moyens thérapeutiques qui provoquent les règles : la *rue*, la *sabine*, l'*armoise*, l'*absinthe*, l'*apiol*, sont très vantés, avec assez juste raison il faut le reconnaître. Mieux que ces substances, la *Mixture emménagogue W. Fox* (2798), s'emploie fort utilement, à la dose de 1 à 3 cuillers à café par 24 heures.

527. **Emmétropie.** — Etat de l'œil emmétrope, c'est-à-dire de l'œil dans lequel des rayons parallèles provenant de l'infini, refractés par les milieux transparents de l'œil, se réunissent exactement sur la surface sensible de la rétine (V. *Vue*).

528. **Emonctoire.** — Organe destiné à évacuer les humeurs superflues (*Reins*).

529. **Emotion.** — Accélération, ou irrégularité de la respiration et de la circulation, causées par une impression pénible ou agréable.

530. **Emotivité.** — Susceptibilité plus ou moins grande des sujets à recevoir une impression inattendue.

531. **Empâtement.** — Engorgement non inflammatoire qui conserve l'empreinte du doigt.

532. **Emphysème.** — Deux affections différentes portent le nom d'emphysème : l'*Emphysème pulmonaire* (V.

Poumons), et l'*Emphysème sous-cutané*. Ce dernier consécutif à l'entrée de l'air dans le tissu cellulaire sous-cutané, succède à toutes les solutions de continuité qui permettent cette entrée. Les plaies du *larynx*, de *la trachée*, des *poumons*, les *plaies pénétrantes de poitrine*, les *fractures de côtes* en sont les causes les plus fréquentes. Les parties qui sont le siège de l'emphysème sont blanches, luisantes, élastiques, indolentes ; le doigt, placé sur les parties atteintes, n'y laisse pas son empreinte, ce qui arrive au contraire dans l'*œdème*. (V. *ce mot*).

533. **Empoisonnement**. — Accidents fréquents provoqués par des substances, qui, par elles-mêmes, ou associées à d'autres substances, détruisent la santé et anéantissent la vie. Vomissements, diarrhée, crampes, douleurs à l'épigastre, délire ou perte de connaissance sont les principaux symptômes des empoisonnements. Y parer le plus vite possible constitue une indication absolue. A cet effet on essaye d'abord de faire évacuer le poison (0gr 15cent à 0gr 20 cent d'émétique seront pour cela donnés en trois ou quatre fois à cinq minutes d'intervalle), en même temps qu'une quantité assez grande d'eau tiède. Puis on administre un *contre-poison ou antidote* (281), qui doit être approprié à la nature de la substance ingérée, et qui doit neutraliser chimiquement ou transformer le poison soluble en un composé insoluble, et annuler complètement ses propriétés toxiques. La neutralisation du poison réclame des connaissances chimiques particulières, sur lesquelles nous ne pouvons nous appesantir ici. Enfin, dans bien des cas, il sera utile d'administrer quelques stimulants facilement diffusibles (449) ; parfois même la respiration artificielle sera nécessaire.

534. **Emphrostotonos**. — Contraction spasmodique courbant le corps en avant.

535. **Empyème.** — Cette désignation s'applique, d'une part à toutes les collections purulentes de la *plèvre* (V. *ce mot*), — et d'autre part à l'opération chirurgicale, qui a pour but de les évacuer (V. *Plèvres* : pleurésies purulentes).

536. **Enanthème.** — Eruption survenant sur les muqueuses (Bouche, Estomac, etc.), (V. *Fièvres éruptives*).

537. **Enarthrose.** — Articulation mobile, dans laquelle la cavité plus ou moins profonde d'un os, reçoit l'extrémité arrondie d'un autre os (*articulation de l'épaule, de la hanche*, etc.).

538. **Encéphale.** — Ensemble des parties du système nerveux contenues dans la cavité crânienne. Ces parties, au nombre de trois principales, sont le *cerveau* ou partie supérieure, de beaucoup la plus considérable, — le *cervelet* ou partie inférieure et postérieure, — l'*isthme de l'encéphale* réunissant le cerveau, le cervelet et la moelle épinière (V. *ces mots*). L'inflammation de l'encéphale est dite *encéphalite*. (V. *Méningo-encéphalite*).

539. **Encéphalocèle.** — Hernie du cerveau. Elle se rencontre surtout chez les nouveau-nés ; elle est ordinairement incompatible avec la vie.

540. **Encéphaloïde** (cancer). — Une des variétés anatomo-pathologiques du *cancer* (175).

541. **Encéphalopathie.** — Maladie de l'encéphale en général. Ce terme en médecine sert à désigner les accidents cérébraux survenant dans le cours du *rhumatisme articulaire aigu*. (V. *ce mot*), et dans le cours de l'*intoxication par le plomb* (V. *Plomb*) ; dans le premier cas, on dit *Encéphalopatie rhumatismale*, dans le second, *Encéphalopathie saturnine*.

542. **Enchifrènement.** — Ce terme est employé vulgairement à la place de *Coryza* (300).

543. **Enchondrome.** — Synonyme de *chondrome*. (228).

544. **Enclume.**— Un des osselets de l'*oreille moyenne*. (V. *Oreille*).

545. **Endartérite.** — Inflammation de la membrane interne des *artères*. (V. *ce mot*).

546. **Endémies.** — Maladies qui sont vraisemblablement liées à des influences locales; elles règnent dans une contrée, et y reviennent d'une façon périodique ou irrégulière. Il existe de nombreuses maladies endémiques; en voici quelques-unes : l'*impaludisme* dans tous les pays marécageux ; le *goître* et le *crétinisme* dans les vallées des Pyrénées et des Alpes ; la *pellagre* en Lombardie; les *ophthalmies* en Egypte ; la *fièvre jaune*, la *dysenterie*, les *hépatites* dans les pays chauds ; le *choléra* sur les bords du Gange. (Pour plus de détails, se reporter à chacune de ces maladies, qui sont décrites avec leurs principaux caractères dans le cours de cet ouvrage).

547. **Endémiques** (maladies). — Maladies ayant les caractères de l'endémie.

548. **Endocarde.** — Membrane qui tapisse les cavités du cœur (253).

549. **Endocardite.** — Inflammation de l'endocarde (V. 253 : II.).

550. **Endométrite.** — Inflammation de la muqueuse utérine (V. *Utérus* : métrites).

551. **Endoscope.** — Instrument, inventé par Desormeaux, pour examiner l'intérieur des cavités à orifice étroit : *fosses nasales*, *urèthre*, *vessie*, *utérus*, etc., (V. *ces mots*).

552. **Endothélium.** — (V. *Muqueuses*).

553. **Enduit.** — Couche de matière, plus ou moins tenace, que revêt la surface de certains organes : langue, dents, lèvres. L'enduit est dit *muqueux*, lorsqu'il est jaunâtre ou blanchâtre (*Embarras gastrique*), *fuligineux*, lorsqu'il est noirâtre, poisseux (*Fièvre typhoïde*).

554. **Enervation.** — Ce terme s'employe, tantôt pour désigner l'état d'épuisement de l'action nerveuse, — tantôt pour indiquer un état spécial d'excitation des centres nerveux, moteurs ou intellectuels.

555. **Enfance.** — Période qui s'étend depuis la naissance jusque vers la septième année. Cette période de la vie humaine n'est pas exempte de maladies ; chemin faisant, nous les avons signalées, ou nous les signalerons ; ici n'est pas le lieu de nous y arrêter.

Le point sur lequel nous tenons à insister sont les soins multiples que nécessite l'enfance, surtout maintenant qu'il est si rare de trouver des enfants parfaitement bien portants. Nous pourrions nous étendre longuement sur ce sujet, persuadé que nous sommes, que nos conseils seraient lus avec intérêt, avec avidité, par toutes les mères, fières de la santé de leurs enfants ; nous ne le ferons pas toutefois, ne désirant qu'une chose, c'est tracer les grandes lignes de conduite qui doivent être suivies dans l'éducation physiologique de l'enfant.

Une *surexcitabilité excessive du système nerveux, un état d'anémie ou de lymphatisme plus ou moins accentué* : voilà ce que couramment, nous autres médecins, nous constatons dans la jeune génération. Parer à cette double indication, c'est-à-dire en d'autres termes en donner le remède, nous semble tout à fait indiqué.

Pour remédier à l'*excessive nervosité* si fréquente chez les enfants, deux moyens sont à notre disposition : l'eau froide et le bromure. La douche le matin au réveil, ou mieux encore l'enveloppement dans un drap mouillé, suivi d'une bonne friction générale, d'un véritable massage, donne les meilleurs résultats, surtout lorsqu'on l'emploie un certain temps, concurremment avec le bromure. Le *Chloral bromo-sodique Boissy* (2779) rend à ce point de vue des services signalés ; un quart de cuiller à café avant un an, — une demi-cuiller de un à deux ans, — une cuiller à café de deux à cinq ans, — une cuiller à dessert au-dessus de cet âge, seront données matin et soir, de préférence au moment des repas. Au bout de quelques semaines, ou de quelques mois, la surexcitabilité nerveuse se sera considérablement affaiblie, (si elle n'a pas complétement disparu), au grand avantage de l'enfant.

Si un nervosisme trop accentué est parfois l'indication dominante, combien de fois, aussi celle-ci n'est-elle pas fournie par *un état d'anémie*, de *lymphatisme* plus ou moins accusé. Tout différent sera le traitement : ici plus de bromure, peu d'eau froide, mais des toniques, des reconstituants. Le *Vin Hématogène Delouche* (2831), le *Chocolat tonique ferrugineux E. Gallois* (2781) chez les jeunes enfants, la *Poudre Mangano-Ferrugineuse de Laroche* (2815) chez les enfants plus grands, rendent dans ces cas des services signalés.

556. **Enfant.** — Individu de l'espèce humaine qui est dans l'âge de l'enfance.

557. **Enfantement.** — Parturition dans l'espèce humaine.

558. **Enflure.** — Synonyme d'*engorgement*, de *gonflement*, de *tuméfaction* (V. *ces mots*).

559. **Engelure.** — Ensemble de lésions locales,

produites par le froid ; on les rencontre de préférence aux doigts, aux orteils, au nez, aux oreilles.

Dans *un premier degré*, la peau présente une teinte rouge violacée ; le tissu sous-cutané est le siège d'un gonflement élastique ; des démangeaisons très vives existent, et deviennent insupportables, lorsque le sujet s'approche du feu, ou se met au lit. L'engelure se dissipe en quelques jours, ou bien elle passe à l'état chronique, et ne disparaît qu'au printemps, laissant après elle une perte de sensibilité plus ou moins persistante.

Au 2e *degré*, on voit indépendamment des lésions précédentes, soit des *phylctènes* pleines de sérosité claire ou brunâtre, parfois même de sang, donnant naissance à des ulcères superficiels et grisâtres ; — soit des *crevasses*, petites ulcérations étroites, saignantes, bordées de tissus épaissis et noirâtres. Dans les deux cas, il existe une cuisson très-vive.

Pour se préserver des engelures, il faut prendre des bains, ou faire des lotions avec des liquides excitants (*vin, alcool camphré*, etc) ; les mêmes moyens suffisent généralement dans les engelures du premier degré. Dans celle du second, on fera bien d'appliquer : la *Pommade infaillible Boissy* (2811), qui donne des résultats véritablement merveilleux dans ces divers cas.

560. **Engorgement.** — Terme assez souvent employé dans le monde pour désigner des phénomènes assez variables : Engorgement d'un *tissu*, engorgement *ganglionnaire*, engorgement du *testicule*, engorgement de l'*utérus* (V. *ces mots*).

561. **Engouement.** — Obstruction d'un conduit, ou d'une cavité par des matières qui y sont accumulées.

562. **Engourdissement.** — Dû à un trouble mo-

mentané du système nerveux, l'engourdissement peut porter soit sur l'intelligence, soit sur une ou plusieurs parties du corps, qu'il rend lourdes, pesantes, inaptes à remplir leurs fonctions habituelles.

563. **Enkystement.** — Lorsqu'un corps, (grains de plomb, balle), venu du dehors, et ayant pénétré dans les tissus, ne peut disparaître par résolution, il s'entoure assez généralement d'une couche plus ou moins épaisse de tissu cellulaire ; on dit alors qu'il y a enkystement du corps étranger.

564. **Enostose.** — Tumeur osseuse développée dans le canal médullaire d'un os.

565. **Enrouement.** — Altération particulière de la voix et de la toux, qui les rend sourdes et voilées : ce symptôme dû ordinairement à une inflammation du larynx se calme facilement à la suite de l'application d'une couche de teinture d'iode au devant du larynx, et la prise de quelques cuillers de *Sirop pectoral Parégorique Boissy* (2821), ou d'un peu de *Pâte pectorale Parégorique Boissy* (2799).

566. **Ensellure.** — Concavité exagérée de la colonne lombaire.

567. **Entendement.** — Synonyme d'*intelligence*.

568. **Entéralgie.** — Douleur intestinale à forme névralgique.

569. **Entérite.** — Inflammation de l'intestin.

570. **Entérocèle.** — Hernie formée par l'intestin seul. (V. *Hernie*).

571. **Entéro-Colite.** — Synonyme d'*entérite* (569).

572. **Entéro-Épiplocèle.** — Hernie contenant à la fois de l'épiploon et de l'intestin (V. *Hernie*).

573. **Entérolithe.** — Pierre intestinale.

574. **Entéro-Pneumatose**. — Développement d'une quantité considérable de gaz dans l'intestin.

575. **Entérorrhagie**. — Hémorrhagie intestinale ; elle donne lieu à des selles noirâtres (*melæna*). (V. *ce mot*).

576. **Entérorrhée**. — Diarrhée.

577. **Entérosténose**. — Rétrécissement de l'intestin.

578. **Entérotomie**. — Section d'une anse intestinale dans un but thérapeutique.

579. **Entorse**. — Vulgo *foulure*. Ensemble des lésions produites dans une articulation sous l'influence de mouvements exagérés qui n'entraînent ni luxations, ni fractures. L'entorse ne survient que dans les articulations serrées, principalement au coup de pied. Elle s'annonce par une douleur très vive, au moment de l'accident, pouvant atteindre dans quelques cas un degré d'acuité tel que le malade est pris de syncope ; douleur augmentant sous l'influence des mouvements, ou d'une pression au niveau des ligaments plus ou moins contusionnés ou déchirés. Bientôt se montrent un gonflement survenant presque immédiatement, qui va en augmentant pendant les premières 24 ou 36 heures ; et une ecchymose plus ou moins étendue, vers le deuxième ou troisième jour. Au bout d'une à deux semaines, l'entorse est le plus généralement guérie. Toutefois chez les sujets lymphatiques et scrofuleux, l'entorse peut devenir grave, en raison de la facilité avec laquelle la synoviale s'enflamme d'une façon chronique, devient fongueuse, et dégénère en *tumeur blanche*. (V. *ce mot*).

Des compresses trempées dans l'*eau froide pure*, ou imbibées d'*eau blanche*, d'*alcool camphré*, de *teinture d'arnica* étaient autrefois seules employées dans le traitement de l'entorse; on obtenait ainsi une guérison assez lente. Aujourd'hui, grâce à la pratique du *massage*, (friction méthodique avec la main enduite d'un corps gras), qui se généralise chaque jour, on a une guérison presque instantanée, au moins dans tous les cas d'entorses légères, de beaucoup les plus fréquentes.

580. **Entozoaire.** — Ver vivant dans le corps de l'homme (V. *Filaire*, *Trichine*, *Vers Intestinaux*).

581. **Entrailles.** — Mot employé dans le vulgaire pour désigner les *viscères abdominaux*.

582. **Entropion.** — Renversement du bord libre des paupières en dedans, c'est-à-dire vers le globe de l'œil.

583. **Envies.** — Sous ce nom, on désigne les *dépravations de l'appétit* qu'on observe chez les femmes enceintes, — les *taches* (*nævi*) que l'enfant apporte en naissant, et auxquelles on trouve toujours une certaine ressemblance avec un objet que sa mère a désiré pendant sa grossesse, — enfin les *petites portions* qui se détachent autour des ongles.

584. **Epanchement.** — Extravasation d'un liquide dans une partie quelconque du corps qui n'est pas destinée à le recevoir; il peut y avoir épanchement de *sérosité* (*Hydropisie*), de *sang* (*Ecchymose*), d'*urine*, (*Infiltration d'urine*) etc..

585. **Epaule.** — Partie la plus élevée du bras reliant ce dernier au thorax. On y trouve l'*articulation scapulo-humérale* (art. de l'épaule), articulation très-mobile, par suite très exposée aux luxations et aux déplacements ; c'est pour cela qu'il est très mauvais de soulever les enfants par les bras. Le muscle qui forme la saillie ou le *moignon de l'épaule* est le *deltoïde* (379). Au-dessous de l'épaule se trouve une cavité le *creux axillaire* (326).

586. **Ephélides.** — Taches de rousseur (V. *ce mot*).

587. **Ephidrose.** — Augmentation locale de la sueur, l'éphidrose s'observe principalement à la tête, aux mains, aux pieds, au creux de l'aisselle, et aux parties génitales. L'éphidrose de la tête se voit surtout chez les arthritiques, celle des mains chez les névropathes, celle des pieds généralement chez les gens peu soigneux de leur personne. Pendant longtemps on a craint, aujourd'hui même on redoute encore de faire disparaître les sueurs locales, qui dans bien des cas, constituent presque une véritable infirmité ; cette croyance est complètement fausse, car l'on sait sans conteste aujourd'hui que la disparition de ces sueurs ne peut être nuisible à la santé générale. Cette disparition nécessite l'emploi d'un médicament très-actif (l'*atropine*), que seul le médecin peut prescrire.

588. **Epidémies.** — Maladies qui, indépendantes des influences locales habituelles, frappent accidentellement une contrée, et n'y reviennent plus, ou du moins n'y reparaissent que d'une façon fortuite. Le plus ordinairement les épidémies atteignent tous les âges, tous les sexes, tous les tempéraments ; il en est toutefois qui choisissent de préférence les sujets d'un certain âge. Aussi les épidémies de *croup*, de *scarlatine*, de *rougeole*, sévissent surtout chez les enfants, — la *fièvre typhoïde* a une préférence marquée pour les jeunes gens, — les *maladies catarrhales*, pour les vieillards. Les épidémies ont une durée indéterminée ; elles présentent généralement trois périodes : accroissement, état, et décroissance ; c'est dans les deux dernières qu'elles sont les plus meurtrières.

Les principales épidémies sont celles de *fièvre typhoïde*, de *fièvres éruptives*, de *grippe*, de *coqueluche*, de *diphthérie*, de *choléra*, de *fièvre jaune*, etc. (Pour plus de détails, se reporter à *tous ces mots*).

589. **Epidémiques** (maladies). — Maladies présentant le caractère des épidémies.

590. **Epiderme**. — (V. *Peau*).

591. **Epididyme**. — (V. *Testicule*).

592. **Epididymite**. — Inflammation de l'épididyme (V. *Testicules* : Orchite).

593. **Epigastralgie**. — Douleur à l'épigastre.

594. **Epigastre**. — Région supérieure de l'abdomen, qui s'étend depuis l'appendice xiphoïde du sternum jusqu'à deux travers de doigt de l'ombilic ; la partie moyenne de cette région est vulgairement connue sous le nom de *creux de l'estomac*.

595. **Epiglotte**. — Un des cartilages du *Larynx*.

596. **Epilation**. — Avulsion des cheveux dans un but thérapeutique ; elle se fait dans toutes les affections du système pileux, dues à des cryptogames parasites, siégeant dans l'intérieur des follicules des poils, ou à la surface de la peau. (V. *Favus, Pelade, Tricophytie*).

597. **Epilepsie**. — *Mal caduc*, *haut mal*. L'épilepsie est une névrose, dont les manifestations multiples reconnaissent deux formes principales : l'une convulsive, le *grand mal*, l'autre non convulsive, le *petit mal*.

(*a*) Grand mal. — Il constitue l'*attaque d'épilepsie*. Elle est souvent annoncée par une sorte d'avertissement subit et rapide, qu'on nomme *aura* (sensation bizarre de vapeur froide ou chaude, douleur vive partant d'un point quelconque du corps pour remonter jusqu'à la tête, congestion de la face, vomissements, palpitations, contriction de la gorge, éclairs passant devant les yeux, sifflements d'oreilles, etc.). Au bout d'un temps, variant de quelques secondes à quelques minutes, le *sujet pousse un cri, perd connaissance*, et tombe *comme foudroyé*, sans avoir eu le temps de préparer sa chûte. La figure, au début d'une pâleur cadavéreuse, se congestionne. Les *convulsions* apparaissent d'abord *toniques* (20 à 30 secondes), donnant au corps une raideur tétanique, puis *cloniques*, se succédant d'abord de seconde en seconde, bientôt continues et très-étendues (1 à 2 minutes). Enfin survient la dernière période de l'attaque (période apoplectiforme), qui dure quelques minutes, une demi-heure, une heure ou même davantage, et qui souvent est suivie de sommeil. L'attaque terminée, le malade étonné, et *inconscient de ce qui s'est passé*, revient graduellement à lui. Telle est la grande attaque qui survient aussi bien le jour que la nuit; au début même les attaques nocturnes sont les plus fréquentes; elles se terminent souvent par la chûte du sujet hors de son lit.

Les attaques d'épilepsie n'ont rien de fixe dans leur marche; elles peuvent revenir à intervalles très-éloignés, ou se reproduire plusieurs fois dans la même journée; dans ce cas le sujet est en *état de mal épileptique*.

(*b*) Petit mal. — L'épilepsie non convulsive, ou petit mal, est caractérisée tantôt par des vertiges, tantôt par des absences, tantôt enfin par du délire, se montrant à des intervalles plus ou moins éloignés.

Indépendamment de l'épilepsie vraie, *épilepsie névrose*, existe la grande classe des *épilepsies symptomatiques*, dont les caractères se rapprochent plus ou moins de ceux que nous avons précédemment décrits.

L'épilepsie est une affection très-grave, car elle amène à la longue la déchéance de l'individu, l'affaiblissement de ses facultés; elle peut même aboutir à l'aliénation mentale. Contre cette maladie de nombreux traitements pendant longtemps ont été employés avec des succès variables. Aujourd'hui la thérapeutique de l'épilepsie s'est bien simplifiée ; un seul médicament, mais un médicament héroïque, le *bromure*, doit être prescrit. Une préparation parfaitement dosée, de composition constante, d'un goût très agréable, pouvant être prise pendant longtemps sans inconvénient pour la santé générale, mérite d'être connue ; nous avons nommé le *Chloral bromosodique Boissy* (2779). Il sera administré à doses plus ou moins fortes suivant la fréquence des attaques ; une cuiller matin et soir dans les cas moyens suffit parfaitement ; cette dose devra être portée à six cuillers par jour, lorsque les attaques se répètent fréquemment, et que l'état de mal épileptique est à craindre. Grâce à cette heureuse préparation continuée pendant longtemps, et à une hygiène sévère, on voit diminuer, sinon disparaître totalement, le nombre des attaques épileptiques. Le *Chloral bromosodique Boissy* (2779) est également indiqué, mais à doses faibles, chez les sujets présentant les manifestations du petit mal.

598. **Epileptiforme.** — Cette épithète s'applique aux symptômes de diverses maladies qui se rapprochent de ceux de l'épilepsie, sans dépendre de la même cause (V. 28, 496).

599. **Epileptique.** — Individu qui est sujet aux attaques d'épilepsie.

600. **Epileptoïde.** — Phénomène convulsif ressemblant aux attaques d'épilepsie.

601. **Epine** (dorsale). — (V. *Vertèbres*).

602. **Epinière** (moelle). — (V. *ce mot*).

603. **Epiphénomène.** — Phénomène qui survient dans le cours d'une maladie déclarée, et qui vient se surajouter à ceux qui ont suffi pour en déterminer le caractère.

604. **Epiphora.** — *Larmoiement.* Ecoulement conti-

nuel des larmes, qui tombent sur les joues au lieu de passer dans les fosses nasales, par les points lacrymaux.

605. **Epiphyte.** — Eminence osseuse réunie au corps de l'os par un cartilage, qui disparaît plus tard pour faire place au tissu osseux.

606. **Epiplocèle.** — Hernie de l'épiploon (608).

607. **Epiplo-Entérocèle.** — Hernie simultanée de l'épiploon et de l'intestin.

608. **Epiploon.** — Dépendance du *péritoine* (V. *ce mot*) venant s'étaler, comme un tablier, au devant des circonvolutions de l'intestin grêle.

609. **Epispadias.** — Vice de conformation de l'urèthre, caractérisée par l'ouverture de ce conduit sur la partie supérieure de la verge, plus ou moins près de l'arcade du pubis

610. **Epispastique.** — Substance qui, appliquée sur la peau, y détermine tous les phénomènes d'une irritation plus ou moins vive : douleur, chaleur, rougeur, bientôt suivie de soulèvement de l'épiderme par une accumulation de sérosité. La *moutarde*, les *cantharides* sont des substances épispastiques.

611. **Epistaxis.** — *Saignement de nez.* Habituellement insignifiante, cette hémorrhagie est constituée par un écoulement de sang rouge, qui se fait goutte à goutte par l'une des narines, rarement par les deux. Si l'écoulement est abondant, le sang passe par l'orifice postérieur des fosses nasales, et est rejeté par la bouche, ce qui effraye beaucoup de malades qui se croient, à cause de ce fait, atteints d'une maladie grave.

L'hémorrhagie nasale dont la marche, la durée, la quantité sont excessivement variables, est une des hémorrhagies qu'on rencontre le plus fréquemment surtout à l'âge de la puberté ; elle peut amener par sa répétition un état d'anémie qu'il ne faut pas négliger ; les fortifiants, entre autres le *Vin Hématogène Delouche* (2831), la *Poudre mangano-ferrugineuse de Laroche* (2815) trouvent ici leur emploi.

Des compresses d'eau froide sur le front, des injections d'eau chaude dans le nez suffisent le plus souvent pour arrêter l'épistaxis ; en cas d'insuccès, il faut recourir au temponnement de l'un ou des deux orifices des fosses nasales. Ajoutons que, dans quelques cas, l'hémorrhagie nasale doit être respectée ; on doit le faire chez les personnes âgées, par ce qu'elles sont un dérivatif salutaire ; on doit le faire aussi lorsqu'elles suppléent à un flux physiologique qui ne se produit pas (*règles*). Il est des cas où les épistaxis se reproduisent *périodiquement* chez des sujets d'ailleurs bien portants ; le sulfate de quinine en ayant raison ordinairement on prescrira pendant quelques jours *6 à 10 Capsules de Sulfate de Quinine du Dr Raison* (2778), à prendre dans la journée.

612. **Episthotonos.** — (V. 534).

613. **Epithélioma.** — Synonyme de *cancroïde*.

614. **Epithélium.** — (V. *Muqueuses*).

615. **Epizootie.** — Maladie qui affecte un grand nombre d'animaux à la fois.

616. **Epreintes.** — (V. *Ténesme*).

617. **Epuisement.** — Affaiblissement graduel d'une ou plusieurs fonctions, survenant à la suite d'un exercice excessif. Vulgairement, on désigne sous ce nom *l'affaiblissement des fonctions génératrices* chez l'homme par suite d'excès vénériens, d'alcoolisme, etc. Le *Vin hématogène Delouche* (2831), la *Poudre mangano-ferrugineuse de Laroche* (2815) peuvent être ici employés concurremment.

618. **Epulis.** — Tumeur maligne des gencives, surtout fréquente chez la femme.

619. **Equilibration.** — Ensemble des mouvements partiels, qui concourrent à placer le corps en équilibre dans un état donné de station, ou de locomotion générale. L'équilibration est plus ou moins atteinte dans les diverses *lésions cérébro-spinales.*

620. **Eraillement.** — Déchirure ou excoriation, à bords irréguliers.

621. **Erectile** (Tissu). — Tissu qui éprouve, lorsqu'il reçoit une plus grande quantité de sang qu'à l'état normal, une érection consécutive à la dilatation forcée produite par l'afflux du sang. Le corps caverneux du pénis, le corps spongieux de l'urèthre, les corps caverneux du clitoris sont formés de tissu érectile.

622. **Erection.** — Etat d'une partie, qui, sous l'influence d'un afflux de sang, de molle qu'elle était, devient dure, raide et gonflée (V. *Priapisme*).

623. **Eréthisme.** — (V. *Tonicité*).

624. **Ergotisme.** — Affection déterminée par un usage trop grand du seigle ergoté.

625. **Erosion.** — Destruction envahissante des tissus.

626. **Erotomanie.** — (V. *Monomanie*).

627. **Erratiques** (douleurs). — Douleurs changeant de place d'un moment à l'autre.

628. **Eructation.** — Emission sonore, par la bouche, de gaz provenant de l'estomac. (V. *Estomac :* Dyspepsies).

629. **Eruption.** — Synonyme d'*exanthème*. Les maladies, dans lesquelles se développe une éruption de

boutons (macules, papules, vésicules, pustules), sont des maladies *éruptives*.

630. **Erysipèle.** — Maladie caractérisée par un état fébrile, et une rougeur de la peau, rougeur dont les limites sont tracées par un relief plus ou moins accentué. Affection microbienne, contagieuse et épidémique, l'érysipèle se rencontre plus fréquemment chez la femme ; chez certaines d'entre elles, on le voit même apparaître à chaque époque menstruelle. Il peut survenir spontanément, ou se développer à la suite de n'importe quelle solution de continuité de la peau.

Après une période d'incubation variable, il s'annonce par un violent frisson, des nausées, des vomissements, un mal de tête intense, et une fièvre vive (40°-41°). Quelques heures après, la peau, qui doit être le siège de l'érysipèle, prend une teinte d'un rouge plus ou moins vif ; rougeur qui disparaît par la pression, et dont les limites de couleur jaunâtre se dessinent par un relief appréciable à la vue et même au toucher ; au-delà, les téguments conservent leur coloration normale. Il survient de l'œdème du tissu cellulaire des régions atteintes ; celles-ci enfin sont le siège d'une chaleur âcre, mordicante, et d'une douleur qui augmente beaucoup par la pression.

L'érysipèle peut rester dans la région où il s'est tout d'abord montré (*E. fixe*), — gagner de proche en proche les régions voisines (*E. ambulant*), — ou sauter d'un point à un autre (*E. erratique*). Il peut s'accompagner de *troubles gastro-intestinaux*, (vomissement, diarrhée), de *phénomènes typhoïdes* (prostration, fièvre élevée), de *phénomènes nerveux* (délire). C'est presque la règle, lorsque l'érysipèle occupe le cuir chevelu, et que le malade est alcoolique. Cette affection, dont la gravité varie suivant les cas, peut se terminer par résolution au bout de dix, douze ou quinze jours.

Parfois surviennent de la suppuration ou de la gangrène ; le fait est assez fréquent chez les vieillards, chez les gens affaiblis et cachectiques.

Localement, on étendra sur les parties malades des compresses imbibées d'eau de sureau, des cataplasmes de fécule, ou on se bornera à les saupoudrer avec de la poudre d'amidon ou de riz.

Avec ce traitement local, on instituera un traitement général approprié. Combattre la fièvre intense de l'érysipèle, modérer les phénomènes nerveux si fréquents chez les alcooliques, soutenir le malade souvent en proie à une grande prostration, sont en effet trois indications capitales qu'il importe de ne pas négliger. Les *Capsules de sulfate de quinine du Dr Raison* (2778), le *Chloral bromosodique Boissy* (2779), et le *Vin hématogène Delouche* (2831) sont donc ici formellement indiqués. A ce triple traitement, ajoutons enfin les *Pilules savonneuses laxatives Boissy* (2801), que l'on emploiera au début à dose purgative (4 à 5 le matin), plus tard à dose laxative (1 chaque soir).

Avant de terminer, faisons encore remarquer que l'érysipèle étant une affection pouvant être mortelle, il sera du devoir de l'entourage du malade de prévenir un médecin ; mieux que personne, il jugera les indications du traitement que nous venons de formuler.

630. **Erythème.** — Rougeur de la peau ; c'est un symptôme commun à toutes les inflammations cutanées. Il est caractérisé par des taches rouge vif, de dimensions variables, faisant peu ou point de saillie, disparaissant par la pression du doigt, se terminant par résolution. Il existe de nombreuses variétés d'érythèmes, que nous nous contenterons de signaler : Les uns sont localisés ; parmi eux citons l'ér. *intertrigo*, l'ér. *paratrime*, l'ér. *pernion* (engelure).

Les autres sont généralisés : ér. *polymorphe*, ér. *noueux*, etc., (Pour plus de détails, se reporter à ces divers mots).

631. **Erythrasma.** — Maladie parasitaire, produite par le *miscrosporon minutissimum.*

632. **Eschare.** — Croûte brune ou noire, résultant de la mortification d'une partie vivante, que celle-ci succède à une brulûre, ou à une gangrène. Les parties voisines de l'eschare s'enflamment, et suppurent, ce qui amène l'élimination de celle-ci au bout d'un temps variable : 8, 10 ou 15 jours le plus généralement.

634. **Escharification.** — Production d'une eschare dans un but thérapeutique ; la *pâte de Camquoin,* le *fer rouge* sont ordinairement employés dans ce but.

635. **Escharotiques.** — Substances qui, appliquées sur une partie vivante, amènent la production d'une eschare.

636. **Esprit.** — Ce mot a été détourné de son ancien sens, *souffle* ; il désigne aujourd'hui l'ensemble des facultés intellectuelles.

637. **Esquilles.** — Petits séquestres, c'est-à-dire petites portions d'os mortifiés, destinées à être expulsées. (V. *Fractures*).

638. **Esquinancie.** — Nom couramment donné à *l'amygdalite aiguë.* (40).

639. **Essouflement.** — (V. 57).

640. **Esthiomène.** — Dartre rongeante des parties génitales de la femme (V. *Lupus*).

641. **Estomac.** — Organe principal de la digestion, l'estomac est situé à la partie supérieure de la cavité abdominale, dans la région épigastrique, immédiatement au-dessous du diaphragme qui le sépare des organes impor-

tants de la cavité thoracique : cœur et poumons. Rappelant assez bien dans sa forme une cornemuse, il constitue une poche musculo-membraneuse, communiquant à gauche avec l'*œsophage*, à droite avec le *duodénum*. En ces deux points existe un orifice de communication : le gauche, orifice supérieur ou *cardia*, permet aux aliments de passer de l'œsophage dans l'estomac ; le droit, orifice inférieur ou *pylore*, laisse les aliments passer de l'estomac dans le duodénum ; ce dernier est pourvu d'une valvule, *valvule pylorique*, qui ferme complètement la communication de ces deux organes, et qui ne s'entrouve que lorsque les aliments, contenus dans l'estomac, ont suffisamment subi l'action du suc gastrique.

L'estomac est formé de quatre tuniques superposées, qui sont de dehors en dedans : une tunique séreuse, dépendant du péritoine, qui permet à ce dernier de faire les différents mouvements nécessaires pour l'accomplissement de ses fonctions, — une tunique musculaire, grâce à laquelle ces divers mouvements se font, — une tunique fibreuse qui vient renforcer les parois stomacales, — enfin une tunique muqueuse, qui joue le plus grand rôle dans les fonctions de cet organe. Dans son épaisseur se trouve en effet un système de glandes, qui sécrètent un liquide spécial, acide, le *suc gastrique* ; le principe actif de ce liquide, la *pepsine*, agit sur les *matières azotées*, et les rend propres à être assimilées, en les transformant en *peptones*. Cette sécrétion du suc gastrique, qui est sous l'influence directe du système nerveux, est diversement troublée dans les affections de l'estomac. Celles-ci sont nombreuses et variées ; leur fréquence est grande, aussi méritent-elles de nous arrêter quelques instants. Nous les diviserons en maladies *aiguës* et *chroniques* ; ces dernières d'ailleurs de beaucoup les plus communes.

I. — Maladies aigues de l'estomac. — Bien rares sont les inflammations aiguës de l'estomac ; la seule que l'on rencontre est la *Gastrite catarrhale aiguë*, plus connue sous le nom d'*Embarras gastrique*. Langue épaisse et blanche, bouche pâteuse, dégoût des aliments, nausées, vomissements, tels sont les grands caractères de cet état morbide, qui s'accompagne ou non de fièvre. Un vomitif tout d'abord (*Ipéca* seul, ou associé au *tartre stibié*), puis un purgatif (5 *Pilules savonneuses laxatives Boissy*) (2801), ont facilement raison de cet état, qui ne présente d'ailleurs aucune gravité.

II. — Maladies chroniques de l'Estomac. — Fréquentes et assez complexes sont les affections chroniques de l'estomac ; aussi en bien spécifier la variété est-il souvent chose fort difficile, même au médecin.

(*a*) Dyspepsie. — Sous le terme bien vague de dyspepsie se range une foule d'affections d'estomac, dissemblables quant à leur origine, leurs symptômes et leur mode de traitement, se rapprochant seulement par ce fait, c'est que, dans leur cours, les digestions sont lentes et pénibles. Pour être clair, il est nécessaire d'en faire quatre groupes distincts.

1° Dyspepsie acide et pituiteuse. — Due à une acidité exagérée du suc gastrique, et à une sécrétion anormale du mucus stomacal, cette dyspepsie se traduit au début par une sensation de chaleur à l'estomac pendant la digestion, augmentant la nuit, et s'accompagnant de régurgitations brûlantes (*pyrosis*), ainsi que par une douleur assez vive au niveau du cardia. Plus tard surviennent des vomissements de matières glaireuses (*pituites*) le matin à jeun. Un régime alimentaire spécial composé de végétaux, la suppression des boissons alcooliques, le régime lacté donnent de forts bons résultats, surtout si l'on a soin d'y joindre la *Poudre alcaline bi-phosphatée Boissy* (2812) prise à la dose d'une cuiller à café à la fin des repas, soit dans un peu d'eau, soit dans du pain azyme.

2° Dyspepsie atonique et putride. — Due à une insuffisance d'acidité du suc gastrique et à une diminution dans sa sécrétion, cette variété de dyspepsie se traduit par une sensation de barre dans la région épigastrique (surtout lorsque le sujet a pris une alimentation animale), des éructations sulfhydriques (odeur d'œufs pourris), enfin par quelques coliques plus ou moins vives quelques heures après les repas. Des repas à un intervalle peu éloigné, un régime presque exclusivement légumineux, de l'exercice, de l'hydrothérapie, tel est le traitement hygiénique de la dyspepsie atonique et putride. Un peu d'*acide lactique* ou *chlorhydique* pour augmenter l'acidité du suc gastrique, de la *pepsine* pour remédier à l'insuffisance de sécrétion de ce suc ; telles sont les indications du traitement pharmaceutique. L'*Elixir de Pepsine Gallois* (2788), pris à la dose d'un petit verre à liqueur à la fin du repas, est une des meilleures préparations que l'on puisse recommander dans ce cas.

3° Dyspepsie flatulente. — Tandis que les deux variétés précédentes de dyspepsie tiennent à un fonctionnement défectueux de la muqueuse stomacale, la dyspepsie flatulente dépend d'un affaiblissement d'énergie de la couche musculaire de l'estomac.

Le sujet sent son estomac gonfler après les repas, il est obligé de se desserrer ; plus tard cet état de gonflement persiste même en dehors des repas ; il se produit de fréquentes éructations gazeuses, et un bruit particulier de glouglou lorsqu'on vient à remuer un peu vivement le malade. A la dyspepsie flatulente a alors succédé la *Dilatation de l'Estomac.*

La multiplication du nombre de repas, une alimentation animale sous un très petit volume, de l'exercice après les repas, la vie au grand air, de l'hydrothérapie sont autant de considérations qui doivent entrer dans un traitement hygiénique bien compris. Activer la nutrition par des amers: *Quassia, Colombo, Teinture apéritive Brinton* (2828); combattre la formation des gaz: *Poudre alcaline bi-phosphatée Boissy* (2812), telles sont les indications capitales du traitement thérapeutique. Il faut toutefois y joindre dans les cas de *dilatation de l'estomac* (période ultime de la dyspepsie flatulente) des purgatifs assez répétés ; les *Pilules savonneuses laxatives Boissy* (2801), données à la dose d'une ou deux après le repas du soir, rempliront fort bien ce but ; on ne peut que les recommander.

4° DYSPEPSIE DOULOUREUSE. — Dans cette forme où les douleurs d'estomac *(gastralgie)* constituent le symptôme dominant, une médication calmante s'impose. Le *chloroforme*, la *cocaïne*, l'*opium*, voilà les agents que le médecin a à sa disposition pour en triompher; seul il est juge de leur administration. Concurremment toutefois, il sera bon de prendre à la fin des repas une cuiller à café de *Poudre alcaline bi-phosphatée Boissy* (2812) ; dans quelques cas elle seule amène, sinon la suppression, du moins une diminution sensible des douleurs.

(*b*) ULCÈRE DE L'ESTOMAC. — L'ulcère simple ou ulcère rond est une maladie assez commune surtout chez la femme, à partir de trente ans. Après une période de troubles dyspeptiques sans caractères spéciaux, survient une douleur très-vive siégeant au niveau de la partie inférieure du sternum, et au niveau de la colonne vertébrale, douleur exagérée par la pression et l'ingestion des aliments. Bientôt apparaissent des vomissements d'abord alimentaires, arrivant plus ou moins vite après les repas; les vomissements de sang (*hématémèses*) ne sont pas rares ; le sang est ordinairement rouge, liquide, mêlé à des débris d'aliments. Cette affection qui, si elle n'est pas soignée, entraîne assez rapidement l'amaigrissement, la perte des forces, aboutit à la mort, si l'on n'a soin de soumettre le malade au régime lacté absolu. En agissant ainsi on a beaucoup de chances de guérison ; une terminaison fatale, par suite de la perforation de l'estomac, consécutive aux progrès de l'ulcère, est toutefois toujours à craindre.

(c) CANCER DE L'ESTOMAC. — Une des manifestations les plus fréquentes de la diathèse cancéreuse, le cancer de l'estomac se rencontre surtout chez l'homme à partir de cinquante ans. Après une période de troubles dyspeptiques légers et passagers (manque d'appétit, éructations, gonflement), surviennent, et une douleur diffuse, et des vomissements alimentaires, puis sanguins ; les matières vomies sont noirâtres, analogues à du *marc de café*, ou à de la *suie délayée dans de l'eau*. Plus tard apparaît une *tumeur* plus ou moins accessible à l'exploration de l'abdomen ; la cachexie cancéreuse est alors tout à fait caractéristique. La mort est la terminaison fatale du cancer de l'estomac ; tout traitement ne peut donc être que palliatif ; il variera suivant les symptômes que présenteront les malades.

642. **Eternuement.** — Mouvement subit et convulsif des muscles expirateurs, par lequel l'air chassé avec rapidité, va heurter les parois des fosses nasales, y occasionne un bruit spécial, et entraîne les mucosités de la membrane pituitaire. C'est souvent l'un des premiers symptômes du *Coryza* (300) ; parfois il se montre sous forme d'accès ; il en est ainsi chez certains asthmatiques (V. 102).

643. **Ethérisation.** — Procédé inventé par Jackson pour administrer l'éther par les voies respiratoires.

644. **Ethmoïde.** — Os de la base du crâne, remarquable par le grand nombre de trous dont il est percé ; il entre dans la constitution des fosses nasales et des cavités orbitaires.

645. **Ethnographie.** — Description des peuples au point de vue social et biologique.

646. **Etiologie.** — Partie de la médecine qui a pour objet l'étude des causes des maladies.

647. **Etouffement.** — Synonyme d'*oppression*, de *suffocation* (V. *ces mots*).

648. **Etourdissement.** — (V. *Vertiges*).

649. **Etrangers** (corps). — (V. 295).

650. **Etranglement.** — Constriction exercée sur une partie quelconque, de façon à y arrêter la circulation : Etranglement *herniaire* (V. *Hernie*). Cette constriction est parfois d'origine nerveuse ; l'*étranglement à la gorge*, si fréquent chez les hystériques (*boule hystérique*) en est un exemple frappant. Le traitement anti-nerveux, appliqué dans toute sa rigueur, eau froide, et *Chloral bromosodique Boissy* (2779), en triomphe facilement (V. *Hystérie*).

651. **Etrier.** — Un des osselets de l'oreille moyenne (V. *ce mot*), ainsi appelé à cause de sa forme.

652. **Eucrasie.** — Vieux mot signifiant bon tempérament, bonne constitution.

653. **Eunuque.** — Homme qui a été privé des organes de la génération ; on confie aux eunuques en Orient la garde des harems (V. 518).

654. **Eupepsie.** — Bonne digestion. Les médicaments qui rendent bonnes les digestions sont dit *eupep-*

tiques. Les amers, les alcalins, les préparations de pepsine, sont employés avec succès dans ce but. Si l'appétit n'est pas très développé, on se trouve bien de la *Teinture apéritive Brinton* (2828) avant les repas. Si au contraire les digestions sont lentes, on retire les meilleurs effets de la *Poudre alcaline bi-phosphatée Boissy* (2812), ou de l'*Elixir de pepsine Gallois* (2788).

655. **Eupnée**. — Respiration facile ; les agents avec lesquels ce but est obtenu, sont dits *eupnéiques*.

656. **Eutrophie**. — Bonne nutrition.

657. **Evacuants**. — Agents qui déterminent une évacuation par un émonctoire quelconque : tels sont les *vomitifs*, les *purgatifs*, les *diurétiques*.

658. **Evacuation**. — Sortie des matières excrémentitielles, sécrétées ou exhalées, à travers un organe quelconque, ouvert par la nature ou part l'art.

659. **Evanouissement**. — Perte de connaissance, défaillance (V. *Syncope*).

660. **Eventration**. — Hernie survenue dans un point quelconque des parois abdominales par une ouverture accidentelle, par exemple à la suite des plaies pénétrantes de l'abdomen.

661. **Evidement**. — Action d'enlever une substance de l'intérieur d'une cavité naturelle ou accidentelle. Mot peu employé.

662. **Eviration**. — Perte, avant l'âge, des désirs et des facultés sexuelles chez l'homme.

663. **Evulsion**. — Action d'arracher.

664. **Exacerbation**. — Accroissement passager dans l'intensité des symptômes d'une maladie.

665. **Exaltation**. — Augmentation démesurée de

l'action d'un organe ou d'un groupe d'organes. L'exaltation porte souvent sur le système nerveux ; elle peut occasionner à la longue des désordres sérieux. Un traitement anti-nerveux bien compris : eau froide et *Chloral bromosodique Boissy* (2779), continué pendant quelque temps réprime assez facilement cette augmentation démesurée de l'action nerveuse.

666. **Exanthèmes.** — Maladies exanthématiques. Groupe d'affections cutanées, caractérisées par une rougeur plus ou moins vive, disparaissant momentanément sous la pression du doigt.

667. **Exaspération.** -- (V. 664).

668. **Excès.** — Quelle qu'en soit la nature (plaisir, veille, travail, excès vénériens), ils amènent rapidement un épuisement du système nerveux. Le repos naturel d'une part, le repos artificiel d'autre part, obtenu avec le *Cloral bromosodique Boissy* (2779), répareront les constitutions usées par les excès.

669. **Excision.** — Action d'enlever avec un instrument tranchant une partie peu volumineuse.

670. **Excitabilité.** — Faculté des muscles et des nerfs d'entrer en action, lorsqu'ils viennent à être excités.

671. **Excitant.** — Agent qui suscite les manifestations de la contractilité ou de la névrilité.

672. **Excitation.** — Effet produit sur une partie quelconque des systèmes musculaire ou nerveux, par tel ou tel excitant.

673. **Excoriation.** — Ecorchure, plaie superficielle de la peau. Un peu de *Pommade infaillible Boissy* (2811) en a facilement raison.

674. **Excréments.** — Tout ce qui est évacué du

corps de l'animal par les émonctoires naturels (528); généralement on désigne sous ce nom les matières fécales.

675. **Excreta.** — Mot latin employé en hygiène pour désigner les diverses choses qui sont rejetées du corps.

676. **Excréteur** (conduit). — Conduit qui transmet le liquide sécrété par une glande, directement au dehors, ou dans un réservoir, où il doit être préalablement déposé.

677. **Excrétion.** — Action par laquelle certains organes, qui remplissent le rôle de réservoir, rejettent au dehors les matières liquides ou solides qu'ils contiennent.

678. **Excroissance.** — Nom donné vulgairement aux petites tumeurs qui font saillie à la surface de la peau, ou d'une muqueuse.

679. **Excurvation.** — (V. 344).

680. **Exhalaison.** — (V. *Miasme*).

681. **Exhalation.** — Action par laquelle sont versés à la surface de la peau ou des poumons les liquides qui doivent être éliminés.

682. **Exomphale.** — Hernie ombilicale.

683. **Exophthalmie.** — Sortie de l'œil hors de la cavité orbitaire. (V. *Goître exophthalmique*).

684. **Exostose.** — Tumeur osseuse, se développant à la surface d'un os, avec la substance duquel elle se confond. Les inflammations des os, les contusions des os, la syphilis à sa troisième période, en sont les causes habituelles. Lorsqu'elle reconnait cette dernière cause, on devra instituer un traitement général. La *Solution dépurative iodo-sodique Boissy* (2823), à la dose de deux à quatre cuillers par jour au moment des repas, est absolument indiquée.

685. **Expectation.** — Méthode qui consiste à observer la marche de la maladie, en laissant agir la nature,

et à ne donner des médicaments actifs, que lorsque surviennent des symptômes fâcheux.

686. **Expectoration.** — Action de rejeter au dehors les mucosités ou autres matières qui obstruent les bronches. Les médicaments qui favorisent cette action sont expectorants ; le *kermès*, la *térébenthine*, le *goudron*, la *créosote*, l'*eucalyptus* font partie de ce groupe de médicaments. Parmi les préparations faciles à prendre, et donnant de fort bons résultats, nous recommandons d'une façon toute spéciale les *Capsules d'Eucalyptol Delouche* (2777) ; on peut les prendre à la dose de 5, 10, et même 15 par jour.

687. **Expiration.** — Expulsion de l'air, introduit dans le poumon par le phénomène de l'*inspiration* (V. *Poumons* : Respiration).

688. **Expuition.** — Action de cracher.

689. **Exstrophie.** — Vice de conformation, ou déplacement d'un organe interne, renversé de manière à ce que sa surface interne se trouve à nu ; la plus fréquente des exstrophies est *celle de la vessie*.

690. **Exsudation.** — Elle consiste dans la sortie hors des vaisseaux de certains éléments du sang (globules blancs, plasma); ces éléments constituent l'*exsudat inflammatoire* qui suivant les cas est *fibrineux*, *séro-fibrineux*, *muqueux*. Si l'exsudat est épanché à la surface du tissu enflammé, il est dit *libre* ; s'il est infiltré dans les mailles de son tissu, il est *interstitiel* ; il est enfin *parenchymateux*, lorsqu'il est logé dans les éléments anatomiques mêmes des tissus enflammés. (V. *Inflammation*).

691. **Extase.** — (V. 190).

692. **Extirpation.** — Action de retrancher une

partie malade (*polype*, *tumeur*, etc.), dont on a enlevé jusqu'aux derniers prolongements.

693. **Extravasation.** — Sortie du sang ou des autres liquides en dehors des vaisseaux destinés à les contenir.

694. **Extrémités.** — Synonyme de *membres*.

695. **Extroversion.** — (V. 689).

696. **Exulcérations.** — Ulcérations légères et superficielles ; elles guérissent facilement sous l'influence de la *Pommade infaillible Boissy* (2811).

697. **Exutoire.** — Ulcère établi, et entretenu par l'art, pour déterminer une suppuration permanente et dérivative. Très employés autrefois, les exutoires ne le sont presque plus aujourd'hui.

F

698. **Face.** — Partie de la tête, sur laquelle s'ouvrent la plupart des organes des sens.

699. **Facial** (nerf). — Nerf moteur qui se rend à tous les muscles superficiels situés au-dessus de la clavicule : cuir chevelu, face et cou.

700. **Faciale** (Névralgie). — Affection douloureuse du *nerf trijumeau* (V. *ce mot*).

701. **Faciale** (Paralysie). — Paralysie des muscles innervés par le *nerf facial* (699) ; elle donne lieu à une *hémiplégie* (V. *ce mot*) de la face.

702. **Facies.** — Mot latin employé couramment en médecine ; il signifie l'expression de la face dans les maladies. Sa valeur est très grande pour le médecin.

703. **Faim.** — Sansation interne qui pousse l'homme

à introduire dans son tube digestif les aliments nécessaires à sa nutrition. Cette sensation est souvent pervertie dans les maladies : *Anorexie, Inappétence, Boulimie.* (V. *ces mots*)

704. **Farcin.** — (V. *Morve*).

705. **Fard.** — Composition destinée à être appliquée sur le visage pour entretenir la souplesse de la peau, et embellir le teint.

706. **Fascination.** — (V. *Hypnotisme*).

707. **Fausse-Couche.** — (V. 118).

708. **Fausses-Membranes.** — (V. 53 (*a*) et 333).

709. **Faux-Croup.** — (V. *Larynx* : Laryngite striduleuse).

710. **Favus.** — *Teigne faveuse.* Affection contagieuse de la peau, caractérisée par la présence d'un champignon, l'*achorion Scholeinii* (8) ; celui-ci s'amasse sous forme de croûtes jaunes, ombiliquées, traversées ordinairement par un ou plusieurs poils, et ayant une odeur de souris.

Le favus dont le siège de prédilection est le cuir chevelu, s'observe principalement chez les enfants, les pauvres, les gens de la campagne. Il est exclusivement dû à la contagion ; l'homme, ou certains animaux qui en sont fréquemment atteints, souris, chiens, chats, lapins, coqs, poules en sont les agents transmetteurs.

Débutant d'une façon ordinairement insidieuse, le favus à sa période d'état se caractérise par des croûtes en forme de *godets* (*godets faviques*), tantôt isolés, tantôt réunis, et constituant des placards plus ou moins volumineux, et par une altération spéciale des cheveux. Ternes, d'une couleur gris souris ou rougeâtre, ils s'arrachent avec la plus grande facilité sans se casser.

La marche du favus est très lente ; il peut durer vingt

et même trente ans ; il amène à sa suite, si on ne le traite pas, une calvitie définitive.

Faire tomber les croûtes, faire des lotions parasiticides, épiler, telles sont les trois indications principales du traitement de cette teigne.

711. **Fébricule.** — Petite fièvre ; fièvre légère.

712. **Fébrifuges.** — *Antifébriles.* Substances médicamenteuses ayant la propriété d'empêcher le retour des accès de fièvres intermittentes ; le quinquina et ses alcaloïdes jouissent par excellence de cette propriété. On peut donc employer dans ce but le *Vin hématogène Deloube* (2831) à la dose d'un verre à liqueur après le déjeuner et le dîner, concurremment avec les *Capsules de sulfate de quinine du Dr Raison* (2778) ; suivant les cas on en prescrira de six à douze dans les 24 heures.

713. **Fécaloïdes** (vomissements). — Vomissements ayant l'odeur des matières fécales ; on les rencontre dans les *hernies étranglées* et dans l'*occlusion intestinale* (V. *ces mots*).

714. **Fèces.** — Matières fécales. Synoyme d'*excréments*.

715. **Fécondation.** — Phénomène physiologique caractérisé par l'imprégnation de la substance de la femelle (*ovule*) par celle du mâle (*sperme*).

716. **Fécondité.** — Faculté dont jouissent les corps vivants de se reproduire ; c'est-à-dire de donner naissance à d'autres corps vivants organisés et conformés comme eux.

717. **Féminisme.** — Arrêt de développement de l'homme vers l'âge de l'adolescence, qui lui donne quelques-uns des attributs de la féminité.

718. **Féminité.** — Ensemble des attributs anatomiques, et des qualités physiologiques qui caractérisent le sexe femelle.

719. **Fémorale** (artère). — Artère crurale ; artère de la cuisse ; elle porte le sang à la totalité du membre inférieur.

720. **Fémur.** — Os de la cuisse ; c'est l'os le plus long du corps.

721. **Fermentation.** — Série de phénomènes chimiques, se développant sous l'influence de l'activité d'un organisme vivant appelé *ferment*. Il existe plusieurs variétés de fermentation : f. *alcoolique*, f. *acétique*, f. *lactique*, f. *butyrique*, f. *ammoniacale* ; chacune d'entre elles a un ferment spécial.

722. **Ferrugineux.** — Employés comme toniques et astringents, ils conviennent aux anémiques, aux chlorotiques, à tous les individus épuisés par de longues maladies. Parmi les nombreuses préparations ferrugineuses en vogue, nous pouvons citer les *Pilules toniques du Dr Raison* (2803), la *Poudre mangano-ferrugineuse de Laroche* (2815) enfin le *Chocolat tonique ferrugineux E. Gallois* (2781) ; toutes ces préparations, il faut bien le reconnaître, ne comptent à leur actif que des succès.

723. **Fibreux** (tissu). — Tissu formé de fibres serrées, très-fortes, d'un blanc mat.

724. **Fibrine.** — (V. *Sang*).

725. **Fibro-Cartilage.** — Tissu cartilagineux à trame fibroïde ; son inflammation porte le nom de *fibro-chondrite*.

726. **Fibroïde** (Tissu). — Tissu qui ressemble au tissu fibreux.

727. **Fibro-Kystique.** (Tumeur). — Tumeur fibreuse compliquée par la présence d'un kyste.

728. **Fibrome.** — Nom générique donné aux *tumeurs fibreuses.*

729. **Fic.** — Nom donné à certaines excroissances à cause de leur ressemblance avec une figue. (V. 267).

730. **Fièvre.** — *Pyrexie.* Etat pathologique caractérisé par une *augmentation de la chaleur animale* (la température, à l'état normal de 37°2, varie dans la fièvre de 38° à 42°5), par une *accélération du pouls* (de 65-70, le pouls s'élève à 90, 100, 120, 140 pulsations par minute), enfin par *des troubles variés des grandes fonctions de l'organisme : digestion* (anorexie, constipation, diarrhée), *innervation* (frissons, courbature, maux de tête, délire, convulsions) et *sécrétions* (urines rares, rouges, riches en urée).

La fièvre, dont le début s'annonce par une sensation de malaise, ou un frisson (786) plus ou moins marqué, revêt diverses formes. La forme *intermittente* qui se montre par accès. La forme *rémittente* : la fièvre présente des rémissions très marquées, sans cependant revenir au chiffre physiologique : 37°2. La forme *continue*, dans laquelle l'augmentation de la température est constante. La terminaison de la fièvre dépend naturellement de sa cause.

Le fébricitant doit être maintenu au lit ; on s'abstiendra de toute alimentation solide, afin d'éviter des indigestions, on lui donnera souvent, mais peu à la fois, des boissons fraîches et acidulées. Enfin on ne devra pas négliger d'aérer, et de tenir fort propre la chambre du malade. Tel est le traitement général du sujet atteint de fièvre. Ces indications particulières varieront suivant la variété de la fièvre.

731. **Fièvre** (cérébrale). — Ce nom s'applique le plus ordinairement aux diverses variétés de *méningite* (V. *ce mot*).

732. **Fièvre** (chaude). — Un des noms vulgaires de la *fièvre cérébrale*.

733. **Fièvre** (continue). — Synonyme de *fièvre typhoïde* (V. *Typhoïde*).

734. **Fièvre** (éruptive). — Fièvre dans le cours de laquelle survient une éruption (V. *Rougeole*, *Scarlatine*, *Variole*).

735. **Fièvre** (intermittente). — Fièvre des marais (V. *Paludéenne infection*).

736. **Fièvre** (jaune). — Maladie qui règne dans l'Amérique du Nord, caractérisée par la coloration jaune de la peau, et des vomissements noirâtres (*vomito negro*). Sa terminaison est le plus généralement fatale.

737. **Fièvre** (laiteuse ou de lait). — Elle se montre vers le troisième ou quatrième jour après l'accouchement, au moment où débute la sécrétion lactée (V. 30).

738. **Fièvre** (larvée). — (V. *Paludéenne infection*).

739. **Fièvre** (muqueuse). — Forme légère de la *fièvre typhoïde* (V. *ce mot*).

740. **Fièvre** (nerveuse). — Nom employé pour désigner toute fièvre s'accompagnant de phénomènes nerveux graves.

741. **Fièvre** (paludéenne). — (V. *Paludéenne infection*).

742. **Fièvre** (pernicieuse). — Fièvre intermittente grave. (V. *Paludéenne infection*).

743. **Fièvre** (puerpérale). — (V. *Puerpéral*).

744. **Fièvre** (quarte). — (V. *Paludéenne infection*).

745. **Fièvre** (synoque). (V. *Synoque*).

746. **Fièvre** (tierce). — (V. *Paludéenne infection*).

747. **Fièvre** (typhoïde). — (V. *Typhoïde*).

749. **Fièvre** (urineuse). — Fièvre survenant à la suite des opérations sur l'urèthre.

750. **Filaires.** — Vers parasites ressemblant par leur forme et leur longueur à un fil. Chez l'homme on trouve la *filaire du sang* et la *filaire de Médine.*

751. **Fissure.** — Solution de continuité étroite et peu profonde. On la rencontre surtout aux deux extrémités du tube digestif (lèvres, anus).

752. **Fistule.** — Conduit morbide, souvent étroit et tortueux, qui laisse couler soit du pus, soit des liquides normaux, déviés de leur voie naturelle. Les fistules peuvent présenter deux orifices et un trajet intermédiaire (*Fistules complètes*) ; un des orifices peut manquer (*Fistules incomplètes ou borgnes*).

753. **Flaccidité.** — Relâchement avec mollesse des organes.

754. **Flanc.** — Partie de la région latérale du tronc, qui s'étend depuis le bassin jusqu'au fausses-côtes.

755. **Flatulence.** — Collection de gaz dans une partie quelconque du corps.

656. **Flatulente** (Dyspepsie). — (V. 641 : II. (a) 3

757. **Fluctuation.** — (V. 1 (a).

758. **Fluentes** (hémorrhoïdes). — Hémorrhoïdes qui coulent.

759. **Flueurs** (blanches). — (V. *Leucorrhée*).

760. **Flux.** — Ecoulement d'un liquide quelconque en dehors de son réservoir habituel.

761. **Fluxion.** — (V. 269).

762. **Fluxion** (dentaire). — Gonflement des parties molles de la face et des régions voisines, qui survient sous l'influence de certaines lésions des dents. (V. 182).

763. **Fluxion** (de poitrine). — (V. *Poumons :* Congestion pulmonaire et pneumonie).

764. **Fœtus**. — Nom donné au produit de la conception à partir du 3e mois de la grossesse.

765. **Foie**. — Organe glanduleux occupant l'hypochondre droit, et une partie de l'épigastre, le foie est un des viscères les plus importants de l'économie. Il est formé d'une substance propre entourée de deux enveloppes, une séreuse dépendant du péritoine, et une fibreuse, qui, après avoir revêtue toute sa surface extérieure, pénètre dans l'intérieur de la substance propre. Celle-ci (*substance hépatique*) est divisée en petites masses, de la grosseur de grains de millet, qu'on appelle *ilots* ou *lobules hépatiques* ; une réunion de cellules, dites *cellules hépatiques*, les constitue. Dans l'intérieur de la substance hépatique se ramifient les vaisseaux sanguins ; de cette substance partent aussi des conduits spéciaux, *conduits biliaires*, qui apportent dans l'intestin grêle la *bile* sécrétée par le foie.

La *sécrétion de la bile* d'une part, la *production de sucre* de l'autre, telles sont les deux importantes fonctions physiologiques dévolues à cette volumineuse glande annexée au tube digestif.

De nombreuses maladies peuvent atteindre le foie ; elles vont nous retenir quelques instants.

(*a*) Congestion du foie. — Très-fréquente, elle est due tantôt à un afflux de sang dans le foie, tantôt à un ralentissement survenu dans la circulation hépatique. Dans le premier cas, la congestion est dite *active* ; des repas copieux, des écarts de régime, un abus de boissons alcooliques, certaines maladies (dysenterie, fièvre intermittente, etc.) la déterminent. Dans le second cas, la congestion est dite *passive* : les maladies organiques du cœur, les maladies chroniques des poumons, etc., en sont les causes habituelles. Une sensation de gêne et de pesanteur dans l'hypochondre droit, une augmentation, et un endolorissement du foie, quelquefois un peu d'ictère (*jaunisse*), tels sont les symptômes des congestions hépatiques. Leur traitement est fort variable suivant les cas ; nous ne pouvons nous y arrêter.

(*b*) Cirrhoses. — (Hépatites chroniques ; scléroses du foie). Inflammations chroniques du foie. Le cadre de ces affections devient chaque jour de plus en plus complexe ; n'ayant pas la prétention d'être complet, nous nous contenterons de dire que l'on reconnaît surtout deux grandes variétés de cirrhoses : la cirrhose avec augmentation du foie (c. *hypertrophique*), la cirrhose avec diminution de cette glande (c. *atrophique*).

La première qui est due à une altération des conduits biliaires (d'où son nom de *cirrhose biliaire*), se traduit indépendamment de l'augmentation du foie, par une coloration plus ou moins jaune des téguments (*jaunisse ou ictère*). Au bout d'un temps variant de trois à dix ans, elle se termine par la mort.

La seconde, consécutive à une altération des veines du foie (d'où son nom de *cirrhose veineuse*), est caractérisée par une diminution de volume de la glande hépatique, et par de l'*ascite*, c'est-à-dire par un épanchement de sérosité dans le péritoine. Sa durée n'excède guère un ou deux ans.

Le traitement de ces affections chroniques du foie, exclusivement symptômatique, ne peut être institué que par le médecin.

(*c*) LITHIASE BILIAIRE. — La formation des calculs dans le foie est surtout fréquente chez la femme, où la grossesse est souvent une cause déterminante. Les gens obèses qui font peu d'exercice, les gros mangeurs présentent également assez souvent cette affection hépatique La migration des calculs donne lieu à de nombreux accidents; un des plus fréquents est la *colique hépatique*. Se montrant par accès, une heure et demie à deux heures après les repas, elle se traduit par des douleurs intenses dans la région hépatique, et par une jaunisse plus ou moins accentuée. Pour combattre la lithiase biliaire, il est sage d'employer la *Poudre alcaline bi-phosphatée Boissy* (2812).

(*d*) CANCER DU FOIE. — Le plus généralement il est consécutif à un autre cancer développé dans un point quelconque du corps (*estomac*, *sein*, *utérus*, etc.).

(*e*) KYSTES HYDATIQUES DU FOIE. — Le foie est un des organes où l'on voit de préférence se développer les *hydatides* (V. *Kystes*).

766. **Foin** (fièvre de). — (V. 102).

767. **Folie**. — *Aliénation mentale*. Désordre plus ou moins complet des facultés intellectuelles et affectives. Il en existe de nombreuses variétés, sur lesquelles nous ne pouvons insister. L'isolement, le repos du malade sont le plus généralement nécessaires; un traitement calmant et anti-nerveux est aussi souvent indiqué; dans ce cas on se trouve bien de l'usage longtemps prolongé du *Chloral bromosodique Boissy* (2779).

768. **Fonction**. — Mode d'action d'un appareil. Les fonctions se divisent en deux grands groupes :

(*a*) Les *fonctions de la vie végétative*, comprenant les fonctions de nutrition et les fonctions de reproduction.

(*b*) Les *fonctions de la vie animale* ou fonctions de relation.

769. **Fonctionnel** (trouble). — Perturbation d'une fonction, qu'elle qu'en soit la cause.

770. **Fonctionnement.** — Mise en action d'un organe, ou d'un appareil.

771. **Fondement.** — Nom vulgaire de l'*anus* (78).

772. **Fongosités.** — Végétations charnues, mollasses, spongieuses, en forme de champignons, se développant souvent à la surface des plaies ou des ulcères.

773. **Fongus.** — Tumeur, ou excroissance ayant plus ou moins la forme de champignon ou d'éponge. (V. *Méninges*, *Testicule*).

774. **Fontanelles.** — Espaces membraneux que présente la boite du crâne chez les très-jeunes enfants.

775. **Fonte** (purulente). — La fonte purulente d'un organe est la suppuration de la totalité du tissu de cet organe.

776. **Forceps.** — Vulgairement connu sous le nom de *fers*, le forceps est un instrument destiné à embrasser la tête du fœtus, et à l'extraire de la matrice sans la comprimer trop fortement, et sans compromettre l'existence de l'enfant. L'application du forceps se fait dans la plupart des accouchement difficiles.

777. **Formation.** — Dans le vulgaire ce nom est synonyme de *menstruation* (V. *ce mot*).

778. **Fortifiants.** — Substances alimentaires ou médicamenteuses propres à augmenter les forces. Une bonne alimentation, des vins généreux, des liquides alcooliques, quelques préparations pharmaceutiques entre autres le *Vin hématogène Delouche* (2831), les *Pilules toniques du Dr Raison* (2803), la *Poudre mangano-ferrugineuse de Laroche* (2815), font partie du grand groupe des fortifiants ou toniques.

779. **Fosses** (nasales). — (V. *Nez*).

780. **Foulure**. — Synonyme vulgaire d'*entorse* (579).

781. **Fourmillement**. — Douleur analogue à celle que produirait des fourmis qui s'agiteraient dans une partie.

782. **Fourreau**. — Nom vulgaire de la peau du *pénis*. (V. *ce mot*).

783. **Fracture**. — Solution de continuité d'un os, généralement consécutive à une violence extérieure. Les parties de l'os brisé portent le nom de *fragments*. S'il y a en même temps plaie des téguments, la fracture est dite *compliquée*. Les fractures donnent lieu à divers symptômes (douleur, impotence du membre, ecchymose), et signes (déformation du membre, gonflement, mobilité anormale, et crépitation). L'application d'un appareil après la réunion des fragments, tel est le traitement des fractures. Lorsque la consolidation est complète (ce qui demande un temps plus ou moins long, suivant l'os fracturé), on peut reconnaître aisément le siège de la fracture à un épaississement plus ou moins marqué de l'os (*cal*) ; ce n'est qu'au bout de plusieurs années qu'on le voit disparaître complétement.

784. **Frémissement**. — Tremblement des membres ou de tout le corps qui accompagne le frisson de la fièvre.

785. **Frigidité**. — Etat d'inertie des fonctions génitales. L'usage prolongé des *Sym's dynamic balls* (2826), est souvent utile.

786. **Frisson**. — Tremblement inégal et irrégulier causé par le froid qui précède la *fièvre* (780).

787. **Frissonnement**. — Léger frisson, donnant généralement lieu à cet état particulier de la peau, connu sous le nom de *chair de poule*.

788. **Froid** (abcès). — (V. 1 (*b*).

789. **Froidure**. — Action du froid sur une partie du corps. Le plus généralement cette action ne donne lieu qu'à des engelures ; dans quelques cas elle amène la mortification complète de la partie atteinte.

790. **Frontal** (os). — Os impair, situé à la partie antérieure du crâne, et supérieure de la face ; il forme la plus grande partie des cavités orbitaires. Dans son intérieur se trouvent creusées des cavités profondes (*sinus frontaux*) communiquant avec les fosses nasales. Dans les inflammations violentes de la muqueuse des fosses nasales, ces sinus sont généralement pris, ce qui donne lieu à des douleurs frontales assez vives et fort désagréables.

791. **Fulgurantes** (douleurs). — Douleurs intenses apparaissant et disparaissant avec la rapidité d'un éclair ; leur siège de prédilection est le membre inférieur. (V. 108).

792. **Fuliginosités**. — Dépôt noirâtre qui recouvre les dents, les gencives, les lèvres, la langue dans certaines maladies (maladies typhoïdes).

793. **Fureur**. — (V. *Manie*).

794. **Furfur**. — Petites écailles épidermiques de la peau, ressemblant à du son ; les maladies dans lesquelles on trouve cette altération sont dites *furfuracées*.

795. **Furoncle**. — Vulgairement connu sous le nom de *clou*, le furoncle est une petite tumeur conique, inflammatoire, remarquable par la présence d'un *bourbillon* grisâtre. Il se rencontre surtout dans certaines régions, (cou, nuque, dos, fesses, cuisses) ; il est le plus généralement dû à des irritations locales. Cette petite affection, que tout le monde connaît, disparaît au bout de quelques jours ; elle demande un traitement local (cataplasmes émolients),

et général, purgatif : 5 à 6 *Pilules savonneuses laxatives Boissy* (2801). Pendant quelque temps, il sera bon d'entretenir la liberté du ventre ; on évitera ainsi souvent l'apparition de nouveaux furoncles : 1 *Pilule savonneuse laxative Boissy* (2801), prise après le repas du soir, remplit très-bien ce but.

G

796. **Galactorrhée.** — Sécrétion anormale du lait, entraînant par son abondance des désordres dans la santé.

797. **Gale.** — Affection de la peau, prurigineuse, produite par l'*Acarus scabiei* (3), qui a pour caractéristique des sillons dans lequel on trouve le parasite. La contagion est la seule cause de la gale ; elle se produit ordinairement d'homme à homme, mais beaucoup d'animaux : cheval, chien, chat, porc, mouton, peuvent la lui transmettre. L'acare de ces gales animales est d'une variété différente de celle de l'homme, mais il vit parfaitement sur sa peau. La gale débute par des démangeaisons d'intensité variable, qui s'exaspèrent la nuit ; c'est à ce moment en effet que l'acare se promène. Bientôt apparaissent des sillons sur la face interne des doigts, sur le pénis chez l'homme, le mamelon chez la femme, l'aisselle, les cuisses, etc., et une éruption cutanée de nature essentiellement variable ; vésicules, papules, pustules se rencontrent et se mêlent sur les parties atteintes. Cette affection, qui ne retentit pas sur la santé générale, ne guérit pas spontanément ; un traitement est nécessaire : Bains savonneux, frictions générales antiparasiticides, désinfection de tous les vêtements portés, telles sont les indications à remplir dans le traitement de la gale.

798. **Galvano-Caustique.** — Ensemble des opérations chirurgicales qui s'accomplissent à l'aide de courants électriques.

799. **Ganglionaire** (tumeur). — Augmentation de volume des ganglions (800) lymphatiques, survenant généralement sous la dépendance de la *syphilis*, de la *scrofule*, de la *tuberculose*, ou du *cancer*. Au traitement général, variable suivant les cas, on pourra joindre l'usage local de la *Pommade fondante du Dr Green* (2810).

800. **Ganglions** — En *anatomie*, on désigne sous ce nom des petits corps arrondis ou lenticulaires qu'on trouve sur le trajet des vaisseaux lymphatiques et des nerfs ; de là deux variétés de glanglions : *g. lymphatiques* et *g. nerveux*.

En *pathologie*, on applique le nom de ganglions à de petites tumeurs globuleuses, dures, indolentes, développées sur le trajet des tendons; ce sont de petits kystes synoviaux. (V. *Synovites*).

801. **Gangrène.** — Cessation de la nutrition dans une partie du corps, la gangrène est caractérisée par la perte du sentiment, du mouvement, et de toute action organique dans cette partie. Les parties gangrénées sont tantôt gorgées de liquide (*g. humide*), tantôt sèches et raccornies (*g. sèche*). La partie gangrénée porte le nom d'*eschare*, lorsqu'elle est limitée ; de *sphacèle*, lorsqu'elle a pris tout un membre ou tout un organe.

Il est au point de vue étiologique trois sortes de gangrènes :

Les *gangrènes directes* succédant à une destruction des tissus par une contusion, l'action de la chaleur ou du froid, des caustiques, etc...

Les *gangrènes indirectes* produites par un obstacle à la circulation (artérite, embolie, thrombose, etc.).

Les *gangrènes par altération du sang* : empoisonnement par l'usage d'un pain fait avec des farines contenant de l'ergot de seigle, empoisonnement par l'emploi de pommes de terre malades, diabète sucré, fièvres graves, etc., sont les causes ordinaires de cette troisième variété de gangrène.

En présence d'une gangrène, il faut favoriser la chute des eschares, après quoi on soumettra la plaie à une antiseptie rigoureuse ; dans ce but on usera avec grand avantage du *Chloral Thymique antiseptique Boissy* (2780). Un traitement général tonique et réparateur s'impose ; une bonne alimentation, des vins généreux, du *Vin hématogène Delouche* (2831), des *Pilules toniques du Dr Raison* (2803) sont en effet nécessaires pour mettre le sujet à même de résister à l'épuisement provoqué par la gangrène.

802. **Gangrène** (de la bouche). — (V. *Noma*).

803. **Gangrène** (du poumon). — (V. *Poumons : maladies*).

804. **Gangrène** (sénile). — Mortification des orteils, du pied, ou même de tout un membre s'observant à la suite de la formation de caillots dans leurs artères ; elle s'annonce par des douleurs lancinantes, suivies de la coloration noirâte de la peau.

805. **Garde-robes**. — Nom vulgaire s'appliquant, et à la défécation, et aux matières fécales.

806 **Gargouillement**. — Bruit qui s'observe chaque fois qu'il y a accumulation simultanée de gaz et de liquide dans une région de l'intestin.

807. **Gastralgie**. — *Crampes d'estomac*. Douleur névralgique de l'estomac, ordinairement caractérisée par

des besoins qui simulent le sentiment de la faim, par des tiraillements, des tortillements, et une sorte de défaillance. A cet état qui survient généralement chez les sujets nerveux, on doit opposer tout naturellement un traitement anti-nerveux : Le *Chloral bromosodique Boissy* (2779) à la dose de trois cuillers par jour le matin, à midi et le soir, et l'eau froide le matin au réveil, en voilà les agents faciles à employer. Dans quelques cas on se trouvera bien de donner, au commencement des repas, pour régulariser l'appétit, et stimuler les fonctions digestives une cuiller à dessert de *Teinture apéritive Brinton* (2828) ; dans d'autres, on retire les meilleurs effets de l'emploi de l'*Elixir anticholérique du Dr Tardieu* (2786).

808 **Gastrique** (embarras). — (V. 640 : I.).

809. **Gastrique** (suc). — (V. 640).

810. **Gastrite.** — Inflammation de la muqueuse de l'estomac (V. 640 : I et II).

811. **Gastrocèle.** — Hernie, formée par l'estomac à travers la partie supérieure de la ligne blanche, près de l'appendice xiphoïde du sternum.

812. **Gastrodynie.** — (V. 179 et 807).

813. **Gastro-Entérite.** — Inflammation simultanée des muqueuses stomacale et intestinale.

814. **Gastrorrhagie.** — Hémorrhagie gastrique, généralement suivie de vomissements de sang. (V. 883).

815. **Gastrorrhée.** — Vulgairement *Pituite.* (V. 640 : II (*a*) 1°)

816. **Gastrototomie.** — Ouverture de l'estomac dans le but d'en retirer un corps étranger (fourchette, cuiller, etc.).

817. **Gaz.** — (143).

818. **Gencives.** — Tissu rougeâtre, ferme, qui revêt les deux arcades dentaires, se prolonge entre les dents, et adhère fortement au pourtour de leur collet. Les gencives ne sont qu'un prolongement, et un épaississement de la muqueuse buccale. Elles sont souvent le siège d'une inflammation, *Gingivite*; sous cette influence ces organes deviennent rouges, saignants, douloureux; parfois ils se ramollissent, ou s'ulcèrent, ce qui amène un déchaussement des dents; parfois même il se forme un petit abcès. La gingivite se développe à la suite tantôt de causes locales (maladies diverses des dents, dents malpropres), tantôt de causes générales (diabète, scorbut, fièvres graves).

Le traitement local de cette affection varie suivant la forme de la gingivite. Si les gencives sont seulement ramollies et saignantes, on obtiendra de fort bons résultats en se servant de la *Teinture de myrrhe et borax E. Gallois* (2829); si un abcès doit se former, on activera sa maturation en appliquant sur la gencive malade le *Sinapisme dentaire américain du Dr Darby* (2818). Ce mode de traitement presque inconnu en France, mais d'un usage courant en Amérique, rend des services signalés à ceux qui veulent l'employer; nous ne pouvons donc trop le recommander à tous ceux qui sont exposés à avoir une inflammation phlegmoneuse des gencives. A ce traitement local, on devra joindre dans le plus grand nombre des cas un traitement général qui varie naturellement avec la cause productrice de la gingivite.

819. **Génération.** — Fonction commune à tous les êtres vivants, la génération consiste dans la production d'un nouvel être semblable à celui dont il tire son origine.

820. **Genu** (valgum). — Genou cagneux.

821. **Géophagie.** — Action de manger de la terre.

Certaines peuplades, entre autres les sauvages de l'Orénoque, de la nouvelle Calédonie, etc., en temps de disette, se nourrissent en partie d'argile plus ou moins ferrugineuse qu'ils pétrissent en boulettes.

822. **Gerçures.** — *Crevasses.* Petites fissures creusées dans l'épiderme ainsi que dans la partie superficielle du derme. Quelques applications de la *Pommade infaillible Boissy* (2811) les font disparaître très-rapidement. Chez les personnes prédisposées aux gerçures, l'usage constant de la *Glycérine Price* (2793) donne les meilleurs résultats ; bien souvent en effet elle empêche complètement leur développement.

823. **Germe.** — Terme générique assez vague employé souvent en anatomie et en physiologie.

824. **Gérontotoxon.** — (V. 90).

825. **Gesta.** — Mot latin employé, en hygiène, pour dénommer les actes de l'homme considérés dans leurs rapports avec la santé.

826. **Gestation.** — Temps durant lequel un être organisé femelle, qui a conçu, conserve le nouvel être dans son corps, et le nourrit à ses dépens. Chez la femme la gestation porte le nom de *grossesse.* (860).

827. **Gibbosité.** — Excurvation du *rachis.* (V. *ce mot).*

828. **Glaire.** — Liquide incolore, tenace, filant, ressemblant plus ou moins à du blanc d'œuf (V. *Catarrhe, Diarrhée, Gastrorrhée, Leucorrhée*).

829. **Gland.** — (V. *Pénis*).

830. **Glandes.** — Les glandes sont annexées à l'appareil de la circulation dont elles extraient des principes qui doivent être rejetés au dehors, ou qui doivent rentrer

dans la circulation, après avoir joué un rôle plus ou moins important. Ces organes très répandus dans l'organisme présentent trois grandes variétés anatomiques : *glandes en grappe, glandes en tube*, et *glandes vasculaires sanguines*.

Dans le vulgaire, on donne le nom de *glandes* aux petites tumeurs formées par les ganglions lymphatiques engorgés.

831. **Glaucome.** — Ce mot s'applique aux divers accidents qui résultent d'une augmentation de la tension intra-oculaire.

832. **Gliome.** — Tumeur de consistance analogue à du gluten.

833. **Globule.** — (V. *Sang*).

834. **Glossite.** — Inflammation de la *langue* (V. *ce mot*).

835. **Glosso-pharyngien** (nerf). — Nerf crânien (9e paire) sensitif.

836. **Glotte.** — (V. *Larynx*).

837. **Glycogénie.** — Production de sucre ; le *foie* (765) est un organe *glycogénique*.

838. **Goître.** — Accroissement anormal de la glande *thyroïde*. (V. *ce mot*).

839. **Gomme.** — Une des lésions tertiaires de la *syphilis*. (V. *ce mot*).

840. **Gonflement.** — Enflure ; tuméfaction.

841. **Gonorrhée.** — Autrefois ce mot était synonyme de *blennorrhagie* (137). Aujourd'hui il signifie *spermatorrhée*, ou écoulement de sperme.

842. **Gosier.** — Nom vulgaire donné à l'*arrière gorge* et au *pharynx*.

843. **Gourme.** (V. *Impétigo*).

844. **Goût.** — Sens par lequel nous percevons les saveurs (V. *Langue*).

845. **Goutte.** — Ainsi appelée par ce que l'on a cru pendant longtemps qu'elle était causée par le dépôt de quelque humeur âcre sur les surfaces articulaires, la goutte est le résultat d'une perturbation de la nutrition, qui amène *la formation d'urates* dans les tissus fibreux des articulations. Le plus généralement héréditaire, la goutte est fréquente chez les hommes des classes riches ; la bonne chère, les excès de vin, de bière, l'absence d'exercice favorisent son développement. Elle se montre rarement avant 30 ou 40 ans. La goutte revêt deux formes bien distinctes, dont nous allons dire quelques mots : *Goutte régulière ou normale*, *Goutte irrégulière ou anormale*.

(*a*) Goutte régulière ou normale. — Décrite pendant longtemps sous le nom de *podagre*, c'est la *goutte articulaire* aiguë ou chronique, partielle ou généralisée. Elle procède le plus généralement par accès. *L'accès de goutte* survient brusquement au milieu de la nuit, entre minuit et trois heures du matin. Le sujet est réveillé par une vive douleur, qui siège au niveau de l'articulation (métacarpo-phalangienne) du gros orteil, douleur qui en deux ou trois heures devient intolérable. Le matin la douleur diminue, et le malade s'endort. Mais vers le soir, et pendant la nuit, la douleur se montre avec les mêmes caractères d'intensité, et cela pendant 4, 5, 6, 8 jours de suite. La série de ces accès constitue l'*attaque de goutte aiguë*.

Après l'attaque, le goutteux a la démarche difficile, et l'articulation met plusieurs semaines à retrouver sa souplesse, mais l'état général devient excellent, *meilleur* même qu'avant l'accès.

Le sujet ne peut avoir qu'une seule attaque de goutte,

mais le fait est rare ; le plus généralement, il présente plusieurs attaques séparées par un intervalle plus ou moins long.

Lorsque le goutteux devient âgé, la goutte change de forme ; elle devient *chronique*. Plusieurs articulations sont prises à la fois ; elles restent indéfiniment engorgées, ce qui rend la démarche du goutteux difficile, ou même impossible. C'est à ce moment qu'on voit survenir des *concrétions tophacées* au voisinage des jointures des doigts, aux oreilles, sous forme de petites tumeurs bosselées variant du volume d'un petit pois à celui d'un œuf de pigeon ; ces concrétions sont formées d'urate de soude et de chaux. La goutte chronique affaiblit et déprime beaucoup l'organisme ; ainsi la désigne-t-on sous le nom de *goutte asthénique et atonique.*

(*b*) Goutte irrégulière ou anormale. Il est trois variétés de goutte irrégulière :

La *goutte larvée* : La diathèse goutteuse, au lieu de se traduire par des manifestations articulaires, se révèle par d'autres manifestations (*migraines, gravelle, hemorrhoïdes, éruptions eczémateuses*), alternant parfois avec des attaques de goutte aiguë.

La *goutte remontée* ou *déplacée* se montrant pendant une attaque de goutte articulaire, et se traduisant par des accidents plus ou moins brusques et souvent terribles du côté de l'*appareil digestif* (œsophagisme, dysphagie, cardialagie, coliques intestinales, etc.), ou des *centres nerveux*, (céphalée, délire, convulsions, état apoplectiforme, coma, etc.).

La *goutte viscérale* : Dans quelques cas la diathèse goutteuse amène dans certains organes (*cœur, artères, reins, foie*), des lésions permanentes, compromettant à délai plus ou moins bref l'existence.

La goutte est une maladie grave surtout dans sa forme chronique. On doit autant que possible chez l'individu prédisposé essayer de retarder, ou d'empêcher l'explosion de l'attaque de goutte. L'exercice, les lotions froides, les frictions, les massages, des repas peu copieux, un usage modéré des substances alcooliques, le moins d'excès possible sont autant de conditions à remplir pour atteindre ce but; on se trouvera bien de joindre à ces moyens hygiéniques l'usage assez prolongé de la *Solution lithontriptique Delouche* (2824).

Pendant l'attaque de goutte aiguë, il *faut savoir ne rien faire*, et se contenter d'une médication toute anodine, car *en enrayant l'accès de goutte, on s'expose aux accidents terribles de la goutte remontée.*

846. **Goutteux** (Rhumatisme). — (V. *Rhumatisme*).

847. **Granulations**. — Petits points saillants, de la grosseur des grains de millet, se montrant sur différentes muqueuses: gorge, conjonctive (V. 53 (*b*), 271 (*c*)).

848. **Grasseyement**. — Prononciation vicieuse de la lettre z.

849. **Gravative** (douleur). — Douleur s'accompagnant d'un sentiment de pesanteur.

850. **Gravelle**. — (V. *Reins :* Lithiase urinaire).

851. **Gravide** (Utérus). — Utérus renfermant un embryon ou un fœtus.

852. **Gravidisme**. — Ensemble des conditions que présente la femme grosse, tant en ce qui concerne l'appareil générateur que les autres appareils.

853. **Greffe**. — Action de transporter une partie plus ou moins étendue d'un animal, et de la transplanter sur un autre où elle continue à vivre. La *greffe épidermique*,

aujourd'hui fort employée, rend journellement de grands services.

854. **Grêle** (Intestin). — (V. *Intestins*).

855. **Grenouillette.** — Petite tumeur molle, fluctuante, demi-transparente, siégeant dans le conduit extérieur de la glande sous-maxillaire (V. *Glandes salivaires*), lorsque ce dernier est obstrué par un obstacle quelconque. Le nom de grenouillette vient de ce que ceux qui portent une pareille tumeur parlent en coassant comme une grenouille.

856. **Grincement** (des dents). — Bruit produit par le frottement des dents les unes contre les autres.

857. **Grippe.** — *Fièvre muqueuse*; *fièvre catarrhale*; *influenza*. Affection, essentiellement épidémique, de gravité variable, frappant à la fois les muqueuses oculaire, nasale, laryngée, bronchique, et s'accompagnant de violents maux de tête, de douleurs rhumatoïdes, et d'une fièvre plus ou moins intense. Très variables sont les indications du traitement; presque toujours on se trouvera fort bien, avant l'arrivée du médecin, de faire usage des *Capsules de sulfate de quinine du Dr Raison* (2778).

858. **Grippé** (Facies). — Traits tirés, resserrés et contractés sur eux-mêmes, yeux caves et cernés, teint pâle et livide, tels sont les caractères du facies grippé, que l'on rencontre dans la péritonite, et dans les affections douloureuses de l'abdomen.

859. **Grise** (substance). — (V. Cerveau, Cervelet, Moëlle épinière).

860. **Grossesse.** — Etat de la femme, dans l'utérus de laquelle se développent un ou plusieurs œufs, depuis le moment de la conception jusqu'à celui de l'accouchement. La durée de la grossesse est normalement de 270 jours

(neuf mois pleins) ; toutefois la loi française fixe à 300 jours le terme légitime de la naissance d'un enfant après la dissolution du mariage.

861. **Guérison.** — Retour à la santé, c'est-à-dire disparition plus ou moins complète des phénomènes anormaux qui constituaient l'état de maladie.

862. **Gueule de Loup.** — Bec de lièvre s'accompagnant de la division des maxillaires supérieurs et de la voûte palatine.

863. **Gustation.** — Exercice du goût.

864. **Gutturale** (angine). — (V. 53).

865. **Gutturale** (catarrhe). — (V. *Larynx* : Inflammation).

866. **Gutturale** (toux). — Toux causée par une irritation du larynx ou de la trachée-artère.

867. **Gymnastique.** — Partie de l'hygiène qui traite de tous les exercices, et de l'influence qu'ils ont sur l'économie animale. La gymnastique est aujourd'hui très employée en médecine ; elle rend chaque jour de grands services.

H

868. **Habitus.** — Manière d'être.

869. **Haleine.** — Air qui sort des poumons pendant l'expiration ; c'est de l'air privé d'une partie de son oxygène. Cette partie a été remplacée par un volume presque égal d'acide carbonique et de vapeur d'eau.

870. **Hallucination.** — Perversion intellectuelle qui fait qu'un sujet croit percevoir une sensation qui ne s'est pas produite. Les hallucinations portent sur les divers sens, notamment sur l'ouïe.

871. **Hanche.** — Partie du corps qui est formée par l'évasement de l'*os coxal* (312), et les parties molles environnantes.

872. **Haut** (mal). — (V. 597).

873. **Havers** (canaux de). — Petits canaux qui donnent passage aux *vaisseaux nourriciers des os*. (V. *ce mot*).

874. **Hébétude.** — (V. *Stupeur*).

875. **Hecticité.** — Etat particulier de maigreur et de faiblesse causé par la *fièvre hectique*.

876. **Hectique** (fièvre). — Cet état, qui se déclare dans la dernière période des maladies organiques, est généralement provoqué par la suppuration lente et profonde d'un organe interne. Fièvre ordinairement continue, petitesse et grande fréquence du pouls, chaleur à la peau, surtout à la paume des mains et à la plante des pieds, flaccidité générale, amaigrissement progressif, et finalement sueurs et diarrhées profuses : tels sont les caractères de la fièvre hectique. Un traitement essentiellement tonique et reconstituant est dans ces cas absolument indiqué. Vins généreux, alcool, *Vin hématogène Delouche* (2831) seront donc pris concurremment avec les *Capsules de sulfate de quinine du Dr Raison* (2778.)

877. **Hélix.** — (V. *Oreille*).

878. **Helminthes.** — Entozoaires ou vers intestinaux (V. *Vers*).

879. **Helminthioides.** — (V. *Vermifuges*).

880. **Hem.** — Sensation de picotement, de chatouillement, se produisant au niveau de l'arrière-gorge, et forçant le sujet à faire une respiration lente, rauque, brüyante (*Hem*); c'est un symptôme de l'*angine granuleuse* (V. 53 (*b*)).

881. **Hémagogues.** — Substances auxquelles on

supposait autrefois la propriété de déterminer l'écoulement des règles, ou de rappeler le flux hémorrhoïdal.

882. **Hémaphéique** (ictère). — (V. *Ictère*).

883. **Hématémèse.** — *Vomissement de sang.* Le sang rendu est tantôt *rouge*, tantôt *noir, caillebotté*, analogue à du *marc de café*; il est toujours *mêlé à des débris d'aliments* (caractère qui le distingue du sang de l'*hémophysie*. (V. *ce mot*). Sa quantité est fort variable de quelques grammes à plusieurs livres; souvent une partie du sang épanché dans l'estomac passe dans l'intestin, et les selles prennent un aspect sanguinolent et noirâtre (*Melœna*). La marche, la durée, la gravité de l'hématémèse sont totalement subordonnées aux causes productrices de celle-ci. Elles sont assez variées: affections traumatiques ou organiques (cancer, ulcère) de l'estomac, maladies du foie, maladies hémorrhagiques (fièvres éruptives, scorbut, purpura, fièvre jaune ou vomito negro) peuvent en effet déterminer les vomissements de sang. Repos absolu dans la position horizontale, diète, boissons acidulées et glacées, fomentations chaudes et révulsifs sur les membres : tels sont les bases du traitement de ce symptôme. S'il ne cède pas à ces premiers moyens, la présence du médecin devient absolument nécessaire, comme d'ailleurs dans tous les cas d'hémorrhagies graves.

884. **Hématidrose.** — *Sueur de sang.* Ce phénomène dont les sièges de prédilection sont les joues, les paupières, le cuir chevelu, la poitrine, se rencontre exclusivement chez les personnes nerveuses. Un traitement antinerveux énergique s'impose : l'eau froide et le *Chloral bromosodique Boissy* (2779) en feront les frais. L'eau froide sera donnée au réveil sous forme de douche, ou d'enveloppement dans le drap mouillé ; le *Chloral bromosodique*

Boissy (2779) sera pris trois fois par jour, le matin, à midi et le soir par cuiller à bouche.

885. **Hématie.** — Globule rouge du *sang*. (V. *ce mot*).

886. **Hématocèle.** — *Tumeur sanguine*. On donne le nom d'hématocèle, et aux épanchements de sang qui se font dans les enveloppes du testicule, et à ceux qui se font dans l'intérieur de la tunique vaginale. Les premiers, *Hématocèles des Bourses*, sont généralement consécutifs à un traumatisme des bourses; les deuxièmes, *Hématocèles de la tunique vaginale*, succèdent ordinairement à une inflammation chronique de cette tunique.

887. **Hématocèle** (Péri-Utérine ou Rétro-Utérine). — Epanchement de sang dans le cul de sac péritonéal, situé entre l'utérus et le rectum, et enkysté dans cette région.

888. **Hématode** (Fongus). — Tumeur molle, fongueuse, donnant lieu à des hémorrhagies (V. 773).

889. **Hématome.** — Tumeur sanguine, quelle qu'en soit la cause.

890. **Hématomyélie.** — Hémorrhagie foudroyante de la moelle épinière.

891. **Hématorrhachis.** — Hémorrhagie intrarachidienne.

892. **Hématose.** — Transformation du sang veineux en sang artériel. (V. *Respiration*).

893. **Hématozoaire.** — Helminthe vivant dans le sang (*filaire du sang*).

894. **Hématurie.** — *Pissement de sang*. Des lésions traumatiques ou organiques des reins, de l'urèthre et de la vessie (calculs, cancer), des maladies graves (fièvres éruptives, fièvre jaune, purpura, etc.), donnent lieu aux hé-

maturies. Celles-ci sont assez variables dans leur évolution : tantôt les premières gouttes sont sanglantes, puis l'urine est claire ou à peu près, — tantôt le sang ne se montre qu'à la fin de la miction, — tantôt enfin le sujet n'urine que du sang, ou du moins, une urine complètement rouge par suite de son mélange avec du sang. L'hématurie est généralement chose grave, non pas tant à cause de la quantité du sang qui s'écoule, qu'à cause de sa signification ; la plupart des maladies qui donnent en effet naissance à ce symptôme sont sérieuses. Le repos absolu, des applications froides sur le périnée, telles sont les premières indications à remplir avant l'arrivée du médecin.

895. **Héméralopie.** — Diminution considérable, et parfois même abolition de la vue, survenant brusquement, dès que le jour baisse. Si elle est due parfois à une irritation de la rétine, elle est aussi assez souvent sous la dépendance de l'anémie ; amers, toniques et ferrugineux sont alors absolument indiqués. La *Teinture apéritive Brinton* (2828), la *Poudre mangano-ferrugineuse de Laroche* (2815) et le *Vin Hématogène Delouche* (2831), donneront dans ce cas des résultats satisfaisants, qui les font tout spécialement recommander.

896. **Hémianesthésie.** — Perte de la sensibilité dans la moitié du corps.

897. **Hémicrânie.** — *Migraine.* Douleur affectant la moitié de la tête. L'emploi simultané de l'*Eau Sédative du Dr Raison* (2785), et des *Cachets d'Antipyrine A. Boissy* (2775) combat très avantageusement cette affection fort désagréable.

898. **Hémiopie.** — Affaiblissement plus ou moins grand de la vue, limité à une moitié du champ visuel.

899. **Hémiphonie.** — Impossibilité de parler autrement qu'à demi-voix.

900. **Hémiplégie.** — Paralysie de la motilité frappant seulement une moitié du corps. Le sujet qui en est atteint est dit *hémiplégique*.

901. **Hémiplégie** (alterne). Paralysie de la moitié du corps, dans laquelle la paralysie de la face occupe le côté opposé à la paralysie du corps.

902. **Hémiplégie** (faciale). —Paralysie occupant un seul des côtés de la face.

903. **Hémisphère** (du cerveau, du cervelet). — (V. 209 et 210).

904. **Hémodromomètre.** — Instrument destiné à mesurer la vitesse du sang.

905. **Hémodynamomètre.** — Instrument destiné à mesurer la force avec laquelle le sang circule dans les vaisseaux.

906. **Hémoglobine.** — (V. *Sang*).

907. **Hémoglobinurie.** — *Fausse hématurie* (894). La coloration spéciale de l'urine est dans ce cas uniquement due à l'*hémoglobine*.

908. **Hémophilie.** — Disposition congénitale et héréditaire à des hémorrhagies difficiles à arrêter, survenant même à la suite de la plaie la plus légère et la plus superficielle. Tonifier l'hémophile est une indication capitale ; on la remplit aisément en lui prescrivant du *Vin Hématogène Delouche* (2831) et de la *Poudre mangano-ferrugineuse de Laroche* (2815) à la fin de ses repas.

909. **Hémophthalmie.** — Épanchement sanguin dans les chambres de l'œil.

910. **Hémoptoïque.** — Synonyme d'*hémoptysique*.

911. **Hémoptysie.** — Crachement de sang provenant d'une hémorrhagie de l'appareil respiratoire, ou d'un organe voisin dont le sang a fait irruption dans les bronches. Le sang rendu est ordinairement rouge-vermeil, spumeux, c'est-à-dire mêlé à de l'air. La marche de l'hémoptysie varie beaucoup suivant les causes qui lui ont donné naissance. Or celles-ci sont multiples : *Lésions traumatiques* ou *organiques de la poitrine, des poumons, anévrismes de l'aorte, maladies adynamiques* (fièvres éruptives, hémorrhagiques, scorbut, etc.), en sont les causes ordinaires ; de toutes sans contredit la plus fréquente est la *tuberculose pulmonaire.* (V. *ce mot*).

Une hémoptysie est toujours sérieuse ; aussi doit-elle toujours être énergiquement combattue. Le malade doit garder le repos le plus absolu, éviter de parler, et résister autant que possible au besoin de tousser ; on appliquera des sinapismes sur les membres inférieurs, des ventouses sèches sur la poitrine, et on fera venir le plus vite possible un médecin, qui seul pourra juger l'opportunité de telle ou telle médication.

912. **Hémorrhagie.** — Sortie du sang en nature et en quantité notable hors des canaux qui le renferment normalement. Les altérations traumatiques ou organiques des vaisseaux sanguins, une augmentation de la tension sanguine, une altération de la masse du sang, telles sont les diverses causes productrices des hémorrhagies.

913. **Hémorrhagie** (cérébrale). — (V. 85).

914. **Hémorrhagie** (méningée). (V. *Méninges :* Inflammation).

915. **Hémorrhagie** (utérine). (V. *Métrorrhagie*).

916. **Hémorrhoïdes.** — Varices des veines hémorrhoïdales, c'est-à-dire des veines de l'extrémité inté-

rieure du rectum et de l'anus, les hémorrhoïdes *ne sont pas contagieuses* comme le vulgaire le croit généralement. Elles s'observent surtout chez l'homme, dans l'âge mur et dans la vieillesse. Une vie oisive et sédentaire, une alimentation trop substantielle ont certainement une grande influence sur leur production ; le tempérament du sujet joue toutefois un rôle bien plus grand. C'est un fait, aujourd'hui à peu près admis sans conteste, que les hémorrhoïdes sont la manifestation d'un état général, goutteux, arthritique, rhumatismal. Au début les hémorrhoïdes sont cachées (*h. internes*) : elles déterminent seulement une certaine gêne dans la défécation. Plus tard elles viennent faire saillie à l'extérieur (*h. externes*), sous forme de petites tumeurs, ou de bourrelets se montrant au pourtour de l'anus. Les hémorrhoïdes passent tantôt inaperçues (*h. sèches*) ; tantôt elles se révèlent par un sentiment de pesanteur du côté du rectum et de l'anus, et de vives douleurs au moment de la défécation (*Fluxion hémorrhoïdaire*) ; c'est alors qu'on voit survenir pendant quelques jours un écoulement de sang plus ou moins abondant (*h. fluentes*). Les hémorrhoïdes peuvent disparaître totalement, se flétrir et revenir à intervalles plus ou moins éloignés pendant un temps fort variable.

Le traitement des hémorrhoïdes mérite de nous arrêter quelques instants : Une vie active, une alimentation modérée doivent être recommandées aux sujets qui ont des hémorrhoïdes, ou qui sont exposés à en avoir. Les fonctions intestinales chez eux doivent se faire avec la plus grande régularité ; toute constipation doit être immédiatement combattue ; elle ne ferait que favoriser l'apparition, ou le développement des hémorrhoïdes. Lavements ou purgatifs, tels que les *Pilules savonneuses laxatives Boissy* (2801) s'imposent absolument ; on devra les continuer jusqu'à ce que les fonctions intestinales soient parfaitement régularisées. Si les hémorrhoïdes viennent à être douloureuses, on se trouvera bien de faire plusieurs fois par jour des applications de *Pommade anti-hémorrhoïdale Boissy* (2807) ; on pourra y joindre des bains de siége tièdes, ou même des grands bains *Sym's sanitary bath* (2827) en cas de douleurs excessives. On retirera de ce double traitement d'assez bons effets.

917. **Hémostase.** — Opération qui a pour but d'arrêter l'écoulement du sang. Les moyens employés pour cela sont dits *hémostatiques*

918. **Hémothorax.** — Epanchement du sang dans le thorax.

919. **Hémotoxie.** — Empoisonnement du sang.

920. **Hépatalgie.** — *Névralgie du foie ;* affection douloureuse du foie. Les émollients à l'extérieur, les calmants, les antispasmodiques à l'intérieur sont les moyens employés ordinairement pour la combattre. Le plus généralement on obtient les meilleurs résultats de l'emploi du *Chloral bromosodique Boissy* (2779) ; en cas d'insuccès, on fera bien d'essayer les *Cachets d'Antipyrine A. Boissy* (2775).

921. **Hépatique** (artère). — Artère du foie.

922. **Hépatique** (calcul). — (V. 765 (*c*).

923. **Hépatique** (canal). — Canal biliaire ; une des origines du *canal cholédoque* (224) qui déverse la bile dans le duodénum.

924. **Hépatique** (colique). — (V. 765 (*c*).

925. **Hépatique** (syphilis). — (V. *Syphilis*).

926. **Hépatisation.** — Altération qu'on observe assez fréquemment dans le poumon ; elle donne à ce dernier l'aspect du foie.

927. **Hépatite.** — Inflammation du foie (V. 765 (*b*).

928. **Hérédité.** — Disposition biologique, en vertu de laquelle les ascendants transmettent à leurs descendants des particularités d'organisation et d'aptitude (V. 107). Les maladies qui se transmettent ainsi sont dites *héréditaires*.

929. **Hermaphodisme.** — Réunion chez un même individu des deux sexes, ou au moins de quelques-uns de leurs caractères.

930. **Hernie.** — Vulgairement *descente*, *effort*. Toute tumeur formée par la sortie d'un viscère hors de la cavité qui le renferme normalement. Le plus ordinairement tumeur produite par le déplacement et la sortie d'une anse intestinale, d'une portion d'épiploon ou d'une partie d'un viscère abdominal.

Les hernies ont reçu différents noms, suivant l'organe déplacé : *Entérocèle* (h. intestinale), *Epiplocèle* (h. de l'épiploon, *Gastrocèle* (h. de l'estomac), *Cystocèle* (h. de la vessie), etc., — et suivant l'ouverture par laquelle s'est fait le déplacement : *H. inguinale*, (se faisant par l'anneau inguinal), *H. crurale* ou *fémorale* (h. se faisant par l'arcade crurale), *Omphalocèle* (h. se faisant par l'ombilic), *H. scrotale* (h. descendant presque dans le scrotum), etc.

Le plupart des viscères qui sortent de l'abdomen poussent devant eux le péritoine qui leur forme une enveloppe ; c'est le *sac herniaire* communiquant avec la cavité abdominale par une ouverture, l'*orifice du sac* ; il répond à l'ouverture de la paroi abdominale par laquelle la hernie s'est formée.

Quand les hernies peuvent être repoussées dans leurs cavités naturelles par une pression méthodique (*taxis*), elles sont dites *réductibles* ; elles sont *irréductibles* dans le cas contraire. C'est dans ces cas que l'on voit, parfois survenir les graves accidents de la *hernie étranglée* : A l'irréductibilité de la tumeur herniaire qui devient dure et douloureuse, se joignent alors bientôt une constipation opiniâtre, des vomissements alimentaires, puis bilieux, enfin fécaloïdes, du ballonnement du ventre ; le pouls devient petit, serré ; la respiration s'accélère ; la face se couvre d'une sueur froide, visqueuse; la température s'abaisse, et la mort survient plus ou moins rapidement, si l'on n'a pas eu recours à une intervention chirurgicale.

Les malades atteints de hernies doivent avoir soin de porter continuellement un bandage, mais un bandage bien fait, en rapport avec le volume et la situation de leur hernie ; ils garderont ce bandage continuellement, la nuit excepté. Autant que possible, ils s'abstiendront d'efforts violents. Ils surveilleront avec grand soin leurs garde-robes ; si elles ne sont pas très régulières, ils recourront à des lavements, ou ce qui est mieux à des purgatifs légers, comme les *Pilules laxatives savonneuses Boissy* (2801) ; une chaque jour au repas du soir suffit pour régulariser parfaitement les fonctions intestinales.

931. **Herpès.** — Affection caractérisée par l'éruption d'un ou plusieurs groupes de vésicules, accompagnée ou non de symptômes fébriles. Cette éruption, qui survient souvent à la suite de certaines maladies inflammatoires, (coryza, bronchite, pneumonie, angine, embarras gastrique, etc.), a pour siège de prédilection les lèvres (*h. labialis*), les paupières (*h. palpéral*), la conjonctive (*h. conjonctival*), les parties génitales (*h. génital*). L'herpès disparaît de lui-même au bout de quelques jours ; il ne demande aucun traitement.

932. **Herpès** (circiné). — (V. *Tricophytie*).

933. **Herpès** (tonsurant). — Dénomination défectueuse appliquée pendant longtemps à la *tricophytie*.

934. **Herpès** (zoster). — Synonyme de *Zona* (V. *ce mot*).

935. **Herpétide**. — Nom générique des affections vésiculeuses de la peau.

936. **Herpétique** (fièvre). — Nom donné par quelques auteurs à l'herpès qui s'accompagne de fièvre (*h. fébrile*).

937. **Herpétisme.**—Disposition générale de l'organisme à avoir des manifestations de nature herpétique.

938. **Hippocratique** (doigt). — Cette altération des doigts s'observe surtout dans la phthisie à la dernière période ; la phalange unguéale dans ce cas s'étale en forme de massue, ou mieux de tête de serpent.

939. **Histologie**. — Etude des éléments anatomiques (514), des tissus organiques.

940. **Homœopathie**. — Méthode thérapeutique inventée par Hanemahnn de Leipzig ; elle consiste à traiter les maladies à l'aide d'agents qu'on suppose doués de la propriété de produire sur l'homme sain des symptômes semblables à ceux que l'on veut combattre. Cette méthode, il serait trop long de le dé montrer ici, ne repose sur aucun fondement ; il faut bien le savoir, et ne pas craindre de le répéter, surtout actuellement que la médecine homœopathique jouit d'une si grande vogue auprès du public, le plus souvent au détriment de sa santé.

941. **Hoquet**. — Spasme convulsif et passager du diaphragme, caractérisé par une respiration brusque, saccadée, bruyante et rauque. C'est un trouble fort désagréable qui se répète quelquefois avec une fréquence assez grande. Un bon moyen de le faire passer est le suivant : Boire à

petites gorgées un liquide quelconque, pendant que les deux oreilles sont tenues hermétiquement fermées ; neuf fois sur dix ce moyen le fait disparaître. S'il survient chez une personne nerveuse, on se trouvera bien de prescrire pendant quelques jours un peu de *Chloral bromosodique Boissy* (2779).

942. **Horripilation.** — Frissonnement général, qui précède la fièvre, et pendant lequel les bulbes des poils devenus saillants produisent cet état particulier de la peau, appelé *chair de poule.*

943. **Humérale** (artère). — Artère principale du bras.

944. **Humérus.** — Os du bras ; c'est le plus important des os du membre supérieur.

945. **Humeur** (aqueuse). — Un des milieux de l'œil.

946. **Humeurs.** — Mot fort employé dans le vulgaire pour désigner des lésions assez variables, qui sont généralement sous la dépendance de la scrofule ou de la syphilis.

947. **Humorisme.** — Système médical, dans lequel on attribue à l'altération primitive des humeurs, les diverses causes des maladies de l'organisme.

948. **Hydarthrose.** — Hydropisie des articulations (96), se rencontrant de préférence aux genoux, principalement chez les sujets lymphatiques et scrofuleux. Révulsion et compression de l'articulation atteinte d'une part, traitement tonique, *Vin hématogène Delouche* (2831) et *Poudre mangano-ferrugineuse de Laroche* (2815) d'autre part, seront prescrits au sujet atteint d'hydarthrose.

949. **Hydatide.** — Vésicules molles, transparentes, se développant dans les organes sans adhérer à leur tissu.

950. **Hydatique** (Kyste). — (V. *Kyste* hydatique).

951. **Hydrargyrie.** — Eruption cutanée produite par l'administration du mercure.

952. **Hydrémie.**— Synonyme autrefois d'*anémie* (48).

953. **Hydrencéphalique** (cri). — (V. *Méninges* : Inflammation).

954. **Hydriatrie.** — Synonyme d'*hydrothérapie* (968).

955. **Hydroa.** — (V. *Sudamina*).

956. **Hydrocèle.** — Accumulation de sérosité dans la tunique vaginale des bourses (149).

957. **Hydrocéphalie.** — Hydropisie de la tête.

958. **Hydromètre.** — Hydropisie de l'utérus.

959. **Hydropathie.** — Méthode de traitement qui consiste à combattre principalement les maladies par l'usage de l'eau. Les partisans de ce système sont dits *hydropathes*.

960. **Hydropéricarde.** — Hydropisie du péricarde (253).

961. **Hydrophobie.** — Horreur de l'eau. Ce mot est vulgairement, mais à tort, employé comme synonyme de *rage*. (V. *ce mot*).

962. **Hydrophthalmie.** — Hydropisie de l'œil.

963. **Hydropisie.** — Epanchement de sérosité dans une cavité quelconque du corps ou dans le tissu cellulaire. Suivant son siège, l'hydropisie porte un nom différent : *Enflure, Œdème, Anasarque*, (h. du tissu cellulaire) ; *Hydrocéphalie* (h. de la tête) ; *Hydrothorax, Hydropéricarde* (h. de la poitrine) ; *Ascite* (h. du ventre) ; *Hydrocèle* (h. des bourses) ; *Hydarthrose* (h. des articulations), etc. Chez les sujets atteints d'hydropisie, indépendamment du traitement local approprié au cas particulier, on emploie d'une façon courante les diurétiques, *Poudre tisane de Dr Green*

(2816), et les purgatifs *Pilules savonneuses laxatives Boissy* (2801).

964. **Hydropneumopéricarde.** — Œdème du poumon avec hydropisie du péricarde.

965. **Hydropneumothorax**. — Epanchement d'air et d'eau dans la cavité de la plèvre.

966. **Hydrorachis**. — Hydropisie du canal rachidien.

967. **Hydrorrhée.** — Ecoulement lent et chronique d'un liquide aqueux.

968. **Hydrothérapie**. — Traitement des maladies par l'eau froide. Cette méthode fort en honneur de nos jours, et à juste titre, a été imaginée vers 1804 par un paysan de la Silésie autrichienne, Priesstnitz. Elle forme aujourd'hui l'une des bases du traitement nerveux; elle rend aussi de grands services chez les individus débilités, chez ceux dont les fonctions digestives sont paresseuses, chez les anémiques, etc...

969. **Hydrothorax**. — Hydropisie de la poitrine; épanchement de sérosité dans l'une ou les deux cavité des plèvres.

970. **Hydrurie**. — (V. *Polyurie*).

971. **Hygiène**. — Partie de la médecine, qui traite les règles à suivre pour le choix des moyens propres à entretenir l'action normale des organes, dans les différents âges, les différentes constitutions, les différentes conditions de la vie, et les différentes professions.

972. **Hygroma**. — Inflammation des bourses séreuses; son siège de prédilection est le genou.

973. **Hymen**. — Repli que forme chez les vierges la membrane muqueuse de la vulve, à l'endroit où elle

pénètre dans le vagin. De forme variable suivant les sujets, l'hymen se rompt d'habitude par la consommation du premier acte sexuel, et s'efface par l'accouchement. Son existence chez les vierges est à peu près constant. Pourtant on l'a trouvé effacé chez des petites filles qui venaient de naître, tandis qu'il peut rester intact après la copulation ; aussi la présence ou l'absence de cette cloison ne fournit-elle que des présomptions de virginité ou de défloration ; il n'en est pas de même de sa déchirure, qui a une toute autre valeur aux yeux du médecin.

974. **Hyoïde (Os).** — Petit os, situé à la partie antérieure et moyenne du cou, entre la base de la langue et le larynx.

975. **Hypéralgie.** — Hypéresthésie douloureuse.

976. **Hyperchromatopsie.** — Anomalie dans la perception des impressions visuelles.

977. **Hyperchrinie.** — Augmentation plus ou moins considérable d'une sécrétion.

978. **Hyperéphidrose.** — Sueur excessive.

979. **Hyperesthésie.** — Sensibilité excessive ; augmentation morbide de la sensibilité.

980. **Hypergénèse.** — Excès dans la production des parties constituantes du corps.

981. **Hyperhémie.** — Afflux du sang dans une partie quelconque ; synonyme de *congestion* (269).

982. **Hyperkinésie.** — Convulsion (284).

983. **Hypermétropie.** — Etat d'un œil dans le quel les objets *à vingt pieds de distance* (limite de la vue distincte) viennent former leur image en arrière de la rétine, et non sur elle comme dans l'œil normal. Pour remédier à cet état, il faut que le sujet porte des verres

convexes ; grâce à leur emploi, l'image vient se former sur la rétine, et la vue se trouve améliorée.

984. **Hyperplasie.** — Synonyme d'*hypergénèse* (980).

985. **Hyperpyrexie.** — Fièvre (730) intense.

986. **Hypersécrétion.** — Synonyme d'*hyperchrinie* (977).

987. **Hyperthermie.** — Augmentation de la température du corps au-dessus de la moyenne 37°2 (V. 730).

988. **Hypertrophie.** — Accroissement excessif d'un organe ou d'une portion d'organe, sans altération dans sa structure intime.

989. **Hypnotique** (Agent). — Agent qui provoque le sommeil.

990. **Hypnotisme.** — Longtemps exploité par les empiriques sous le nom de *magnétisme animal*, l'hypnotisme est entré avec Braid, en 1843, dans une voie scientifique. L'hypnotisme ou *sommeil nerveux*, est un état particulier du système nerveux déterminé par des manœuvres artificielles. Les manœuvres peuvent être faites par tout le monde ; il n'y a ici *ni fluide, ni influence divinatrice*, comme le vulgaire est trop tenté de le croire. Sans insister sur les nombreux moyens qui peuvent être employés pour hypnotiser, nous dirons que sous l'influence du sommeil nerveux le sujet passe dans les trois états suivants : *Léthargie, catalepsie, somnambulisme* ; c'est dans ce dernier état que sont généralement les sujets que l'on exhibe dans les séances d'hypnotisme ; ils sont alors de véritables *automates* qui font plus ou moins rapidement tous les actes qui leur sont suggérés.

S'il est vrai que dans ces derniers temps, on a retiré quelques avantages de l'hypnotisme au point de vue thérapeutique, il ne faut pas oublier que ce moyen a de grands inconvénients ; sous l'influence de séances un peu répétées se développe une excitabilité très-vive du système nerveux, source fréquente d'accidents hystériques (1005).

991. **Hypochondres.** — Parties supérieures et latérales de l'abdomen situées de chaque côté de l'épigastre.

992. **Hypochondrie.** — Etat de tristesse et de mélancolie qui fait qu'un sujet se croit atteint d'une maladie qui n'existe pas. Cet état se rencontre assez fréquemment chez les gens nerveux; un traitement antinerveux est tout indiqué. Douches froides le matin au réveil, et *Chloral brom sodique Boissy* (2779), à la dose de trois cuillers à bouche par jour, seront utilement employés pour le combattre. Le sujet atteint d'hypochondrie est dit *hypochondriaque*.

993. **Hypogastre.** — Partie inférieure du ventre.

994. **Hypogénésie.** — Anomalie par défaut de développement.

995. **Hypoglobulie.** — Diminution dans la quantité normale des globules du sang.

996. **Hypoglose** (nerf). — Nerf crânien (12e paire), qui préside aux mouvements de la langue.

997. **Hypohéma.** — Epanchement de sang dans les chambres de l'œil.

998. **Hypopyon.** — Epanchement de pus dans les chambres de l'œil.

999. **Hypospadias.** — Vice de conformation, caractérisé par l'ouverture de l'urèthre au dessous de la verge.

1000. **Hypostatique** (congestion). — Congestion passive des poumons (V. *Poumons* : Congestion).

1001. **Hyposthénie.** — Diminution des forces.

1002. **Hypothénar** (Eminence). — Saillie située dans la paume de la main, au dessus du petit doigt.

1003. **Hystéralgie**. — Douleur d'intensité variable, ayant pour siège l'utérus. On la combattra souvent fort efficacement avec les *Cachets d'antipyrine A. Boissy* (2775); on pourra y joindre l'emploi du *Chloral bromosodique Boissy* (2779).

1004. **Hystéricisme**. — Hystérie légère. Etat nerveux.

1005. **Hystérie**. — Ainsi appelée, par ce qu'on a cru longtemps que son siège était dans la matrice (*utérus*), l'hystérie est connue dans le vulgaire sous les noms de *vapeurs*, *maux de nerfs*, *attaques de nerfs*. C'est une névrose se rencontrant dans les deux sexes, plus fréquemment chez la femme. Comme l'épilepsie (avec laquelle l'hystérie a des liens assez étroits de parenté), l'hystérie reconnait deux formes principales : la forme *convulsive*, et la forme *non convulsive*.

Etant donné la grande fréquence de cette névrose, on nous pardonnera d'entrer dans quelques détails.

(*a*) HYSTÉRIE CONVULSIVE. — L'hystérie convulsive procède par attaques ; il en est deux variétés assez distinctes :

(*a'*) PETITE HYSTÉRIE VULGAIRE, HYSTÉRIE COMMUNE. — Quelques heures ou quelques jours avant l'attaque, se montrent quelques symptômes précurseurs : palpitations, baillements, lassitude, malaise, pleurs ou rires sans motifs, contraction du cou et du thorax (*boule hystérique*). Le plus souvent l'attaque débute par une aura ; lorsqu'elle est complète, elle est caractérisée par une sensation douloureuse qui part de l'ovaire (*ovarie*), gagne le creux épigastrique (*constriction épigastrique*), remonte le long du sternum (*sensation de boule*), arrive au larynx (*strangulation*), et se termine par des phénomènes céphaliques (sifflements d'oreille, obscurcissement de la vue). A ce moment l'attaque commence, la malade tombe, *ayant eu le temps de choisir le lieu de sa chûte* (en cela l'attaque diffère de l'attaque épileptique), et sans perdre immédiatement connaissance. Elle pousse des cris, elle suffoque ; aussi porte-t-elle violemment la main à son cou, déchirant tout ce qui peut gêner sa respiration. C'est au milieu de cet état que commencent les convulsions ; elles sont essentiellement *cloniques*, très étendues et très désordonnées. Après une durée variable suivant le nombre des *accès* qui constituent l'*attaque*, celle-ci se termine par d'abondantes larmes, ou par l'émission d'urines incolores. Les attaques se répètent à intervalles variables.

(*b'*) Grande hystérie ; hystérie épileptiforme. — Assez rare, elle diffère de la précédente, en ce qu'elle est précédée par une phase épileptiforme complète (convulsions toniques, puis cloniques et résolution).

(*b*) Hystérie non convulsive. — Les manifestations non convulsives de l'hystérie sont excessivement variables ; elles peuvent porter sur tous les appareils ; nous ne pouvons y insister. Signalons seulement parmi les plus fréquentes de ces manifestations : l'*hémianesthésie*, les *névralgies*, les *paralysies*, les *contractures*, les *troubles digestifs*, les *troubles des organes des sens*, etc.

L'hystérie, dont nous venons d'esquisser les grands traits, apparaît généralement vers l'âge de la puberté. L'hérédité la prépare ; les émotions, les chagrins, l'amour malheureux, l'imitation en sont les causes les plus habituelles. L'hystérie ne frappe pas que les hommes qui ont les caractères du féminisme comme on pourrait le croire au premier abord ; elle atteint aussi les hommes adultes, solides et robustes. Si l'hérédité maternelle joue le plus grand rôle dans le développement de l'hystérie essentielle chez l'homme, il faut bien reconnaître aussi que l'intoxication par le plomb, par le mercure, et par l'absinthe, sont chez lui, les causes ordinaires de l'hystérie secondaire ou symptômatique.

Sans avoir la gravité de l'épilepsie, l'hystérie ne doit pas être regardée comme une affection légère ; si elle ne détermine pas toujours des accidents graves (paralysies, contractures) dont on ne prévoit pas la fin, elle est toujours une source de tourments pour le malade, et d'inquiétude et de sollicitude constantes pour la famille. L'hystérie, quelle qu'en soit la forme, ne doit donc jamais être négligée ; elle doit au contraire être combattue toujours de la façon la plus énergique. C'est ici le triomphe de l'eau froide et du bromure. L'enveloppement dans le drap mouill. ou la douche doit être, chaque matin au reveil, donné au malade ; en même temps on donnera une solution bromurée, ou ce qui vaut mieux le *Chloral bromosodique Boissy* (2779), qui réunit les deux plus puissants sédateurs du système nerveux. Dans les cas moyens, on se contentera de trois cuillers à bouche par jour, le matin, à midi et le soir. Dans les cas graves, on pourra sans inconvénient doubler la dose. Ce double traitement : l'eau froide et le *Chloral bromosodique Boissy* (2779), doit être longtemps continué, car ce n'est qu'au bout de plusieurs mois de traitement qu'on voit s'améliorer cette affection. Dans le cours de l'hystérie, il n'est pas rare de constater une diminution assez notable de l'appétit, ce qui à la longue entraîne un état plus ou moins marqué de faiblesse et d'anémie. Lorsque cette indication se présentera, on ne devra pas la négliger ; le faire en effet serait s'exposer à des troubles sérieux et définitifs de la santé générale. La *Tein-*

ture apéritive Brinton (2828), et le *Vin hématogène Delouche* (2831), sont absolument indiqués ; sous leur influence, on verra vite se régulariser l'appétit, et s'améliorer l'état général.

1006. **Hystérocèle.** — Hernie de la matrice.

1007. **Hystéro-Épilepsie.** — Grande hystérie ; hystérie compliquée d'accidents épileptiformes.

1008. **Hystéromètre.** — Sonde utérine.

1009. **Hystéroptose.** — Chûte de la matrice ; renversement de l'*utérus*. (V. *ce mot*).

1010. **Hystérorrhagie.** -- (V. *Métrorrhagie*).

1011. **Hystérotomi** — *Opération césarienne.* Opération consistant à inciser le col et même les parois de la matrice pour faciliter l'extraction du fœtus. Cette opération se fait, lorsqu'au moment de l'accouchement le col induré ou squirrheux apporte des obstacles insurmontables à la sortie du fœtus.

I

1012. **Ichor.** — Sérosité sanguinolente mêlée de pus que laissent écouler certains ulcères, et les tumeurs ulcérées.

1013. **Icthyose.** — Affection congénitale de la peau caractérisée par la sécheresse, la rugosité, l'aspect écailleux de la peau, et l'exagération des saillies papillaires. Tantôt les écailles sont grisâtres, nacrées (*i. nacrée*), tantôt elles sont noires (*i. nigra*), tantôt enfin elles ont l'apparence de la corne (*i. cornée*).

1014. **Ictère.** — On donne le nom d'ictère à la présence de la bile dans le sang, se traduisant par la coloration jaune de la peau et des muqueuses (*jaunisse*), et par l'élimination par l'urine des pigments biliaires. L'ictère est un symptôme commun à des états pathologiques très divers ; *maladies du foie* (congestion, hépatites aiguës, cirrhose hypertrophique, etc.), *maladies générales graves*, (pneumonie, pleurésie, érysipèle, brûlures), *fièvres* (fièvre jaune, fièvres palustres), *empoisonnements* (par l'alcool, le chloroforme, l'éther, le venin des serpents à sonnette, etc.), en sont habituellement la cause. Ajoutons encore que parfois une violente émotion chez un sujet très bien portant suffit à déterminer l'apparition de l'ictère.

Le sujet atteint d'ictère présente une coloration jaune plus ou moins foncée, se bornant tantôt aux conjonctives, à la muqueuse sublinguale, tantôt envahissant toute la face, et même tout le reste du corps. Les urines sont épaisses, rares, très-brunes, couleur acajou. Les matières fécales sont tantôt complétement décolorées, grisâtres, très dures, assez analogues à de l'argile (*i. biliphéique*), tantôt bilieuses, verdâtres, molles ou même liquides (*i. hémaphéique*). Enfin il existe toujours des troubles digestifs plus ou moins accentués. La marche, la durée et les terminaisons de l'ictère sont entièrement subordonnées à ses causes ; nous ne pouvons y insister. Il en sera de même du traitement que seul le médecin pourra prescrire.

1015. **Ictère** (grave). — *Ictère typhoïde, Ictère hémorrhagique.* Affection très-grave, survenant souvent comme complication d'une autre maladie du foie, se traduisant par des hémorrhagies multiples, des symptômes nerveux excessivement sérieux, et se terminant le plus généralement par la mort.

1016 **Ictus**. — Manifestation morbide se déclarant subitement : *Ictus apoplectique, Ictus épileptique*. (V. 85 et 597).

1017. **Idéation.** — Acte cérébral qui préside à la productions des idées.

1018. **Idiopathie.** — Maladie qui existe par elle-même.

1019. **Idiosyncrasie.** — Disposition par suite de laquelle chaque individu est plus ou moins propre à contracter, ou à éviter telle ou telle maladie.

1020. **Idiotie.** — Forme congénitale d'aliénation mentale, caractérisée par l'absence d'intelligence ; elle coïncide avec un défaut de développement de l'encéphale. Le plus généralement elle s'accompagne de plus ou moins graves altérations physiques. L'individu en état d'idiotie (*idiotisme*) s'appelle un *idiot*.

1021. **Iléo-Cœcale** (valvule). — Valvule située à l'embouchure de l'intestin grêle dans le cœcum, et destinée à empêcher le retour des produits excrémentiels du gros intestin dans l'intestin grêle. Elle est connue sous le nom de *Barrière des apothicaires*, car elle oppose une barrière absolue aux diverses injections (gaz ou liquides) faites dans le gros intestin.

1022. **Iléon.** — Troisième portion de l'intestin grêle.

1023. **Iléus.** — (V. 1091 (*b*)).

1024. **Iliaque** (artère). — Branches de bifurcation de l'aorte abdominale, les artères iliaques apportent le sang au bassin et à tout le membre inférieur.

1025. **Iliaque** (os). — (V. 312).

1026. **Illusion.** — Impression réelle, mais modifiée pathologiquement pendant sa transmission.

1027. **Imbécillité.** — Faiblesse d'esprit, tenant à une insuffisance de développement des lobes cérébraux.

1028. **Imminence** (morbide). Etat de l'organisme précurseur de la maladie.

1029. **Immunité** (morbide). — Conditions idiosyncrasiques qui font que certaines personnes échappent à une maladie règnante.

1030. **Impaludisme**. — (V. *Paludéenne infection*).

1031. **Imperforation**. — Occlusion permanente d'ouvertures, ou de canaux qui normalement doivent être libres et communiquer avec l'extérieur.

1032. **Impétigo.** — Maladie caractérisée par une éruption de petites pustules, pressées les unes à côté des autres, pustules laissant écouler un liquide séro-purulent, qui donne lieu à la formation de croûtes couleur de miel. La plupart des auteurs rangent l'impétigo dans la classe des eczèmas; il constitue pour eux l'*Eczéma impétigineux* (V. 506); pour le vulgaire, c'est la *Gourme*, ou *Croûtes de lait*. Les respecter est un préjugé si bien enraciné que le médecin a toutes les peines du monde à le détruire; il faut pourtant bien savoir qu'il faut les faire disparaître, et qu'on peut y arriver sans dangers, si on a soin de purger légèrement l'enfant et de lui donner quelques dépuratifs: *Rob dépuratif Deroy* (2817) par exemple.

1033. **Impuissance**. — Inaptitude à opérer le coït, quelle qu'en soit la cause : l'âge, les excès vénériens, la masturbation, l'abus des liquides alcooliques, l'anémie, certaines affections du cerveau ou de la moelle épinière peuvent déterminer cet état, qui nécessite un traitement fort variable suivant les circonstances où il se produit. Toniques d'une part, *Vin hématogène Delouche* (2831) et *Poudre mangano-ferrugineuse de Laroche* (2815), calmants d'autre part, *Chloral bromosodique Boissy* (2779) rendent dans bien des cas des services signalés.

1034. **Inanition**. — Epuisement par défaut de nourriture.

1035. **Inappétence**. — Manque d'appétit. Quelquefois on se trouve bien pour stimuler l'appétit de prescrire quelques amers ; la *Teinture apéritive Brinton* (2828), à la dose d'une cuiller à dessert avant chaque repas, donne dans ces cas des résultats inespérés.

1036. **Incision**. — Division méthodique des parties molles avec un instrument tranchant.

1037. **Incisives** (dents). — (V. 384).

1038. **Incontinence** (d'urine). — Ecoulement involontaire de l'urine par le canal de l'urèthre. Trois cas bien différents peuvent se présenter :

(*a*) INCONTINENCE VRAIE. — L'urine s'écoule involontairement au dehors, goutte à goutte, au fur et à mesure qu'elle arrive dans la vessie ; celle-ci ne renferme pas d'urine. Cette incontinence qui tient à ce que le sphincter vésical ne peut agir est fort difficile à combattre.

(*b*) INCONTINENCE PAR REGORGEMENT. — L'urine s'écoule involontairement au dehors, goutte à goutte, mais la vessie est pleine, le sphincter a conservé toute sa contractilité. Cette incontinence, qui n'est que l'expression d'une rétention d'urine portée à ses dernières limites, se montre surtout dans les hypertrophies de la prostate. (V. *Prostate* et *Rétention d'urine*).

(*c*) INCONTINENCE NOCTURNE D'URINE. — L'urine s'accumule en quantité plus ou moins grande dans la vessie, mais pendant le sommeil elle est évacuée involontairement. Cette troisième variété, que l'on ne rencontre que chez les enfants, cède assez difficilement ; la *belladone* et la *noix vomique* semblent être les meilleurs agents du traitement ; le médecin seul peut en spécifier l'emploi.

1039. **Incubation.** — Temps qui s'écoule entre l'action d'une cause morbifique sur l'économie animale et l'invasion de la maladie. Ce temps, nécessaire pour que le principe virulent puisse se transmettre à toute la substance, constitue la *période d'incubation* des maladies.

1040. **Incurable.** — Cette expression s'applique, et aux maladies qu'on ne peut guérir, et aux personnes atteintes de ces maladies.

1041. **Incurvation.** — Etat de courbure portant généralement sur les os. (V. *Rachitisme*).

1042. **Indigestion.** — Trouble passager et subit des fonctions digestives, survenant quelques heures après l'ingestion d'un repas trop copieux, ou composé d'aliments de mauvaise qualité ; un refroidissement, une émotion morale vive, peuvent déterminer aussi une indigestion. Tantôt il y a simplement un peu de pesanteur stomacale, quelques renvois acides, et un peu de ballonnement du ventre ; une *infusion légère de thé* ou de *camomille*, additionnée d'un peu *d'eau de fleur d'oranger* fait disparaître le plus généralement cet état de malaise. Tantôt ces symptômes sont suivis de hoquets, de nausées, et même de vomissements ; ceux-ci passés, l'estomac étant totalement débarrassé, tout rentre ordinairement dans l'ordre. Si les vomissements ne pouvaient se produire, on peut les provoquer en titillant la luette, ou en administrant un peu d'*ipéca*.

L'indigestion est un trouble passager qui ne demande ordinairement aucun traitement. Dans quelques cas pourtant se montrent quelques phénomènes nerveux (maux de tête, crampes d'estomac, mouvements spasmodiques, etc.), qui fatiguent beaucoup le sujet ; quelques cuillers à bouche de *Chloral Bromosodique Boissy* (2779) suffiront généralement pour faire disparaître ces phénomènes nerveux. Les jours qui suivront l'indigestion, il sera bon de surveiller attentivement l'alimentation du sujet; quelquefois, notamment quand il existe des borborygmes et des coliques intestinales, il faudra donner un purgatif : 4 à 5 *Pilules laxatives savonneuses Boissy* (2801) le lendemain matin de l'indigestion rempliront ce but, sans occasionner la moindre fatigue.

Les indigestions sont fort fréquentes chez les enfants en bas âge; elles tiennent le plus généralement à un défaut d'alimentation de l'enfant (allaitement mal réglé, nourriture mal proportionnée à l'estomac de l'enfant). On ne devra jamais négliger ces indigestions, car en se répétant elles pourraient amener une dyspepsie qui compromettrait beaucoup la santé de l'enfant. On devra toujours, en présence d'une indigestion chez l'enfant, en rechercher activement la cause, que le plus généralement on trouvera aisément, si l'on surveille avec soin l'alimentation de l'enfant.

1043. **Indolent.** — Qui n'est le siège d'aucune douleur. Ex : *Tumeur indolente.*

1044. **Induration.** — Endurcissement du tissu d'un organe, l'induration est un des modes de terminaison de l'*inflammation.* (1058).

1045. **Inertie** (utérine). — Etat de l'utérus qui ne revient pas sur lui-même après l'expulsion du fœtus (764); il donne souvent lieu à des hémorrhagies fort graves.

1046. **Infantile** (choléra). — (V. 1901 (*a*).

1047. **Infarctus.** — Altération limitée au département d'une artériole oblitérée par *embolie* ou *thrombose* (V. *ces mots*). On les rencontre surtout dans les viscères : *Rate, foie, poumons, reins.*

1048. **Infectant** (chancre). — (V. 214 (*b*).

1049. **Infection.** — Action exercée sur l'économie par les agents infectieux (miasmes, microbes, virus, etc.).

Les maladies déterminées par cette action sont dites *maladies infectieuses*.

1050. **Infection** (miasmatique). — (V. *Paludéenne infection*).

1051. **Infection** (puerpuérale). — (V. *Puerpuéral*).

1052. **Infection** (purulente). — *Pyohémie*. Etat morbide ayant pour point de départ une plaie dont les produits infectent le sang, l'infection purulente est caractérisée par des lésions diverses, dont le dernier terme est la formation d'abcès multiples, dits *abcès métastatiques* (1 (d)). L'infection purulente se déclare en moyenne 4 ou 10 jours après la blessure, ou l'opération. Elle s'annonce par un frisson intense, prolongé, une fièvre vive à grandes oscillations, une accélération de la respiration, et des changements dans la plaie qui devient grisâtre et prend un mauvais aspect. Ces symptômes s'aggravent les jours suivants, et entraînent le plus souvent la mort du malade. Grâce au progrès de la chirurgie moderne, et surtout à l'emploi constant d'une antisepsie rigoureuse, l'infection purulente est une complication qui a presque totalement disparu de nos jours.

1053. **Infection** (putride). — (V. *Septicémie* chronique).

1054. **Infiltration.** — Engorgement mou, non inflammatoire, dû à la présence d'un liquide répandu entre les éléments anatomiques (514) des tissus organiques.

1055. **Infiltration** (sanguine). — (V. 493).

1056. **Infiltration** (urineuse). — Distension du tissu cellulaire du périnée, des bourses, etc., par un épanchement d'urine, consécutif à la rupture des parois vésicales ou uréthrales ; elle s'accompagne ordinairement d'une fièvre, dite *Fièvre urineuse*.

1057. **Infirmité.** — Altération définitive, abolition, ou absence d'une fonction quelconque chez un individu parfaitement bien portant sous tous les autres rapports.

1058. **Inflammation.** — *Phlegmasie*. Etat d'une partie rouge, chaude, tuméfiée, douloureuse, et devenue le siège d'un travail particulier d'exsudation. L'inflammation est un phénomène assez complexe auquel on peut reconnaître deux phases : Une première, *phase de congestion et d'exsudation*, pendant laquelle sortent des vaisseaux certains éléments du sang (globules blancs, plasma), qui constituent l'*exsudat* (V. *ce mot*) *inflammatoire*. A la fin de cette première phase, l'inflammation peut avoir deux destinées différentes : La *résolution*, c'est-à-dire le retour à l'état normal des parties enflammées ; la *formation de produits nouveaux* : ceux-ci sont, tantôt du pus (*Suppuration*), tantôt des formations conjonctives (*Néo-membranes, hypertrophies* ou *scléroses*).

L'inflammation, dont les causes sont fort multiples, se traduit par de la rougeur, de la chaleur, de la douleur et de la tuméfaction de la partie enflammée, ainsi que par une fièvre plus ou moins vive. Son traitement varie naturellement avec la partie qui en est le siège.

1059. **Influenza.** — Synonyme de *bronchite épidémique*, de *grippe* (V. 857).

1060. **Infundibuliforme.** — Qui a la forme d'un entonnoir.

1061. **Ingesta.** — Toutes les substances (aliments, boissons, assaisonnements) qui, à l'état de santé, sont destinées à être introduites dans le corps par les voies digestives.

1062. **Ingestion.** — Introduction des aliments dans les voies digestives (bouche, estomac).

1063. **Inguinal** (canal). — Canal situé au-dessus du pli de l'aîne, destiné à laisser passer chez l'homme le *cordon spermatique*; il présente deux orifices, ou anneaux, l'un externe (*anneau inguinal externe*), l'autre interne (*anneau inguinal interne*).

1064. **Inguinale** (hernie). — Hernie qui se fait par le canal inguinal ; elle est *complète* ou *incomplète* suivant qu'elle a traversé tout le canal, ou qu'elle s'est arrêtée dans son parcours (*pointe de hernie*).

1065. **Inhalation.** — Absorption par les poumons.

1066. **Injection.** — Introduction avec une seringue d'un liquide dans une cavité du corps, pour remplir une indication thérapeutique.

1067. **Innervation.** — Ensemble des actions nerveuses. L'appareil de l'innervation remplit un triple rôle ; il préside à l'accomplissement des mouvements volontaires et involontaires, à l'exercice de la sensibilité générale et spéciale, et à la manifestation des actes intellectuels.

1068. **Inoculables** (maladies). — Affections qui sont susceptibles d'être inoculées.

1069. **Inoculation.** — Opération par laquelle on introduit artificiellement dans l'économie le principe matériel d'une maladie contagieuse. (V. *Vaccin*, *Variole*, *Rage*).

1070. **Inopexie.** — Augmentation de la coagulabilité de la fibrine (V. *Sang*), par suite de laquelle elle se solidifie spontanément dans l'économie.

1071. **Inquiétude.** — Synonyme d'*anxiété*. Ce mot,

assez souvent employé au pluriel, désigne des douleurs vagues, peu intenses, siégeant ordinairement dans les jambes.

1072. **Insalivation.** — Imprégnation des aliments par la salive (V. 452).

1073. **Insanité.** — (V. 767).

1074. **Insensibilisation.** — Production de l'insensibilité par des anesthésiques (50).

1075. **Insensibilité.** — (V. 49).

1076. **Insidieuses** (maladies). — Affections qui au début ne paraissent pas aussi graves qu'elles le sont réellement ; elles mettent souvent en défaut l'attention du médecin.

1077. **Insolation.** — Vulgo *Coup de soleil.* Effet produit sur une partie quelconque du corps par l'action d'un soleil ardent.

1078. **Insomnie.** — Privation de sommeil. Des divers moyens employés pour donner le sommeil, l'un des plus simples et des meilleurs est sans contredit le *Chloral bromosodique Boissy* (2779) : 1 ou 2 cuillers à bouche le soir, suffisent généralement pour provoquer un sommeil réparateur.

1079. **Inspiration.** — Premier mouvement de la respiration, l'inspiration est l'acte par lequel l'air entre dans les poumons.

1080. **Insuffisance** (aortique, mitrale). — (V. 53 : II).

1081. **Intense** (maladie). — Maladie dont les symptômes se manifestent avec une grande force, une grande violence.

1082. **Intention**. — La réunion des plaies se fait par première ou seconde intention.

La *réunion par première intention*, est la réunion *immédiate* et *sans suppuration* des lèvres d'une plaie mise en contact.

La *réunion par seconde intention*, est la réunion *médiate et après suppuration*. Les lèvres de la plaie, au lieu de s'agglutiner immédiatement, restent séparées, se recouvrent de bourgeons et suppurent. La durée de la cicatrisation est dans ce second cas plus longue que dans le premier.

1083. **Intercostal**. — Cette épithète s'applique aux vaisseaux, aux nerfs, aux muscles et aux espaces situés entre les côtes.

1084. **Intercostale** (névralgie). — Se rencontrant surtout à gauche, principalement chez la femme anémique, chlorotique ou nerveuse, elle se traduit par des accès de douleur survenant plus ou moins fréquemment, et par une douleur continue, exaspérée par la pression, surtout en certains points (*points douloureux*). Localement on appliquera une ou deux sangsues, un petit vésicatoire, ou quelques ventouses scarifiées. Mais ce traitement local ne suffit pas ; un traitement général s'impose, variable d'ailleurs suivant l'état général du sujet.

Chez les anémiques, les chlorotiques, on aura recours aux toniques, au fer, au quinquina : *Vin hématogène Delouche* (2831), *Pilules toniques du Dr Raison* (2803) ou *Poudre mangano-ferrugineuse de Laroche* (2815) seront très utilement employés.

Chez les personnes nerveuses, ce sera au contraire au *Chloral bromosodique Boissy* (2779) qu'on aura recours ; 3 cuillers à bouche le matin, à midi, et le soir pendant quelques jours, donneront les meilleurs résultats. En cas d'échec, il ne faudra pas oublier les *Cachets d'antipyrine A. Boissy* (2775) ; leur emploi est en effet souvent suivi de succès.

1085. **Intermittences.** — Intervalles qui séparent les accès d'une fièvre, ou d'une maladie, durant lesquels la santé générale est parfaite.

1086. **Intermittente** (fièvre). — (V. *Paludéenne infection*).

1087. **Internes** (maladies). — Les maladies internes sont celles qui ont leur siège dans un organe intérieur. Elles sont du ressort de la médecine ; c'est pour cela qu'on désigne celle-ci sous le nom de *pathologie interne*.

1088. **Interne** (étranglement). — (V. 1091 *(b)*).

1089. **Interstitiel.** — Qui est placé dans les intervalles séparant les molécules d'un corps.

1090. **Intertrigo.** — Erythème qui s'observe dans les régions où la peau se trouve en contact avec elle-même : aisselles, face interne et supérieure des cuisses, plis de l'aîne, plis du cou, etc. Cet érythème, que l'on rencontre principalement chez les personnes grasses, donne lieu à des démangeaisons assez vives, et à un suintement constant, produisant des excoriations assez rebelles. On fait disparaître l'intertrigo en lavant soigneusement les parties malades avec une solution astringente (*tannin, alun* etc.), puis en les saupoudrant avec un peu de *poudre de talc*, ou *de lycopode* La guérison toutefois ne peut être espérée, que si l'on évite complètement le frottement des parties malades.

1091. **Intestin.** — Long conduit musculo-membraneux, qui s'étend depuis l'estomac jusqu'à l'anus, en décrivant de nombreuses circonvolutions, l'intestin est situé dans la cavité abdominale, derrière les parois de l'abdomen, dont il se trouve séparé par l'épiploon (608). Il mesure environ sept fois la longueur du corps ; son calibre assez étroit dans la plus grande partie de son étendue, s'élargit dans sa partie terminale. On divise l'intestin en deux portions distinctes : L'*intestin grêle*, qui forme environ les 4/5 de la longueur totale, s'étend de l'estomac à la seconde portion ; celle-ci ou *gros intestin* se continue avec l'intestin grêle au niveau de la région illiaque droite. Au point de réunion des deux parties, se trouve une valvule, *valvule iléo-cæcale* ou *barrière des apothicaires*, disposée de telle sorte que le bol fécal peut passer de l'intestin grêle dans le gros intestin, mais ne peut refluer de ce dernier dans le premier. Chaque portion de l'intestin, se subdivise, en trois parties distinctes : L'intestin grêle, ou *duodenum*, *jéjunum* et *iléon* ; le gros intestin en *cæcum*, *colon*, *rectum*.

Les parois de l'intestin sont formées de trois tuniques : une tunique musculaire, qui préside aux divers mouvements nécessaires à la progression du bol fécal, une tunique cellulo-fibreuse qui double et renforce les parois intestinales, et une tunique muqueuse à laquelle est dévolue la sécrétion du suc intestinal. Dans cette tunique se trouvent aussi de nombreux follicules lymphatiques (*Follicules clos*) isolés ou réunis en plaques (*Plaques de Peyer*) ; ils jouent un grand rôle dans l'absorption intestinale.

Les maladies de l'intestin sont nombreuses ; elles méritent de nous retenir quelques instants.

(*a*) Inflammation des intestins. — L'inflammation des intestins ou *Entérite* se rencontre à l'état aigu et à l'état chronique ; elle a pour siège l'intestin grêle ou le gros intestin.

(*a'*) L'*entérite aiguë*, plus fréquente dans les saisons chaudes, reconnaît généralement pour causes un refroidissement, quelquefois l'abus des boissons froides, des fruits verts, etc. Elle se traduit par des coliques plus ou moins vives, et une diarrhée jaunâtre, constituée par de la sérosité, des mucosités et de la bile. L'appétit est diminué ou aboli, la soif vive, la langue chargée, le ventre ballonné et douloureux. Le plus généralement tous ces symptômes s'amendent rapidement, et la maladie se termine en quelques jours. Il n'en est pas toujours ainsi chez le vieillard, et surtout chez l'enfant où l'entérite aiguë entraîne un pronostic fort grave. L'entérite, si fréquente dans les deux premières années de la vie de l'enfant est causée par la dentition, ou plutôt par une alimentation de mauvaise qualité, ou mal proportionnée à l'âge de l'enfant ; elle amène rapidement si l'on n'intervient pas, la mort de l'enfant (*Entérite cholériforme*, *Choléra infantile*).

Chez l'adulte, on administre tout d'abord un purgatif : 5 *Pilules savonneuses laxatives Boissy* (2801) ; puis on surveille pendant quelques jours soigneusement l'alimentation, et on donne de *l'eau de riz* ou de *l'eau albumineuse*, sucrée avec un peu de *sirop de coing* ou de *ratanhia*. Dans les cas graves, on a recours à l'*Elixir anticholérique du Dr Tardieu* (2786).

Chez l'enfant on doit régler l'alimentation de la façon la plus rigoureuse et donner du *Sirop Lactique Bascourret* (2820), le meilleur antidiarrhéique de l'enfant : 12, 15 et même 20 cuillers à café par jour administrées toujours quinze ou vingt minutes après les tétées.

(*b'*) L'*entérite chronique*, dont le siège de prédilection est le gros intestin, a pour principal caractère, tantôt une constipation opiniâtre (*Colite sèche*), tantôt une diarrhée plus ou moins abondante (*Colite diarrhéique*). Dans le premier cas, on se trouve bien de l'usage continu de purgatifs légers à petites doses : 1 ou 2 *Pilules savonneuses laxatives Boissy* (2801). Dans le second cas on purgera aussi, mais de temps en temps, le sujet : 2 à 3 *Pilules savonneuses laxatives Boissy* (2801), prises le matin au premier déjeûner, remplissent très bien cette indication ; on lui donnera aussi d'une façon à peu près continue à la dose de 2 à 3 cuillers à bouche l'*Elixir anticholérique du Dr Tardieu* (2786). Ce qui réussit le mieux, toutefois, c'est un régime alimentaire sévère ; le *lait* seul ou associé à la *viande crue* donnent dans ces cas les meilleurs résultats.

A côté de ces deux formes de colites, nous devons placer la *Dysenterie*, inflammation ulcéreuse et contagieuse du gros intestin. Régnant d'une façon endémique dans les pays chauds (Sénégal, Cochinchine, Mexique, Antilles, Indes, Algérie, etc.), elle se montre chez nous seulement au moment des grandes chaleurs, et disparaît vers la fin de l'automne ; l'eau de mauvaise qualité, l'usage des boissons froides et des fruits verts favorisent son développement. Après un à deux jours de diarrhée, les selles deviennent *dysenteriques*, elles ressemblent d'abord à des glaires, puis à du frai de grenouille, à de la raclure de boyaux ; ces selles, dont le nombre varie suivant la gravité de la maladie, s'accompagnent de douleurs abdominales vives, d'épreintes (faux besoins) et de ténesme rectal et souvent vésical. Contre cette affection pénible un traitement énergique doit être tenté ; on essaiera d'abord l'*Elixir anticholérique du Dr Tardieu* (2786) ; mais si l'affection a tendance à prendre quelques gravité, il faudra le plus tôt possible avoir recours à un médecin.

(*b*) Occlusion intestinale. — Sous les noms multiples d'*iléus*, de *volvulus*, de *colique de miserere*, *d'étranglement interne*, *d'occlusion intestinale*, on désigne un arrêt complet des matières fécales, accompagné de douleurs vives, de ballonnement du ventre, et de vomissements incoërcibles, accidents qui se terminent généralement par la mort lorsque le sujet est abandonné à lui-même. L'occlusion intestinale reconnaît diverses causes : tantôt c'est un *rétrécissement* du calibre des intestins, consécutif à une altération de leurs parois (cancer, polypes), ou à une cicatrice suite d'ulcérations (dysenterie, tuberculose, syphilis), — tantôt c'est une torsion de l'intestin sur lui-même, *volvulus* ; — tantôt c'est une pénétration d'une partie d'intestin dans un autre, *invagination* ; — tantôt c'est un *étranglement interne*, analogue à l'étranglement herniaire ; — tantôt enfin l'occlusion est due à une *obstruction intestinale* (accumulation de matières fécales, calculs biliaires, concrétions intestinales, ascarides lombricoïdes réunis en paquets, etc.).

Suivant la cause productrice, l'occlusion intestinale débute brusquement ou plus lentement. Une fois établie, on constate la suppression complète des gardes-robes et des gaz, des vomissements d'abord alimentaires et bilieux, puis fécaloïdes, c'est-à-dire ayant l'aspect et l'odeur des déjections diarrhéiques. Le ballonnement du ventre est excessif ; la douleur est vive, intolérable parfois, surtout en un point de l'abdomen ; le sujet est rapidement abattu, prostré ; le pouls est petit, fréquent ; la face pâle, amaigrie, grippée ; la voix affaiblie, grêle, cassée. En face de ces graves symptômes, la présence du médecin s'impose ; seul en effet il est apte à juger la conduite à tenir.

(*c*) Vers intestinaux. — Plusieurs espèces d'helminthes peuvent vivre dans l'intestin ; les uns sont cylindriques, les autres sont rubanés ; les premiers sont appelés *nématoïdes*, les seconds *cestoïdes*.

(*a'*) Vers nématoïdes. — Les vers nématoïdes ou

cylindriques sont l'*ascaride lombricoïde*, le *tricocéphale* et l'*oxyure vermiculaire*.

L'*ascaride lombricoïde* est un ver blanc ou rosé, cylindrique, effilé à ses deux extrémités, mesurant quinze à vingt centimètres de long. Habitant l'intestin grêle, l'ascaride peut passer complètement inaperçu, ou révéler sa présence par divers troubles gastro-intestinaux ; il n'est pas rare de le voir sortir par l'anus ou par la bouche. Le *semen-contra*, la *santonine*, sont ordinairement employés pour le combattre.

Le *tricocéphale*, petit ver à extrémité postérieure renflée, mesure trois à cinq centimètres. Habitant le cœcum, il ne donne lieu à aucun trouble spécial.

L'*oxyure vermiculaire* est un petit ver blanc de un à deux centimètres que l'on trouve très-fréquemment à la partie inférieure du rectum, où il détermine de vives démangeaisons. Des *lavements d'eau salée* ou *d'eau vinaigrée* suffisent généralement pour chasser et détruire les oxyures.

(*b'*) VERS CESTOIDES. — Les vers rubanés sont uniquement représentés chez l'homme par les tœnias : *tœnia armé ou tœnia solium*, et *tœnia inerme*, habitant l'intestin grêle ; ils peuvent passer à peu près complètement inaperçus, ou traduire leur présence par des troubles *gastro-intestinaux* plus ou moins accentués. Le *kousso*, la *racine de grenadier sauvage*, l'*huile éthérée de fougère mâle*, le *Vermicide américain* (2830) sont généralement employés presque toujours avec succès.

1092. **Intestinale** (hémorrhagie). — *Entérorrhagie*. Elle se rencontre, tantôt à la suite de *lésions traumatiques* (plaies) ou *organiques* (dysenterie, fièvre typhoïde, cancer, etc.) *des intestins* ; tantôt dans le cours des *maladies adynamiques* (fièvres éruptives hémorrhagiques, scorbut, purpura, fièvre jaune, etc.). Absolument subordonnée à la destinée de la maladie dont elle n'est qu'un symptôme, l'entérorrhagie peut être foudroyante ou légère, ne se produire qu'une fois ou se répéter à diverses reprises ; elle donne lieu le plus généralement à l'issue par l'anus d'un sang noir (*melœna*). *Repos*, *glace*, et *opiacés*, telles sont les indications du traitement à suivre dans ces cas.

1093. **Intolérance.** — Impossibilité absolue de supporter un médicament.

1094. **Intoxication.** — Ensemble des accidents causés par l'absorption lente de poisons (*alcool*, *mercure*, *plomb*, *phosphore*, *etc.*) (V. *ces mots*).

1095. **Intra-utérine** (vie). — Elle commence à l'arrivée dans l'utérus de l'ovule fécondé (715) ; à partir de ce moment, on peut distinguer au nouvel être trois phases dans sa vie intra-utérine : *Ovulaire*, *embryonnaire*, et *fœtale*.

1096. **Intumescence.** — (V. *Gonflement*, *tumeur*).

1097. **Invagination** (intestinale). — (V. 1091 (*b*).

1098. **Invasion.** — Début d'une maladie.

1099. **Involontaires** (contractions ; mouvements). — Ceux qui ont lieu, indépendamment de la volonté, dans des muscles ordinairement soumis à l'influence de la motricité volontaire.

1100. **Iodisme.** — Ensemble des effets produits dans l'économie par l'usage de l'iode ou de ses composés. Ces effets (*larmoiement*, *coryza*, *acné*, etc.), se produisent parfois dès le début du traitement iodé ou ioduré. Ils semblent moins fréquents, lorsqu'on fait usage de l'iodure de sodium ; à cet effet la *Solution dépurative iodosodique Boissy* (2823) nous semble devoir être recommandée d'une façon toute particulière, dans tous les cas où l'on doit employer pendant un certain temps un traitement ioduré.

1101. **Iridectomie ; Iridotomie.** — Opération pratiquée sur l'iris, ordinairement dans le but d'établir une pupille artificielle.

1102. **Iris.** — Membrane circulaire placée au-devant du cristallin, et percée en sa partie moyenne d'une ouverture dite *pupille* (V. *Œil*).

1103. **Iritis.** -- Inflammation de l'iris, se rencontrant dans l'âge adulte et dans la vieillesse ; le rhumatisme, la goutte, la syphilis surtout en sont les causes habituelles ; elle peut succéder toutefois aux plaies de l'œil, et aux inflammations de la cornée et de la conjonctive. Cette affection, toujours grave en raison des désordres qui peuvent se produire dans l'œil, et de la fréquence des récidives, se traduit par un changement de couleur, et une paresse de l'iris, ainsi que par de violentes douleurs occupant le pourtour de l'orbite. *Onguent napolitain belladoné* autour de l'orbite, *collyre à l'atropine* constituent le traitement local. Concurremment un traitement général sera suivi ; il consiste à donner de temps en temps *4 à 5 pilules savonneuses laxatives Boissy* (2801), et d'une façon constante 3 à 4 cuillers à bouche de la *Solution dépurative iodosodique Boissy* (2823).

1104. **Irritation.** — Ce terme désigne à la fois l'action des irritants, et l'état d'une partie qui est irritée.

1105. **Ischion.** — Partie inférieure de l'os coxal (312).

1106. **Ischurie.** — Impossibilité d'uriner (V. *Rétention* d'urine).

1107. **Isthme** (de l'encéphale). — (V. 538).

1108. **Isthme** (du gosier). — Ouverture postérieure ou pharyngienne de la bouche, il se trouve compris entre le voile du palais en haut, la base de la langue en bas, les piliers du voile du palais et les amygdales sur les côtés.

1109. **Ivresse.** — Ensemble des phénomènes que détermine l'abus des boissons alcooliques. Cet ensemble disparaît quelquefois sous l'influence de l'administration de *quelques gouttes d'ammoniaque* dans un peu d'eau sucrée.

1110. **Ivrognerie.** — Etat d'ivresse devenu habituel; à la longue cet état entraîne les graves désordres de l'*alcoolisme*. (28).

J

1111. **Jactitation.** — Anxiété, agitation continuelle ; symptôme toujours grave, quand on le constate dans le cours d'une maladie.

1122. **Jambe.** — Un des segments du membre inférieur, elle correspond à l'avant-bras. Dans le vulgaire on désigne souvent sous le nom de jambe la totalité du membre inférieur.

1113. **Jaunisse.** — (V. 1014).

1114. **Jéjunum.** — Deuxième portion de l'intestin grêle, il se trouve compris entre le duodénum et l'iléon.

1115. **Jeunesse.** — Synonyme d'*adolescence* (18).

1116. **Jointure.** — (V. 96).

1117. **Jugulaires** (veines). — Nom donné aux veines placées sur les parties latérales du cou. Il en est quatre de chaque côté : *j. externe, j. interne, j. antérieure et j. postérieure.*

1118. **Jumeaux.** — Enfants nés d'un même accouchement.

1119. **Jumeaux** (muscles). — Muscles pairs, accolés l'un à l'autre. Le plus généralement on désigne sous ce nom les deux muscles assez volumineux constituant le mollet.

K

1120. **Kélotomie**. — *Cure radiale des hernies*. Opération qui a pour but d'obtenir, au niveau de l'ouverture du sac herniaire, la formation d'adhérences assez solides pour s'opposer à la sortie des viscères à travers l'anneau.

1121. **Kératite**. — Inflammation de la *cornée transparente* (293). Les diverses variétés (*k. phlycténoïde, k. ponctuée, k. interstitielle, k. vasculaire, k. suppurative*), se rencontrent principalement chez les scrofuleux. Aussi doit-on toujours, indépendamment d'un traitement local approprié aux divers cas, instituer un traitement général tonique et antiscrofuleux : Le *Vin hématogène Delouche* (2831), les *Pilules toniques du Dr Raison* (2803), se donneront concurremment avec la *Solution dépurative iodosodique Boissy* (2823). Ce traitement, longtemps continué, donnera les meilleurs résultats.

1122. **Kératocèle**. — Hernie de la cornée.

1123. **Kératomalacie**. — Ramollissement de la cornée.

1124. **Kératome**. — Tumeur formée aux dépens de la cornée.

1125. **Kératotomie**. — Incision de la cornée dans un but thérapeutique.

1126. **Kopp** (asthme de). — Asthme thymique. Dyspnée attribuée à l'hypertrophie du thymus.

1127. **Kyestéine.** — Pellicule blanchâtre que l'on trouve en plus ou moins grande quantité dans l'urine des femmes enceintes.

1128. **Kystes.** — Tumeurs chroniques ayant la forme de cavités closes, dont la surface externe se continue avec les tissus voisins, tandis que la surface interne est simplement en contact avec la matière, en général molle ou liquide, qu'ils contiennent. On peut les diviser en deux grands groupes :

(*a*) Kystes naturels — Ces kystes, constitués aux dépens d'une cavité préexistante, sont formés, tantôt par exsudation, tantôt par rétention. Aux *kystes par exsudation* appartiennent les kystes de l'ovaire, des reins, etc.; aux *kystes par rétention*, les kystes sébacés.

(*b*) Kystes accidentels. — Leur paroi s'est formée de toutes pièces. Cette formation s'est faite, tantôt sans cause appréciable, tantôt consécutivement à la présence d'un corps étranger qui a provoqué une irritation dont la paroi kystique a été la conséquence. Les *kystes dermoïdes*, les *kystes hydatiques* appartiennent à cette variété de kystes accidentels.

Les kystes se présentent sous forme de tumeurs arrondies, de volume variable, habituellement fluctuantes ; indolents par eux-mêmes, les kystes donnent pourtant lieu souvent, par suite de la compression qu'ils exercent sur les parties voisines, à des douleurs violentes. Leur évolution est assez variable; ils peuvent s'accroître incessamment, rester stationnaires, ou même s'affaisser, se rompre et guérir. Leur pronostic est bénin d'une manière générale ; toutefois certains d'entre eux (*kystes de l'ovaire* par exemple), par l'obstacle qu'ils apportent à certaines fonctions vitales, peuvent déterminer la mort.

1129. **Kystes** (dermoïdes). — Kystes ayant une paroi dont la texture ressemble à celle de la peau. Ils se rencontrent surtout dans l'ovaire, le testicule, et au niveau de la queue du sourcil. Les uns ne renferment que de la matière sébacée, les autres des poils, des cheveux, disposés souvent en touffes; dans d'autres enfin on trouve, au milieu de la matière sébacée, des dents libres ou implantées dans un fragment osseux, des plaques cartilagineuses, des masses de tissu musculaire, etc.

1130. **Kystes** (hydatiques). — Pouvant se montrer dans toutes les parties du corps, ils constituent une tumeur arrondie, lisse, fluctuante, se développant sourdement, sans douleur, et n'inquiétant le malade que par la gêne qu'elle détermine dans les mouvements, et par la compression qu'elle exerce sur les parties voisines. Leur siège de prédilection est le foie. Ils proviennent d'un petit ver rubanné, le *Tœnia nana ou tænia echinococcus*; ce tœnia long de quatre millimètres n'atteint son complet développement que dans l'intestin du chien. Ce dernier rend dans ses déjections des segments renfermant plusieurs milliers d'œufs; ces segments ou *cucurbitains* se détruisent, laissant les œufs en liberté. Ceux-ci s'attachent aux légumes, aux herbes des pâturages, et peuvent être avalés par l'homme ou un animal herbivore. Une fois introduits dans les voies digestives, on voit les parois de l'œuf se ramollir et laisser à nu un embryon; ce dernier, muni de spicules aigus, d'où son nom d'embryon *exacanthe* (à six épines), perfore les tissus, passe dans le sang, et arrive au foie, ou le plus généralement il s'arrête. Installé dans le foie, il perd ses crochets, et il sécrète autour de lui une membrane, il *s'enkyste* en un mot. Dès que la poche kystique est constituée, un liquide clair et transparent comme de l'eau de roche s'accumule dans sa cavité; bientôt de paroi interne, dite *membrane germinative*, naissent des *vésicules* ou *hydatides*, renfermant ou non des animaux parasites appelés *échinocoques*.

1131. **Kystes** (de l'ovaire). — (V. *Ovaire* : maladies).

1132. **Kystes** (sanguins ou hématiques). — Assez rares, ils se rencontrent surtout dans les veines et les capillaires ayant subi au préalable une altération : Varices, tumeurs érectiles.

L

1133. **Labial** (herpès). — (V. 931).

1134. **Laborieux** (accouchement). — (V. 6).

1135. **Labyrinthe.** — Ensemble des parties situées entre le tympan et le conduit auditif interne. (V. *Oreille*).

1136. **Lacrymal** (appareil). — L'appareil lacrymal est un appareil de sécrétion, situé au devant du globe de l'œil, en partie dans les paupières. Les divers organes qui le constituent, et dont l'ensemble forme les *voies lacrymales* sont les suivants :

(*a*) Un organe sécréteur, *glande lacrymale*, glande en grappe occupant la partie externe de l'orbite.

(*b*) Des conduits, qui, de cette glande portent les larmes dans le cul-de-sac conjonctival, *canaux de la glande lacrymale*.

(*c*) Un espace dans lequel les larmes séjournent, *lac lacrymal*.

(*d*) Des conduits qui en partent, *conduits lacrymaux*, et qui amènent les larmes dans le sac lacrymal.

(*e*) Un réservoir des larmes, dit *sac lacrymal*.

(*f*) Enfin un canal qui conduit les larmes dans le méat inférieur des fosses nasales, *canal nasal*.

Les larmes sécrétées par les glandes lacrymales traversent tout l'ensemble des voies lacrymales, pour être finalement déversées dans les fosses nasales; elles ont pour but de lubréfier le globe de l'œil, et de faciliter ses mouvements dans l'orbite. Les maladies qui atteignent cet appareil, influent diversement sur la sécrétion et le cheminement des larmes. Ces maladies que nous ne ferons que signaler peuvent atteindre :

La *glande lacrymale* (fistules, tumeurs); les *conduits lacrymaux* (oblitération ou rétrécissement amenant l'écoulement incessant des larmes sur les joues, l'*épiphora*); le *sac lacrymal* (inflammation, fistule, tumeur). Le traitement de ces diverses affections nécessite absolument la présence d'un médecin.

1137. **Lacs.** — On désigne sous ce nom, et les rubans dont se servent les chirurgiens pour faire l'extension dans les fractures et les luxations, — et le cordon que les accoucheurs appliquent sur les membres inférieurs du fœtus, pour faciliter son extraction dans les cas difficiles.

1138. **Lactation.** — Synonyme d'*allaitement* (30).

1139. **Lactée** (Diète). — Régime dans lequel les malades ne se nourrissent que de lait. Ce régime, actuellement très employé, donne les meilleurs résultats dans les maladies des *reins*, du *cœur*, de l'*estomac*, et de l'*intestin* (maladies chroniques).

1140. **Lactée** (Fièvre). — *Fièvre de lait* (737).

1141. **Lactés** (Vaisseaux). — *Chylifères*. Ainsi appelés à cause de la couleur laiteuse du liquide qu'ils charrient.

1142. **Lactescent.** — Etat d'un liquide blanc, offrant une couleur analogue à celle du lait (*urine lactescente*).

1143. **Lactifères.** — Conduits qui amènent le lait au dehors (V. 1294).

1144. **Lactoscope.** — Petit instrument destiné à mesurer la richesse du lait en matières grasses.

1145. **Ladrerie.** — Synonyme de *Lèpre des Grecs* (1177). Cette dénomination s'applique aussi à une maladie du porc, caractérisée par le développement de *Cysticerques.*

1146. **Lagophthalmie.** — Disposition vicieuse de la paupière supérieure l'empêchant de recouvrir le globe de l'œil.

1147. **Lait.** — (V. 30 et 1294).

1148. **Lait** (répandu). — Nom donné par le vulgaire aux affections survenant pendant les suites de couches. On se figure généralement, mais bien à tort, que ces affections sont dues à une déviation du lait. (V. *Puerpéralité*).

1149. **Laiteuses** (croûtes). — (V. 1032).

1150. **Laiteuses** (urines). — (V. 235).

1151. **Laiteux.** (sang). — (V. 235).

1152. **Lamineux** (tissu). — Synonyme de *tissu conjonctif* (270), de *tissu cellulaire,* etc.

1153. **Lancette.** — Petit instrument, ainsi nommé à cause de sa forme allongée, servant surtout dans l'opération de la saignée (V. *ce mot*).

1154. **Lancinante** (Douleur). — Douleur donnant lieu à des élancements.

1155. **Langue.** — La langue est un corps charnu, essentiellement musculaire, formant dans sa plus grande partie le plancher de la bouche. Les nombreux muscles, qui la composent, s'attachent et sur les parties voisines et sur une cloison fibreuse qui divise pour ainsi dire la langue en deux moitiés égales. Ils se trouvent recouverts par une muqueuse très-riche en *papilles* ; c'est dans celles-ci que se trouvent logés les *corpuscules du goût*, auxquels aboutissent les terminaisons du nerf *glosso-pharyngien* (835) nerf gustatif par excellence. Grâce à sa muqueuse, la langue est donc l'organe principal du goût ; grâce à sa musculature puissante, elle joue un grand rôle dans la parole, la préhension des aliments, la mastication, et la déglutition. Les maladies de la langue (inflammations, tumeurs) entravent plus ou moins les fonctions de cet organe.

1156. **Laparotomie.** — Anus artificiel, placé dans la région lombaire.

1157. **Larges** (ligaments). — (V. *Utérus* : ligaments).

1158. **Larmes.** — (V. 1136).

1159. **Laryngé.** — Cette épithète s'applique aux vaisseaux et nerfs du larynx, ainsi qu'à quelques affections : *Angine* laryngée (V. 53) ; *Phthisie* laryngée (V. 1166 (*b*).

1160. **Laryngisme.** — Contraction spasmodique des muscles du larynx.

1161. **Laryngite.** — Inflammation du *Larynx*. (1166 (*a*) et (*b*).

1162. **Laryngopathie.** — Maladie du larynx en général.

1163. **Laryngoscope.** — Instrument destiné à l'examen du larynx ; son emploi constitue la *laryngoscopie*.

1164. **Laryngo-trachéite.** — C'est le *rhume de poitrine* ; il consiste en une inflammation simultanée du larynx et de la trachée. Pour l'atténuer, on se trouvera bien d'employer la *Pâte pectorale parégorique Boissy* (2799) et le *Sirop pectoral parégorique Boissy* (2821).

1165. Laryngotyphus. — Accidents laryngés survenant dans le cours du typhus.

1166. Larynx. — Organe de la voix, le larynx occupe la partie supérieure des voies aériennes, qu'il surmonte à la manière d'un chapiteau ; il représente une sorte de caisse ou de boîte triangulaire, qui s'ouvre par en haut dans le pharynx, immédiatement au-dessous de la base de la langue, et qui se continue par en bas avec la trachée-artère. Situé à la partie moyenne et antérieure du cou, au devant du pharynx et de l'œsophage qui le séparent de la colonne vertébrale, il est assez superficiellement placé sous la peau ; il s'ensuit que toute une partie est facilement accessible au médecin. A cette partie se rattache une saillie, plus ou moins volumineuse suivant les individus ; elle est vulgairement connue sous le nom de *pomme d'Adam*.

Si l'on vient à examiner l'intérieur du larynx, on voit à peu près en son milieu une partie rétrécie, de forme triangulaire, la *glotte ;* celle-ci est l'espace compris entre les deux *cordes vocales inférieures*. Les dimensions variables suivant l'âge, le sexe, varient également à chaque instant pendant les différents mouvements nécessaires à l'accomplissement des deux grandes fonctions du larynx : la *phonation* et la *respiration*. Au-dessus se trouve une portion élargie, *portion sus-glottique* ou *vestibule du larynx*, à la partie inférieure de laquelle se voient deux replis assez volumineux les *cordes vocales supérieures*. Au-dessous de la glotte est enfin une portion cylindrique se continuant directement avec la trachée, la *portion sous-glottique*.

Dans la constitution du larynx entrent des cartilages, des muscles, une muqueuse, des vaisseaux et des nerfs. Les cartilages forment le squelette du larynx, ils sont au nombre de quatre principaux : en avant et sur les côtés les c. *thyroïde* et *cricoïde* ; en arrière les deux c. *aryténoïdes*. Un fibro-cartilage l'*épiglotte*, surmonte l'orifice supérieur du larynx qu'il vient recouvrir complétement au moment de la déglutition, interceptant ainsi toute communication entre les voies aériennes (*larynx*) et les voies digestives (*pharynx*). Cette occlusion est absolument nécessaire, elle doit être complète ; si elle ne l'est pas, on voit alors des parcelles alimentaires s'engager dans les voies aériennes, et occasionner des accès d'étouffement et de violentes quintes de toux. Le fait se produit lorsqu'un sujet en mangeant est pris d'un accès de rire ; tout le monde a pu le constater, inutile d'y insister. Sur ce squelette cartilagineux viennent s'attacher de nombreux muscles, à l'aide desquels cet organe remplit sa double fonction. Une muqueuse revêt la face interne du larynx ; elle tapisse complètement les diverses parties que nous avons précédemment dénommées (portion sus-glottique, glotte, cordes vocales supérieures et inférieures portion sous-glottique), puis se continue avec la muqueuse de la trachée-artère. Des vaisseaux (*vais. laryngés*) donnent la nutrition aux diverses parties constituantes du larynx. Des nerfs enfin (*nerfs laryngés*) apportent la sensibilité à la muqueuse laryngée, et la motilité aux muscles dont nous avons parlé plus haut. C'est grâce à eux que *l'espace glottique se dilate pendant la respiration, se resserre pendant la phonation*.

Dans les premières années de la vie, le larynx est peu développé; son développement commence vers l'âge de sept ans, mais ce n'est qu'à 13 ou 14 ans que ce dernier est complet. C'est à cette période, qui coïncide avec le développement des organes sexuels, que se passent les phénomènes connus sous le nom de *mue* de la voix, phénomènes surtout marqués chez l'homme.

Le larynx présidant, et à la *respiration*, et à la *phonation*, on voit tout naturellement des troubles variés de ces deux fonctions se montrer dans les diverses affections qui peuvent atteindre cet organe; les plus fréquentes sont sans contredit les *Laryngites*, qui suivent une marche *aiguë* ou *chronique*.

(*a*) Laryngites aigues. — La *laryngite catarrhale aiguë* ordinaire se montre le plus souvent à la suite d'un refroidissement; elle survient aussi dans le cours de la grippe, de la coqueluche, etc... Un enrouement plus ou moins marqué, une légère dyspnée, une douleur au niveau du larynx survenant au moment de la toux, d'ailleurs peu fréquente, en sont les symptômes habituels. La fièvre n'est accusée que dans les formes graves qui donnent alors lieu à des troubles sérieux de la respiration. Quelques jours de repos à la chambre, une révulsion légère au devant du cou (*teinture d'iode*), enfin quelques cuillers de *Sirop parégorique Boissy* (2821), ou un peu de *Pâte pectorale parégorique Boissy* (2799) auront facilement raison de cette affection dont la durée n'excède ordinairement pas huit à dix jours.

Il n'en est pas toujours de même chez le jeune enfant; la petitesse de son larynx rend plus graves et plus sérieux les troubles de la phonation et de la respiration. C'est chez lui que l'on voit survenir cette forme terrible de laryngite, la *Laryngite striduleuse ou faux croup*. L'enfant, qui s'est couché bien portant, se réveille en sursaut vers onze heures, minuit ou une heure du matin, dans une agitation fébrile considérable. Sa toux, est rauque, très-fréquente, mais *forte et bruyante*; sa respiration est entrecoupée, haletante, accompagnée pendant l'inspiration d'un sifflement laryngien strident; sa voix est enrouée, rauque, mais *jamais éteinte*. L'oppression, l'anxiété sont excessives, le visage est congestionné, les yeux expriment une profonde terreur. Au bout d'une demi-heure, une, deux ou trois heures, tous ces phénomènes cessent, et l'enfant se rendort. Des *boissons émollientes*, des *révulsifs au devant du cou*, notamment l'*application d'une éponge imbibée d'eau chaude* hâte la disparition de cette terrifiante affection qui n'a d'ailleurs aucune gravité. Bien différente dans sa marche, ses allures et sa gravité est une autre forme de laryngite, bien fréquente aussi chez l'enfant ; nous avons nommé la *laryngite diphthéritique* ou *croup* (333).

(*b*) Laryngites chroniques. — Il est diverses formes de laryngites chroniques sur lesquelles nous ne pouvons insister : La *l. catarrhale chronique*, la *l. granuleuse ou glanduleuse*, la *l. hypertrophique* donnant presqu'exclusivement lieu à un enrouement plus ou moins accentué ; elles demandent toutes trois un traitement longtemps prolongé. Les *Capsules d'Eucalyptol Delouche* (2777) rendent dans ce cas quelques services.

La *l. tuberculeuse* ou *phthisie laryngée*, manifestation assez fréquente de la tuberculose.

Les *l. syphilitiques*, survenant à la deuxième et à la troisième période de la syphilis, justiciables de la *Solution dépurative iodosodique Boissy* (2823) à hautes doses.

La *l. œdémateuse*, ou *œdème de la glotte* se montrent ordinairement comme complication d'une autre affection ; elle amène souvent une dyspnée telle que la trachéotomie est nécessaire.

(*c*) Spasme de la glotte. — Affection convulsive, propre à l'enfant du premier âge, il survient sous forme d'accès pendant lesquels la respiration est totalement suspendue. Aspersions d'eau froide sur le visage, frictions générales sur le corps au moment de l'accès ; après changement d'air, et quelques cuillers à café de *Chloral bromosodique Boissy* (2779), telles sont les indications du traitement à suivre.

(*d*) Dans le larynx peuvent se développer aussi des *tumeurs* ; de toutes les plus fréquentes sont les *polypes du larynx*, apportant par leur volume une gêne plus ou moins considérable à la double fonction de cet organe : respiration et phonation. L'extirpation en est le seul traitement rationnel.

1167. **Latente** (maladie). — Affection dont les symptômes sont obscurs. La période d'incubation des maladies contagieuses est appelée aussi *période latente*.

1168. **Latéroflexion**. — Flexion latérale de l'utérus. (V. *Utérus* : maladies).

1169. **Latéroversion**. — Renversement de l'utérus sur le côté. (V. *Utérus* : maladies).

1170. **Laxatifs**. — Médicaments produisant une légère purgation : les *Pilules laxatives savonneuses Boissy* (2801), prises à la dose de une ou deux au repas du soir, constituent un des meilleurs laxatifs ; on ne saurait trop en recommander l'emploi à tous ceux dont les fonctions intestinales sont paresseuses.

1171. **Légitimes** (maladies). — Affections qui suivent une marche régulière.

1172. **Lénitifs**. — Cette dénomination n'est pas, comme on le croit souvent, synonyme de laxatif, mais bien d'*adoucissant*.

1173. **Lenticulaire** (cataracte). — (V. 191).

1174. **Lentigo ; Lentigines**. — Taches de rousseur (V. 222).

1175. **Lentille**. — Généralement synonyme de *cris-*

tallin (330). On désigne aussi sous ce nom quelques *éphélides* (586) rappelant plus ou moins par leur forme celle de la lentille.

1176. **Léontiasis**. — Eléphantiasis (515) de la face.

1177. **Lèpre**. — *Eléphantiasis des Grecs*. Affection générale, à manifestations cutanées multiples, la lèpre est contagieuse et parasitaire. Elle revêt diverses formes : *l. anesthésique, l. maculeuse, l. tuberculeuse, l. ulcéreuse*. Dans cette affection, heureusement rare aujourd'hui, le traitement local est de peu d'importance. Toute l'attention du médecin doit se diriger sur la médication générale, qui doit être essentiellement tonique et reconstituante : *Vin hématogène Delouche* (2831), *Poudre mangano-ferrugineuse de Laroche* (2815) ou *Pilules toniques du Dr Raison* (2803) seront employés simultanément pendant toute la durée de cette cruelle maladie, dont la terminaison la plus fréquente est la mort.

1178. **Leptothrix** (buccalis). — Petits filaments se rencontrant surtout sur la surface de la langue, et dans la matière accumulée dans l'interstice des dents.

1179. **Lésion**. — Changement morbide quelconque survenu dans la situation, les rapports, la conformation, ou l'organisation intime des organes.

1180. **Léthargie**. — Sommeil profond et continuel dans lequel le malade parle quand on le réveille, et retombe aussitôt dans son premier état.

1181. **Leucocyte**. — (V. *Pus*, *Sang*).

1182. **Leucocythémie**. — *Leucémie*. Cette affection est caractérisée par une augmentation dans la proportion des globules blancs du sang ; au lieu de trouver 1 globule blanc pour 350 globules rouges, on en trouve 1 pour 20, 10 et même 3. Cet état coïncide souvent avec une augmentation des organes lymphatiques, *Lymphadénie* (V. *ce mot*). Toniques et iodures doivent être employés : *Vin hématogène Delouche* (2831), *Poudre mangano-ferrugineuse de Laroche* (2815) et *Solution dépurative iodosodique Boissy* (2823) seront donc pris concurremment pendant un temps assez long.

1183. **Leucorrhée.** — Vulgo *flueurs blanches*. Ecoulement muqueux ou muco-purulent des organes génitaux de la femme, la leucorrhée est un phénomène très-fréquent, observé surtout dans la période d'activité sexuelle ; elle se rattache à des causes très diverses et très variées, les unes *locales* (lésions diverses des organes génitaux de la femme), les autres *générales* (lymphatisme, scrofule, chlorose, anémie, etc.). Le plus souvent, il faut le reconnaître, le mauvais état général, dans lequel se trouve la femme, joue le plus grand rôle dans son apparition. Elle se fait ordinairement d'une façon lente, insidieuse, progressive. Des parties génitales de la femme s'écoule un liquide blanchâtre, crémeux, plus ou moins épais, faisant sur le linge des taches blanchâtres et jaunâtres qui l'empèsent à la manière de l'empois. Cet écoulement dont l'abondance est variable, mais qui augmente toujours au moment des règles, à la suite des fatigues, amène rapidement un affaiblissement général de la malade. Face pâle, yeux languissants et cerclés de noir, caractère triste et irritable, appétit capricieux, nutrition languissante ; tel est l'aspect d'une femme atteinte de leucorrhée depuis un certain temps. Cet état morbide ne doit donc jamais être négligé ; on devra au contraire toujours le combattre par un traitement approprié local et général.

Localement on essaiera de modifier les organes malades ; suivant les cas, c'est-à-dire suivant que la leucorrhée est d'origine *vaginale* ou *utérine*, on aura recours aux injections, aux topiques ou aux cautérisations. Dans tous les cas, on devra commencer par faire des lavages fréquents de la cavité vaginale à l'aide d'injections abondantes et multipliées, au moins trois fois par jour. La *Poudre injective du Dr Green* (2814) donne dans ce cas de fort bons résultats ; on l'emploie à la dose d'une, deux ou trois cuillers à café dans une décoction *émolliente* (racines de guimauve, graine de lin, pavot), ou *astringente* (roses de Provins, feuilles de noyer). Au bout de quelques jours de son emploi, on voit de deux choses l'une : ou la leucorrhée a cessé complétement (*l. vaginale*), ou elle persiste modifiée dans son abondance (*l. utérine*). Dans ce dernier cas, l'emploi de la *Poudre injective du Dr Green* (2814) ne suffit pas pour amener une guérison complète ; il faut recourir au médecin, qui, seul pourra juger, d'après l'état des organes, s'il doit employer des topiques divers portés directement sur les organes, ou la cautérisation (teinture d'iode, nitrate d'argent, fer rouge).

Bien entendu, le traitement local de la leucorrhée doit être suspendu et pendant toute la durée des règles, et pendant les quelques jours qui les précèdent et qui les suivent.

Si le traitement local suffit quelquefois pour faire disparaître la leucorrhée, il ne faut pas oublier que le traitement général est de la plus grande importance dans cette affection. Trop souvent, nous ne saurions trop le répéter, le mauvais état de la santé générale de la femme suffit à donner des flueurs blanches. Celles-ci survenant de préférence chez les femmes anémiques, chlorotiques et lymphatiques, un traitement tonique et réparateur dans lequel le fer et le quinquina joueront le plus grand rôle s'impose. Le *Vin hématogène Delouche* (2831), les *Pilules toniques du*

Dr *Raison* (2803) rendront encore ici de grands services. Lorsque ces pilules seront difficilement supportées, on les remplacera avec avantage par la *Poudre mangano-ferrugineuse de Laroche* (2815).

L'appétit étant souvent fort capricieux et peu développé chez les leucorrhéiques, il sera souvent nécessaire de le stimuler ; des amers : *Gentiane, quassia amara* pourront être employés; nous leur préférons toutefois la *Teinture apéritive Brinton* (2828), qui à la dose d'une cuiller à dessert prise avant les repas, nous a toujours donné de bons résultats.

1184. **Lèvres.** — Le nom de lèvres s'applique d'une part aux parties charnues et vermeilles qui forment le contour de la bouche ; — d'autre part à divers replis qui limitent l'entrée des organes génitaux chez la femme.

1185. **Lichen.** — Affection papuleuse de la peau, s'accompagnant à une certaine période d'une hypertrophie des papilles, et d'une exagération des plis naturels de la peau. Cette affection, dont la marche est aiguë ou chronique, est surtout sérieuse à cause des démangeaisons qu'elle occasionne. Les calmer sera l'indication dominante ; on y arrivera en faisant un usage journalier de la *Glycérine Price* (2793), et surtout en donnant des bains très fréquents, *Sym's dynamic bath* (2826). Il est pourtant deux variétés de lichen ou le prurit est à peu près nul ; le *lichen syphilitique* et le *lichen scrofuleux* ; le traitement général ici s'impose. Dans les deux cas, on retirera les meilleurs effets de la *Solution dépurative iodosodique Boissy* (2823) à doses assez élevées.

1186. **Lientérie.** — Diarrhée dans laquelle les aliments sont rendus à demi digérés.

1187. **Ligaments.** — (V. 96).

1188. **Ligature.** — Moyen employé le plus généralement pour arrêter les hémorrhagies succédant à une plaie artérielle ; sur l'un ou sur les deux bouts de l'artère sectionnée on fait une constriction à l'aide d'un ou plusieurs fils (ordinairement fils de soie) enserrant totalement le calibre de l'artère.

1189. **Limaçon.** — C'est une des trois cavités qui constituent le labyrinthe de l'oreille (V. *ce mot*).

1190. **Lipome.** — Tumeur graisseuse.

1191. **Lipothymie.** — (V. *Syncope*).

1192. **Liquide** (céphalo-rachidien). — (V. *Méninges*).

1193. **Liquide** (de Cotugro). — (V. *Oreille*).

1194. **Lister** (pansement de).— Lister est un chirurgien anglais contemporain qui, le premier, a pratiqué l'antiseptie d'une façon rigoureuse ; le pansement dont il s'est servi a gardé son nom. (V. 415 (*c*).

1195. **Lithiase.** — Formation de calculs dans les voies biliaires (*l. biliaire*) ou urinaires (*l. urinaire*). (V. *Foie*, *Rein*).

1196. **Lithontriptiques.** — Substances destinées à dissoudre surtout les calculs formés dans les voies urinaires. Beaucoup de substances ont été vantées dans ce but, elles sont peu efficaces ; la seule, qui mérite d'être citée, est la *Solution lithontriptique Delouche* (2824) qui compte quelques succès à son actif.

1197. **Lithotritie** ou **Lithotripsie.** — Opération qui consiste à morceler les calculs dans la vessie, c'est-à-dire à les réduire en petits fragments, de façon à ce qu'il puissent facilement traverser l'urèthre. Les instruments employés dans ce but sont dits *lithrotiteurs*.

1198. **Livide.** — La coloration livide varie entre le

noir et le bleu ; le froid, certaines affections amènent cette coloration. Des taches livides se montrent quelques heures après la mort, principalement dans les parties déclives du cadavre.

1199. **Localisation** (cérébrale). — Partie de l'encéphale remplissant un rôle déterminé (V. 209).

1200. **Localisation** (morbide). — Production en un lieu déterminé de l'économie, d'une lésion consécutive à un état général morbide, diathésique. Chaque *diathèse* (442) a en effet ses localisations morbides particulières ; ainsi la *tuberculose* se localise plus spécialement sur le *poumon*, la *syphilis* sur les *ganglions lymphatiques*, etc.

1201. **Lochies**. — *Ecoulement lochial*. Ecoulement sanguinolent qui a lieu après l'accouchement (6).

1202. **Locomotion**. — Faculté qu'a l'homme ou l'animal de se transporter d'un lieu à un autre. L'appareil destiné à l'accomplissement de cette fonction, *appareil locomoteur*, comprend deux ordres d'organes : des organes *passifs* (os, articulations) et des organes *actifs* (muscles et leurs annexes) qui mettent les premiers en mouvement.

1203. **Lombes**. — Régions de l'abdomen, situées de chaque côté de la région ombilicale, entre les hypocondres en haut, et les fosses iliaques en bas.

1204. **Lombric**. — Ascaride lombricoïde (V. 1091 (*c*)

1205. **Longévité**. — Durée de la vie au-delà du terme ordinaire.

1206. **Loquacité**. — Caractérisé par la volubilité du langage, ce symptôme s'observe dans divers cas (affections mentales, hystérie, fièvres diverses, etc.).

1207. **Lordose**. — Courbure en avant de la colonne vertébrale.

1208. **Loupe**. — Tumeur sous-cutanée, de volume variable, mobile, indolente, due à la rétention de la matière sébacée. (V. 12 (*a*). Le siège de prédilection des loupes est le cuir chevelu.

1209. **Lubréfaction**. — Action de lubréfier, de rendre glissant. Les larmes lubréfient la conjonctive, le mucus intestinal, les intestins etc.

1210. **Luette**. — (V. *Palais*).

1211. **Lumbago**. — *Douleur de reins*. Douleur dans la région lombaire, survenant presque toujours subitement à la suite d'un refroidissement, d'un effort un peu violent, d'une fatigue, etc.; elle rend les mouvements fort difficiles, et force le malade à se tenir courbé en avant. *Sinapismes* ou *ventouses* en ont facilement raison ; après quelques frictions stimulantes avec des *liniments antirhumatismaux* hâteront et compléteront la guérison. On se trouve bien parfois des *Cachets d'Antypirine A. Boissy* (2775).

1212. **Lunatiques** (maladies). — Maladies qu'on croyait être en rapport avec les phases de la lune. Les sujets qui en étaient affectés étaient dits *lunatiques*.

1213. **Lupus**. — Sous ce nom, on désigne des affections d'origine scrofuleuse ayant une grande tendance à s'étendre, à ronger les parties voisines : Le *lupus érythémateux*, et le *lupus tuberculeux*.

Dans le premier cas, la maladie se traduit uniquement par des taches d'un rouge sombre violacé, saillantes, arrondies, de la dimension d'une tête d'épingle ou d'une lentille, dont le centre déprimé est luisant, recouvert de squames ou de croûtes adhérentes.

Dans le second cas, se développent dans la peau de petites nodosités, qui augmentent bientôt de volume. De couleur rouge jaunâtre, de consistance mollasse, elles sont complétement indolores. Puis, ou elles se résorbent laissant une cicatrice déprimée (*l. non ulcéreux*), ou bien elles suppurent et amènent une ulcération de la peau (*l. ulcéreux*).

Le lupus, dont le siège de prédilection est la face (nez, joues surtout) apparaît principalement chez la femme avant l'âge de la puberté. Indice d'un mauvais état général, il n'altère pas la santé, mais il laisse souvent des taches indélébiles de son passage.

Au traitement local (scarifications), il est de toute nécessité de joindre un traitement général tonique, réparateur, antiscrofuleux. Le *Vin hématogène Delouche* (2831), les *Pilules toniques du D*[r] *Raison* (2803) ou, si celles-ci ne sont pas supportées, la *Poudre mangano-ferrugineuse de Laroche* (2815) sont tout indiqués. On y joindra avec avantage la *Solution dépurative iodosodique Boissy* (2823) ou le *Rob dépuratif Deroy* (2817), et l'*huile de Foie de morue pure A. Boissy* (2794), qui, suivant certains médecins, constitue le meilleur traitement du lupus.

1214. **Luxation**. — *Déboîtement*. Changement permanent et anormal survenu dans le rapport des extrémités articulaires des os (V. 96). Tantôt, il est le fait d'une violence extérieure (*l. traumatique*), tantôt celui d'une altération d'une partie constituante de l'articulation (*l. spontanée*). La luxation est dite *complète* ou *incomplète* suivant que les os ont perdu totalement ou en partie leurs rapports.

Craquement au moment même de l'accident, douleur généralement très-vive, exaspérée par les divers mouvements de l'articulation, perte de fonction du membre, et gonflement, constituent les principaux symptômes des luxations. Ajoutons que le membre est plus ou moins déformé, et que les diverses saillies osseuses ont changé de rapport.

Les plus fréquentes des luxations sont celles de l'épaule, du coude, de la mâchoire, etc.

La réduction des os déplacés, faite le plus tôt possible est le seul traitement des luxations ; elle sera suivie de l'immobilisation de l'articulation pendant un certain temps.

1215. **Lymphadénite.** — Inflammation des ganglions lymphatiques (V. 15).

1216. **Lymphadénie.** — *Lymphadénome ; diathèse lymphogène ; adénie.* Maladie caractérisée par le développement plus ou moins rapide des ganglions lymphatiques ; assez souvent elle est liée à la *leucémie* (1182). Toniques et iodures doivent être employés dans ces cas : *Vin hématogène Delouche* (2831), *Poudre mangano, ferrugineuse de Laroche* (2815), et *Solution dépurative iodosodique Boissy* (2823).

1217. **Lymphangiectasie.** — Dilatation des vaisseaux lymphatiques.

1218. **Lymphangiome.** — Tumeur formée par les vaisseaux lymphatiques dilatés.

1219. **Lymphangite.**— Inflammation des vaisseaux lymphatiques. Survenant ordinairement à la suite d'excoriations, d'écorchures superficielles, étendues, mal soignées, exposées à des causes d'irritation, ou compliquées par la présence de corps étrangers, elle se rencontre aussi à la suite de l'introduction dans les vaisseaux lymphatiques d'un principe septique (piqûres anatomiques, pus altéré, etc.). Les sièges de prédilection de la lymphangite sont surtout les doigts, les orteils, etc. Douleur cuisante, léger œdème, rougeur en plaques ou en stries, gonflement des ganglions voisins ; tels sont les symptômes de cette affection qni s'accompagne toujours d'une fièvre plus ou moins vive, suivant d'ailleurs sa cause productrice. Tous ces symptômes disparaissent le plus généralement au bout de quelques jours.

Localement on lavera, et on pansera avec soin la plaie, cause de la lymphangite avec le *Chloral thymique antiseptique* (2780), et on appliquera sur les parties enflammées des cataplasmes émollients. Concurremment il sera bon de faire un peu de révulsion sur le tube digestif; une ou deux fois au moins, on devra donner, le matin à jeûn, *quatre à cinq Pilules Savonneuses laxatives Boissy* (2801).

1220 **Lymphatique** (système). — Ensemble des organes qui concourent à la formation et à la circulation de la lymphe, le système lymphatique comprend dans sa composition les glandes ou ganglions lymphatiques, et les vaisseaux lymphatiques.

La lymphe, qui y est contenue, est un liquide incolore, transparent, très riche en globules blancs, semblables à ceux du sang, et en gouttelettes graisseuses.

1221. **Lymphatisme.** — Etat organique qui caractérise le *tempérament lymphatique*. Le lymphatique a la peau fine, douce et blanche; son regard a une expression langoureuse; ses joues sont arrondies; ses chairs molles; ses muqueuses roses et pâles; ses ganglions lymphatiques s'engorgent et s'enflamment avec la plus grande facilité. Ses fonctions digestives se font mal; sa nutrition est paresseuse. La misère, une alimentation insuffisante, une habitation humide, privée d'air et de soleil, facilitent le développement de cet état si voisin de la scrofule, dont les premières manifestations surviennent principalement chez les enfants au moment de la croissance.

Changer les conditions hygiéniques (alimentation,

habitation, etc.) est la première indication à remplir. Stimuler l'appétit par la *Teinture apéritive Brinton* (2828); tonifier l'organisme par le *Vin hématogène Delouche* (2831) et la *Poudre mangano-ferrugineuse de Laroche* (2815) constitue la seconde indication.

Négliger ces indications, c'est exposer le sujet aux graves accidents de la scrofule, qu'on peut considérer comme le degré le plus avancé du lymphatisme.

1222. **Lymphe.** — (V. 1220).

1223. **Lymphite.**—Synonyme de *lymphangite* (1219).

1224. **Lymphome.** — Tumeur lymphatique.

1225. **Lymphorrhagie.** — Ecoulement persistant de la lymphe.

1226. **Lypémanie.** — Trouble des facultés intellectuelles, caractérisé par un délire roulant sur une série particulière d'idées.

1227. **Lysis.** — Défervescence graduelle ; retour progressif d'un malade à la santé.

M

1228. **Mâchoires.** — (V. 1323).

1229. **Mâchonnement.** — Action incessante de mâcher, en écartant fort peu les mâchoires ; ce symptômes se rencontre dans certaines affections cérébrales.

1230. **Mackintosh.** — Imperméable rose servant dans le pansement de Lister.

1231. **Macrocéphalie.** — Grosseur exagérée de la tête ; le sujet qui en est atteint est dit *macrocéphale*.

1232. **Macrodactylie.** — Développement excessif des doigts.

1223. **Macroglossie**. — Augmentation du volume de la langue.

1234. **Macroscopique** (lésion). — Lésion visible à l'œil nu.

1235. **Macule**. — Vulgo *tache*. Changement de coloration de la peau sans élevure, ni dépression. Les maladies qui donnent naissance à ces taches, sont dites maladies *maculeuses*.

1236. **Magma**. — Matière épaisse qui reste après la sortie des parties les plus fluides d'une substance quelconque.

1237. **Magnétisme** (animal). — (V. 990.)

1238. **Maigreur**. — Etat d'un individu dont le tissu cellulaire ne contient qu'une très faible quantité de graisse.

1239. **Main**. — Terminaison du membre supérieur, la main se trouve formée de trois parties distinctes : *Carpe* ou poignet, *métacarpe* et *doigts* (V. *ces mots*) ; elle sert au toucher et à la préhension des corps.

1240. **Main** (bote). — Déviation congénitale ou acquise de la main.

1241. **Mal** (caduc). — Synonyme *d'épilepsie* (V. 597).

1242. **Mal** (de cœur). — Expression employée dans le vulgaire pour désigner les *nausées*, c'est-à-dire les envies de vomir.

1243. **Mal** (de dents). — (V. *Odontalgie*.)

1244. **Mal** (divin). — (V. 597).

1245. **Mal** (d'enfant). — Douleurs qui accompagnent l'accouchement. (6).

1246. **Mal** (de gorge). — Nom vulgaire de l'*angine*. (53).

1247. **Mal** (haut). — (V. 597).

1248. **Mal** (de mer). — Nausées ou vomissements fort pénibles, dont sont atteints certaines personnes, lorsqu'elles voyagent sur mer.

1249. **Mal** (des montagnes). — Ensemble des symptômes (vertiges, dyspnée, palpitations, nausées, douleurs musculaires, etc.) qui se montrent lors de l'ascension de hautes montagnes.

1250. **Mal** (perforant du pied). — Ulcération chronique, occupant généralement la plante du pied, se faisant remarquer par sa forme arrondie, sa ténacité, et sa tendance incessante à gagner les parties profondes.

1251. **Mal** (de reins). — Synonyme de *Lumbago* (1211).

1252. **Mal** (sacré). — Nom anciennement donné à l'*épilepsie* (597).

1253. **Mal** (de tête). Nom vulgaire de la *céphalagie* (205).

1254. **Mal** (vertébral de Pott). — (V. *Vertébrale* colonne : maladies).

1255. **Malacia**. — (V. *Pica*).

1256. **Maladie**. — Perturbation plus ou moins durable, survenant dans une ou plusieurs parties du corps, et se traduisant par des modifications du fonctionnement d'un ou plusieurs de ses organes ou appareils. L'étude des maladies constitue la *pathologie* (V. *ce mot*).

1257. **Maladie** (d'Addison). — Synonyme de *maladie bronzée* (159).

1258. **Maladie** (aiguë). — (V. 25).

1259. **Maladie** (de Basedow). — Synonyme de *Goître*

exophthalmique. Maladie de l'âge moyen, surtout fréquente chez la femme, caractérisée par de l'exophthalmie (saillie des yeux), un goître, des palpitations, et un tremblement spécial. Le *Vin hématogène Delouche* (2831), la *Poudre mangano-ferrugineuse de Laroche* (2815), la *Solution dépurative iodosodique Boissy* (2823) sont employés dans ce cas. Bien meilleur est toutefois l'emploi du *Chloral bromosodique Boissy* (2779), surtout si en même temps on fait de l'hydrothérapie.

1260. **Maladie** (de Bright). — Néphrite chronique.

1261. **Maladie** (charbonneuse). — (V. 215).

1262. **Maladie** (chronique). — (V. 233).

1263. **Maladie** (comitiale). — Synonyme d'*Epilepsie* (597).

1264. **Maladie** (constitutionnelle). — Maladie qui dépend de la constitution atmosphérique ou individuelle.

1265. **Maladie** (contagieuse). — Maladie susceptible de se communiquer d'un sujet malade à un sujet sain, par le contact médiat de vêtements ou d'effets appartenant au malade, ou par le contact immédiat. Dans le vulgaire, on donne le nom de maladies contagieuses aux *maladies vénériennes.*

1266. **Maladie** (cutanée). — Dermatose ; maladie de la peau.

1267. **Maladie** (diathésique). — Maladie dépendant d'une *diathèse* (442).

1268. **Maladie** (endémique). — (V. 547).

1269. **Maladie** (épidémique). — (V. 589).

1270. **Maladie** (exanthématique). — Maladie s'accompagnant d'une éruption cutanée.

1271. **Maladie** (des femmes). — Sous ce terme, le vulgaire englobe toutes les maladies de l'utérus et du vagin, particulièrement celles qui donnent lieu à un écoulement leucorrhéique (1183).

1272. **Maladie** (générale). — Vulgo *maladie du sang*. Maladie dans laquelle les différentes parties constituantes de l'organisme humain sont touchées.

1273. **Maladie** (infectieuse). — (V. 1049).

1274. **Maladie** (interne). — (V. 1087).

1275. **Maladie** (latente). — (V. 1167).

1276. **Maladie** (de Ménière). — Affection de l'oreille donnant lieu à des vertiges stimulant une congestion cérébrale.

1277. **Maladie** (mentale). — (V. 767).

1278. **Maladie** (nerveuse). — (V. *Névrose*).

1279. **Maladie** (de Parkinson). — Synonyme de *paralysie agitante*. (V. *ce mot*).

1280. **Maladie** (du pays). — (V. *Nostalgie*).

1281. **Maladie** (secrète). — Dans le vulgaire, on désigne sous ce nom la *blennorrhagie* et la *syphilis*. (V. *ces mots*).

1282. **Maladie** (vénérienne). — Même signification que maladie secrète.

1283. **Maladie** (virulente). — (V. 1273).

1284. **Maladie** (de Werlhoff). — Purpura hémorrhagique.

1285. **Maladie** (zymotique). — (V. 1268).

1286. **Malaise.** — Etat mal défini entre la santé et la maladie.

1287. **Malaria.** — (V. *Paludéenne infection*).

1288. **Malformation**. — (V. 60).

1289. **Malignité**. — Caractère grave et insidieux d'une maladie quelconque.

1290. **Maligne** (angine). — Synonyme d'*angine diphthéritique*. (53 (*a*).

1291. **Maligne** (pustule). — Une des manifestations du charbon (215).

1292. **Maligne** (tumeur). — Tumeur ayant la propriété de se développer rapidement, d'envahir simultanément ou successivement plusieurs parties, de s'ulcérer, enfin de récidiver après son ablation. Le *carcinome* (178) est le type des tumeurs malignes.

1293. **Malléoles**. — Vulgo *chevilles du pied*; elles sont formées par deux saillies osseuses situées à la partie inférieure de la jambe, et appartenant l'une au *tibia*, l'autre au *péroné* (V. *ces mots*).

1294. **Mamelles**. — Corps glanduleux, hémisphériques, situés sur les parties latérales et antérieures de la poitrine, les mamelles, sont essentiellement constituées par des glandes en grappe, *glandes mammaires*. Chacune d'entre elles est formée par un grand nombre de lobes, très sensibles au toucher, et donne naissance aux *conduits galactophores*, qui portent au dehors le lait sécrété par la mamelle.

1295. **Mamelon**. — Petite éminence, de forme conique, plus ou moins rouge ou brune qui s'élève du milieu de chaque mamelle. C'est à cette éminence, dont la base est entourée d'un disque coloré (*aréole*), qu'aboutissent les conduits galactophores ou lactifères. Il n'est pas rare pendant l'allaitement de voir survenir au niveau du mamelon des *gerçures*; si on ne les soigne pas immédiatement, des lymphangites et des abcès peuvent se déclarer. Quelques applications de *Pommade infaillible Boissy* (2811) en auront facilement raison.

1296. **Mammaire** (glande). — (V. 1294).

1297. **Mammifères.** — Ayant pour caractère distinctif l'existence des mamelles, les mammifères forment une classe fort nombreuse, la première du règne animal.

1298. **Mammite.** — (V. 1314).

1299. **Manchot.** — Sujet privé d'une partie ou de de la totalité du membre supérieur.

1300. **Mandrin.** — Tige plus ou moins résistante, destinée à donner de la résistance aux sondes flexibles, dans la cavité desquelles on les place.

1301. **Manie.** — Aliénation caractérisée par un délire général avec agitation, irascibilité, penchant à la fureur.

1302. **Manuluve.** — Bain de main.

1303. **Marasme.** — Conséquence habituelle des maladies chroniques, le marasme se traduit par une maigreur excessive de tout le corps.

1304. **Marche.** — C'est un des modes de progression de l'homme. La marche est souvent atteinte dans les affections des centres nerveux.

1305. **Marge.** — Pourtour d'un orifice ; ex : *Marge de l'anus.*

1306. **Marquer.** — On dit dans le vulgaire qu'une femme en travail *marque,* lorsque les mucosités qu'elle perd sont teintées de sang. (V. 6).

1307. **Marteau.** — Un des osselets de l'oreille moyenne. (V. *Oreille*).

1308. **Martiales** (préparations). — Préparations qui renferment du fer : les *Pilules toniques du Dr Raison*

(2803), la *Poudre mangano-ferrugineuse de Laroche* (2815), que nous avons souvent eu l'occasion de vanter, sont des préparations martiales.

1309. **Massage.** — Cette pratique, très-usitée en Orient, est aujourd'hui fort en vogue chez nous ; elle rend dans de nombreux cas de très-grands services (engorgements articulaires, douleurs musculaires, entorse, etc.).

1310. **Masséter.** — Muscle servant aux mouvements de la mâchoire dans la mastication.

1311. **Mastication.** — Action de broyer les aliments pour les imprégner de salive, et pour les rendre propres à la digestion gastro-intestinale. (452).

1314. **Mastite.** — Inflammation des mamelles survenant surtout pendant l'allaitement. Des gerçures du mamelon, une irritation quelconque, ou encore l'impression du froid sur les seins sont les causes ordinaires de l'engorgement des mamelles, connu dans le vulgaire sous le nom de *poil*. Un frisson, suivi d'une fièvre plus ou moins vive, annonce le début de l'affection. Celle-ci peut céder en quelques jours, ou persister et donner lieu à un abcès du sein. Dès le début il faut faire vider le sein et essayer de diminuer la sécrétion lactée par une nourriture peu abondante, des boissons diaphorétiques, des purgatifs, *Pilules laxatives savonneuses Boissy* (801). L'abcès formé, il faudra aussitôt le faire ouvrir par le médecin.

1315. **Mastodynie.** — Douleur des mamelles.

1316. **Mastoïde** (Apophyse). — Une des trois parties de l'os temporal ; dans son intérieur se trouvent les cellules mastoïdiennes, annexes de la caisse du tympan. (V. *Oreille*).

1317. **Masturbation.** — (V. *Onanisme*).

1318. **Matière** (médicale). — Ensemble des corps bruts et organisés qui fournissent les médicaments.

1319. **Matrice**. — Vulgo synonyme d'*uterus*. On donne également le nom de matrice à une des parties constituantes des *ongles*, des *poils* (V. *ces mots*).

1320. **Maturation**. — Progrès d'un abcès vers la maturité.

1321. **Maturité**. — Etat d'un abcès fluctuant.

1322. **Maxillaire** (nerf). — Deux branches de division du nerf trijumeau portent ce nom ; le *n. maxillaire supérieur* et le *n. maxillaire inférieur*.

1323. **Maxillaire** (os). — Les os maxillaires sont au nombre de trois : les deux *maxillaires supérieurs*, os irréguliers occupant le milieu de la face, et concourant à former les orbites, le nez et la bouche ; le *maxillaire inférieur* dont le corps (*corps de la mâchoire*) est courbé en forme de fer à cheval, et dont les extrémités (*branches*) se relient en arrière, constituant à lui seul la mâchoire inférieure.

Dans l'intérieur des maxillaires supérieurs se trouve une grande cavité, *sinus maxillaire* ou antre d'Hygmore, tapissée par un prolongement de la muqueuse des fosses nasales.

1324. **Méat**. — Conduit, canal ou orifice. Ex.: méat *auditif*, méat des *fosses nasales*, méat *urinaire*.

1325. **Méconium**. — Matières visqueuses, verdâtres ou brunâtres, qui s'accumulent dans l'intestin de l'enfant pendant sa vie intra-utérine, et qui sont rendues quelques heures après la naissance.

1326. **Médecine**. — Art qui a pour but la conservation de la santé (*hygiène*), et la guérison des maladies (*thérapeutique*). Souvent on applique le nom de *médecine* seulement à la partie de l'art qui a pour but de traiter et de guérir les maladies internes.

Vulgairement la dénomination de médecine est synonyme de *potion purgative*.

1327. **Médiastin.** — Espace compris entre les plèvres, derrière le sternum et au-devant de la colonne vertébrale ; cet espace étant double, on reconnaît un *m. antérieur* et un *m. postérieur*. L'inflammation du tissu cellulaire contenu dans cet espace est dite *médiastinite*.

1328. **Médicament.** — Toute subtançe qu'on fait prendre à l'intérieur dans un but curatif. L'action de prescrire des médicaments constitue la *médication*.

1329. **Médication.** — A peu près synonyme de traitement.

1330. **Médicinal.** — Possédant des propriétés médicamenteuses. Ex. : *Plantes médicinales*.

1331. **Médico-légal.** — Concernant la médecine légale.

1332. **Médullaire** (substance). — Substance qui présente les caractères de la moelle (V. *Moelle épinière, Os*) ; par extension, substance, blanche des organes nerveux centraux et périphériques.

1333. **Mégalocéphalie.** — Grosseur considérable de la tête.

1334. **Mégalosplénie.** — Augmentation du volume de la rate.

1335. **Meibomius** (glandes de). — Glandes situées dans l'épaisseur des paupières.

1336. **Mélæna.** — (V. 1092).

1337. **Mélancolie.**—Synonyme de *lypémanie*. (1226)

1338. **Mélanémie.** — Coloration noirâtre de la peau.

1339. **Mélanidrose.** — Sueur noire.

1340. **Mélanique** (cancer, tumeur). — Variété assez rare du cancer (175).

1341. **Mélanodermie.** — Coloration noirâtre de la peau se montrant d'une façon accidentelle.

1342. **Mélanose.** — Synonyme de cancer mélanique.

1343. **Mélanurie.** — Excrétion d'urine noirâtre.

1344. **Mélasme.** — Taches noires, qu'on observe fréquemment sur les jambes des vieillards ; elles sont dues à une augmentation dans la production normale du pigment.

1345. **Mélicéris.** — Variété de *loupes.* (1208).

1346. **Méliturie.** — Excrétion d'urine sucrée.

1347. **Mélœna..** — (V. 1092).

1348. **Membrane.** — Nom générique donné à divers organes minces, souples, dilatables, de coloration, de structure, et de fonctions variables. Il est diverses sortes de membranes : m. *muqueuses*, m. *séreuses*, m. *fibreuses.*

1349. **Membraneuse** (angine, laryngite). — Synonyme d'*angine diphthéritique* et de *croup* (53 (*a*) et 333).

1350. **Membres.** — Organes du mouvement volontaire, les membres sont réunis au tronc par des muscles et des articulations. Au nombre de quatre, deux de chaque côté, ils se divisent en m. *supérieurs* ou *thoraciques* et m. *inférieurs* ou *pelvieus.* Chacun d'eux est partagé en plusieurs segments : le m. supérieur en quatre : *bras, avant-bras, poignet et main* ; — le m. inférieur également en quatre : *cuisse, jambe, cou-de-pied et pied.*

1351. **Ménidrose.** — Sueurs revenant périodiquement, remplaçant parfois les règles.

1352. **Méninges.** — Membranes qui enveloppent l'appareil cérébro-spinal. Elles sont au nombre de trois : la *Dure-Mère*, l'*Arachnoïde*, et la *Pie-Mère*. La *Dure-Mère*, membrane fibreuse, tapisse la surface interne de la cavité crânienne, et adhère par des prolongements fibreux aux faces antérieure et postérieure du canal rachidien. La *Pie-Mère* membrane cellulo-vasculaire, recouvre immédiatement toute la surface l'encéphale et de la moelle épinière. Quant à l'*Arachnoïde*, elle présente comme toutes les séreuses deux feuillets : l'un (*f. parietal*) revêt la surface interne de la dure-mère ; l'autre (*f. viscéral*) tapisse la surface externe de la pie-mère ; mais tandis que celle-ci s'enfonce dans les trous, dépressions et anfractuosités, le feuillet viscéral de l'arachnoïde passe comme un pont à la surface de tous ces enfoncements. Dans les espaces, restés ainsi libres entre la pie-mère et le feuillet viscéral de l'arachnoïde, se trouve un liquide transparent, très limpide, communiquant avec celui qui entoure la moelle : c'est le liquide *céphalo-rachidien* qui sert à protéger les centres nerveux.

L'inflammation peut porter sur les diverses méninges ; lorsqu'elle a pour siège l'arachnoïde et la pie-mère, elle constitue la *méningite* ; lorsqu'elle se localise à la dure-mère, la *pachyméningite*.

(*a*) Méningite. — Revêtant ordinairement une forme aiguë, la méningite présente deux variétés distinctes : les *m. non tuberculeuses*, la *m. tuberculeuse*.

(*a'*) Méningites non tuberculeuses. — Le traumatisme, l'insolation, la carie des os, les lésions de l'oreille interne, le rhumatisme, la syphilis, la fièvre typhoïde, l'infection purulente sont les causes ordinaires des méningites non tuberculeuses. Elles se traduisent par les symptômes de la méningite tuberculeuse; mais leur évolution est plus rapide, et leur terminaison moins souvent fatale.

Il est des cas où l'inflammation des méninges se communique à l'encéphale; on a alors de la *méningo-encéphalite*; cette complication assez fréquente à la suite des plaies de tête entraîne rapidement la mort.

(*b'*) Méningite tuberculeuse. — La méningite tuberculeuse se rencontre à tous les âges, mais elle est surtout fréquente chez l'enfant, de deux à sept ans; elle est héréditaire comme toutes les manifestations de la diathèse tuberculeuse.

L'invasion de la maladie est précédée pendant un temps plus ou moins long, *période prodromique*, par des symptômes généraux (changement de caractère, tristesse, amaigrissement, accès de fièvre) et par des symptômes locaux (maux de tête, troubles visuels, vomissements, etc...), indiquant l'envahissement du cerveau par les tubercules. A cette période, dont la durée varie entre quelques jours et trois mois, succède la première période de la maladie, *période d'excitation*. Céphalagie souvent intense, vomissements, constipation opiniâtre en sont les trois grands symptômes; joignons-y pour être complet, une fièvre assez vive, et l'apparition du *cri hydrencéphalique*, cri bref et plaintif se répétant à intervalles plus ou moins rapprochés. Au bout de quelques jours, d'une ou deux semaines survient la seconde période, *période de dépression* : diminution ou disparition des maux de tête et des vomissements, diminution de la fièvre, mais somnolence continuelle, torpeur dont il est difficile de tirer l'enfant. Le ventre se creuse en bateau, la respiration devient irrégulière; des convulsions généralisées ou limitées à un bras, à une jambe, à la face, des contractions ordinairement localisées aux muscles de l'œil, des mâchoires ou du cou apparaissent. Enfin l'affection arrive à sa troisième période, *période paralytique* ; la paralysie frappe un bras, une jambe, ou tout un côté du corps. La fièvre alors se rallume, la respiration s'embarrasse, et le petit malade meurt dans le coma au milieu d'un accès convulsif, ou emporté par le progrès de l'asphyxie.

Telle est la marche ordinaire de la méningite tuberculeuse, dont la terminaison est presque toujours fatale. Tout traitement est insuffisant lorsqu'elle est déclarée. On doit donc essayer de la combattre avant qu'elle le soit chez les enfants qui y sont prédisposés. Pour y arriver, il faut placer le jeune enfant dans les meilleures conditions hygiéniques, et le fortifier le plus possible : *Vin hématogène Delouche* (2831), *Poudre mangano-ferrugineuse de Laroche* (2815), *Solution dépurative iodosodique Boissy* (2823) pourront rendre ici de grands services.

(*b*) Pachyméningite. — Hématome de la dure-mère. — Inflammation chronique de la dure-mère, fréquente aux deux extrêmes de la vie ; le traumatisme, les fièvres, la folie, l'alcoolisme en sont les causes déterminantes. La mort en est la terminaison fréquente.

1353. **Méningée** (hémorrhagie). — (V. 1352 (*b*).

1354. **Méningite**. — Inflammation des méninges (1352).

1355. **Méningocèle**. — Hernie des méninges.

1356. **Méningo-encéphalite**. — Inflammation simultanée des méninges et de l'encéphale (V. 1352 (*a*).

1357. **Ménopause**. — Cessation des règles (V. 1360).

1358. **Ménorrhagie**. — Ecoulement trop abondant

des règles, survenant généralement dans le cours d'une lésion organique de l'utérus.

1359. **Ménorrhée.** — Ecoulement des règles.

1360. **Menstruation.** — La menstruation est un des grands faits physiologiques de l'existence de la femme; elle la partage en trois périodes :

La première période, *période de l'enfance*, commence à la naissance et finit vers l'âge de douze à quinze ans; la seconde, *période génitale*, s'ouvre par la menstruation et se ferme par elle; la troisième, *période de retour*, succède à cette dernière vers l'âge de quarante-deux, quarante-cinq ou quarante-huit ans.

L'apparition des premières règles est le plus généralement précédée pendant un certain temps de désordres généraux plus ou moins accusés (*période de formation*); rarement elles viennent au milieu d'une parfaite santé. Dans les premiers temps, au moins dans un grand nombre de cas, elles sont assez irrégulières; ce n'est qu'au bout de quelques mois que la menstruation s'établit d'une façon parfaitement régulière. Or, à partir de ce moment, on voit chaque mois (ou pour parler plus exactement tous les 21, 23, 25 ou 28 jours) se passer les phénomènes suivants : Ecoulement d'un liquide, plus ou moins filant, transparent d'abord, teinté en rose ensuite; puis arrive le sang (250 gr. environ), dépourvu de fibrine, et ne se coagulant pas; enfin deux à quatre jours après survient un liquide coloré, qui cesse ordinairement au bout de quarante-huit heures. L'écoulement des règles ou menstrues s'accompagne généralement de quelques douleurs dans les lombes et les cuisses; assez souvent aussi de quelques phénomènes généraux (fatigue générale, irritabilité, sensibilité plus vive des sens et des organes génitaux, etc.).

Si la menstruation est une des fonctions les plus importantes de la vie de la femme, c'est aussi une de celles qui se détraque le plus facilement : une colère, une frayeur, une émotion soudaine, un refroidissement, etc., peuvent en empêcher l'apparition, ou en arrêter subitement le cours. Nombreux sont par suite les troubles de la menstruation ; nous devons en dire quelques mots :

(*a*) LES RÈGLES PEUVENT ÊTRE TROP ABONDANTES, ce qui est souvent une cause de débilitation ; repos absolu au lit dans la position horizontale, injections vaginales chaudes, tels sont les premiers moyens à employer avant l'arrivée du médecin.

(*b*) LES RÈGLES PEUVENT NE PAS ÊTRE ASSEZ ABONDANTES ; on se trouvera bien alors de donner quelques jours avant des bains de pieds sinapisés, des bains de siège aromatiques, des boissons emménagogues, *Mixture emménagogue Fox* (2798), quelques purgatifs légers, *Pilules savonneuses laxatives Boissy* (2801), etc. Souvent il en est ainsi lorsque la femme est faible et chétive ; *Vin hématogène Delouche* (2831) et *Poudre mangano-ferrugineuse de Laroche* (2815), sont alors absolument indiqués.

(*c*) LES RÈGLES PEUVENT ÊTRE SUPPRIMÉES D'UNE FAÇON BRUSQUE ET TEMPORAIRE PENDANT LEUR COURS ; une *hématocèle rétro-utérine* (887) en est souvent la conséquence.

(*d*) LES RÈGLES PEUVENT ÊTRE IRRÉGULIÈRES DANS LEUR QUANTITÉ OU LEUR QUALITÉ ; c'est un fait à peu près constant chez les femmes anémiques et chlorotiques ; un traitement général fortifiant s'impose : *Vin hématogène Delouche* (2831), *Poudre mangano-ferrugineuse de Laroche* (2815) ou *Pilules toniques du Dr Raison* (2803) en feront les frais.

(*e*) LES RÈGLES PEUVENT ÊTRE DOULOUREUSES ; il y a de

la *dysménorrhée* (481). La *Mixture emménagogue Fox* (2798), donne ici les meilleurs résultats.

(*f*) Les règles peuvent ne jamais se montrer ; cette absence complète des règles ou *aménorrhée* est tantôt congénitale, tantôt acquise, survenue à la suite d'une maladie grave (fièvre typhoïde par ex.) ou d'un accident quelconque. On essaiera de rétablir le cours normal des règles en instituant un double traitement : Emménagogues d'une part, *Mixture emménagogue Fox* (2798), fortifiants d'autre part, *Teinture apéritive Brinton* (2828), *Vin hématogène Delouche* (2831), *Pilules toniques du Dr Raison* (2803). Si au bout de deux ou trois mois les régles ne se sont pas rétablies, et si la santé générale est bonne, il faudra supprimer tout traitement.

Vers l'âge de 42, 45 ou 48 ans les règles disparaissent; c'est l'*âge de retour*, la *ménopause*. La femme traverse encore en ce moment une période tourmentée et périlleuse (comme à l'époque de sa formation); aussi la désigne-t-on sous le nom d'*âge critique*. Si chez quelques femmes la disparition des règles passe pour ainsi dire inaperçue, c'est loin d'être la règle. La plupart, pendant un temps assez long (2, 3, 5 et même 10 ans), éprouve des désordres nombreux et variés jusqu'à ce que la disparition des règles soit bien complète et définitive. L'irrégularité des règles, sans cause appréciable, est le premier indice de l'époque critique. Une, deux ou trois époques manquent de suite ; puis au moment où la femme se croit délivrée, une époque nouvelle suivie d'une ou deux autres, apparait. Tout cesse pendant quelques années ; survient alors une nouvelle apparition, après laquelle tout est fini. Telle est la marche habituelle de la disparition des règles ; il existe toutefois de nombreuses variétés, sur lesquelles nous ne pouvons davantage insister.

Quoique nous nous soyons étendu assez longuement sur la menstruation, nous n'avons fait qu'effleurer pour ainsi dire cette vaste question, qui domine toute la pathologie de la femme.

1361. **Mentagre.** — Variété de teigne tondante ayant pour siège le menton (V. *Tricophytie*).

1362. **Mentale** (aliénation). — (V. 767).

1363. **Mercurialisme.** — Synonyme d'*hydrargyrie*, d'*intoxication mercurielle*. Ensemble des manifestations morbides succédant à l'accumulation du mercure dans l'économie ; cette intoxication peut être d'origine *professionnelle* ou *thérapeutique*. L'intoxication professionnelle se rencontre chez les ouvriers qui travaillent dans les mines de mercure (Almaden, Istria), et chez ceux qui manient le mercure en nature (doreurs, miroitiers, fabricants de baromètres) ou les sels de mercure (chapeliers, etc.). L'intoxication thérapeutique est tantôt consécutive à l'absorption cutanée (frictions mercurielles), tantôt à l'absorption intestinale (calomel, proto-iodure de mercure, etc.).

Les manifestations morbides du mercurialisme peuvent revêtir la forme *aiguë* (stomatite, palpitations, essoufflement, inappétence, insomnie, etc.), ou la forme *chronique* (tremblement, paralysie, hystérie).

Un traitement hygiénique bien compris peut empêcher le développement de l'hydrargyrisme. Une fois établi, on favorisera l'élimination du mercure ; les iodures rendent ici de grands services, surtout la *Solution dépurative iodosodique Boissy* (2823).

1364. **Mérocèle.** — Hernie crurale.

1365. **Mérycisme.** — Le plus généralement sous la dépendance d'une névrose de l'estomac, le mérycisme s'observe assez rarement. Les aliments, après un séjour plus ou moins prolongé dans l'estomac, reviennent dans la bouche pour y subir une nouvelle élaboration. Le *Chloral bromosodique Boissy* (2779), employé pendant quelque temps, peut rendre dans ces cas quelques services.

1366. **Mésentère.** — Sous ce nom on désigne divers replis du péritoine (V. *ce mot*) qui servent à fixer certaines parties du conduit intestinal, en leur laissant toutefois une certaine mobilité.

1367. **Mésentériques** (ganglions). — Ganglions existant dans l'épaisseur du mésentère; ils sont le siège du *carreau*. (186).

1368. **Mesmérisme.** — Synonyme de *magnétisme animal*. (990).

1369. **Mésocéphale.** — Vulgo *pont de Varole*. Eminence située à la face inférieure de l'encéphale (538), au devant du cervelet.

1370. **Mésocolon.** — Repli du péritoine fixant les diverses parties du colon dans leur position.

1371. **Mésorectum.** — Repli du péritoine maintenant le rectum dans sa position.

1372. **Métacarpe.** — Partie de la main, située entre le carpe et les doigts. Elle est formée de cinq os, appelés *métacarpiens*, s'articulant avec les os du carpe et les os des doigts ou phalanges (*art. métacarpo-phalangiennes*).

1373. **Métallothérapie.** — Traitement par les métaux. Ce traitement rend quelques services dans les manifestations hystériques (1005).

1374. **Métastase.** — Changement dans la forme ou la marche d'une maladie.

1375. **Métatarse.** — Partie du pied située entre le tarse (*talon*) et les orteils. Cinq os (*métatarsiens*) en forment le squelette ; ils s'articulent avec les os du tarse, et les os des doigts de pied (*art. métatarso-phalangiennes*).

1376. **Météorisme.** — Vulgairement *ballonnement* (V. *Pneumatose, tympanisme*).

1377. **Métrite.** — Inflammation de la matrice ou utérus (V. *ce mot*).

1378. **Métromanie.** — Fureur utérine.

1379. **Métrolymphangite.** — Inflammation de l'utérus et de ses lymphatiques.

1380. **Métropéritonite.** — Inflammation de l'utérus et du péritoine (V. *Puerpérale*).

1381 **Métrophlébite.** — Inflammation des veines de la matrice.

1382. **Métroptose.** — Chute de la matrice.

1383. **Métrorrhagie.** — *Hémorrhagie utérine.* De nombreuses causes peuvent la déterminer. Lésions traumatiques (contusions, plaies de la matrice) et organiques (métrite, corps fibreux, cancer, ulcérations du col, etc.) de l'utérus ; fluxion ou stase dans les vaisseaux de la matrice (kystes de l'ovaire, hématocèle, etc.) ; fièvres graves (purpura, scorbut, etc.) en sont les causes habituelles. Après quelques prodromes : douleurs sourdes dans les reins, l'hypogastre, la région sacrée, et une sensation de plénitude et de pesanteur abdominales, survient un écoulement plus ou moins abondant de sang, généralement liquide, qui peut très rapidement anémier la malade. Position horizontale, repos absolu, injections vaginales chaudes sont les premiers soins à donner, en attendant le médecin.

A côté de ces hémorrhagies utérines qui surviennent *lors de l'état de vacuité de l'utérus*, il en est d'autres qui se montrent *pendant et après l'accouchement* ; nous ne pouvons y insister. Nous dirons seulement que lorsqu'une hémorrhagie survient pendant le cours d'une grossesse, on doit toujours redouter l'*avortement* (118); la métrorrhagie étant en effet un des premiers symptômes de cette complication, souvent fort sérieuse de la grossesse.

1384. **Métrorrhée.** — Ecoulement des eaux de l'amnios (V. 6).

1385. **Meurtrissure.** — Synonyme de *contusion* (282).

1386. **Miasme.** — Sous le terme de miasme on englobe aujourd'hui : les *émanations putrides* résultant de la décomposition des matières animales ; — les *émanations nuisibles* provenant de l'homme ou des animaux sains ou malades (ce sont les miasmes proprement dits) ; — les *miasmes* provenant du sol : miasmes telluriques ou effluves. Les maladies produites par les miasmes sont dites *maladies miasmatiques* ; le *typhus*, la *dysenterie*, le *choléra* et la *fièvre intermittente* sont les principales de ces affections (V. *ces mots*).

1387. **Microcéphalie.** — Petitesse de la tête ; on la rencontre chez les idiots (1020).

1388. **Microscope.** — Instrument qui a pour but de grossir les objets; l'examen de ceux-ci à l'aide du microscope constitue la *microscopie*.

1389. **Microscopiques** (lésions). — Lésions qui ne peuvent être vues qu'à l'aide du microscope.

1390. **Microsporon.** — Nom donné à un genre de champignons; le plus connu d'entre eux est le *microsporon furfur*, que l'on rencontre dans l'affection de la peau appelée *pityriasis versicolor* (V. *ce mot*.)

1391. **Microzoaire.** — Infusoire animal.

1392. **Miotion.** — Rejet des urines hors de la vessie.

1393. **Migraine.** — *Hémicrânie.* C'est une maladie procédant *par accès*, revenant toutes les semaines, tous les mois, ou même à intervalles encore plus éloignés. L'accès de migraine, dont la durée varie entre 6 et 48 heures, procède de la façon suivante : Après quelques prodromes d'excitation ou de dépression cérébrale, et une nuit d'un sommeil lourd et prolongé, l'accès éclate le matin, plus rarement après le déjeûner. La céphalagie apparait : d'abord simple sensation de tension crânienne, puis douleur très variable d'intensité, se déplaçant assez souvent d'un côté à l'autre pendant l'accès, douleur s'exagérant par la marche, les divers mouvements, le bruit, la lumière ; en même temps baillements, nausées, quelquefois vomissements. Enfin survient un état d'abrutissement et de torpeur intellectuelle ne disparaissant qu'avec le sommeil qui clôt pour ainsi dire la crise. On n'est toutefois véritablement guéri de sa migraine que lorsqu'on a mangé. La migraine est une manifestation de la diathèse arthritique, héréditaire comme toutes les maladies diathésiques. Elle fait sa première apparition dans le jeune âge, jamais après 25 ans. Les accès reviennent, tantôt à la suite de fatigues, de veilles prolongées, de digestions pénibles, tantôt à l'occasion des règles ; souvent aussi ils se montrent sans qu'on puisse en déterminer la cause.

De nombreux traitements ont été préconisés ; signalons entre autres l'antipyrine qui donne de bons résultats. On la donnera sous forme de *Cachets d'antipyrine Boissy* (2775) : quatre à huit dans les 24 heures. L'accès passé, il sera bon d'instituer un traitement général : eau froide et bromure. L'eau froide sera donnée en douches, ou en enveloppement dans le drap mouillé ; le bromure sous forme de *Chloral bromosodique Boissy* (2779) à la dose de 3 cuillers à bouche par jour. Dans quelques cas on se trouvera bien d'y joindre les *Pilules toniques du Dr Raison* (2803), ou la *Poudre mangano-ferrugineuse de Laroche* (2815) qu'on prendra aux repas.

1394. **Miliaire** (anévrysme). — Dilatation observée surtout sur les petites artères de l'encéphale et de la dure-mère.

1395. **Miliaire** (fièvre). — Fièvre accompagnée d'une éruption de petits boutons rouges, isolés ou agglomérés, surmontés, dès le second jour, d'une petite vécicule rouge qui devient bientôt blanche et transparente, et ne tarde pas à tomber en écailles. La chaleur et la transpiration sont les causes ordinaires de cette affection essentiellement bénigne, qui disparaît d'elle-même.

1396. **Miliaire** (suette). — (V. *Suette*).

1397. **Millet**. — Sous ce nom on désigne et de petits kystes de la grosseur d'un grain de mil (*milium*), formés par la distension des glandes sébacées des paupières, — et la *stomatite crémeuse* ou *muguet* (V. *ce mot*).

1398. **Mitral** (orifice). — Orifice de communication entre l'oreillette et le ventricule gauche (V. 253).

1399. **Modificateur**. — Agent susceptible de modifier l'organisme. Il est deux variétés d'agents modificateurs : les *m. externes* (air, température, etc.) et les *m. internes* (aliments, médicaments, etc.).

1400. **Moelle** (épinière) — Contenue dans le canal rachidien, elle constitue la partie inférieure des centres nerveux. La moelle, de forme cylindrique, présente deux renflements : l'un, *renflement cervical*, au niveau de l'origine des nerfs du membre supérieur, l'autre, *renflement lombaire*, au niveau de l'origine des nerfs du membre inférieur. La moelle, qui à sa partie inférieure fait suite au bulbe, se termine en pointe effilée, *filum terminale*. Deux substances entrent dans sa constitution : une substance grise centrale, et une substance blanche périphérique. Elle se trouve enfin entourée par le prolongement des méninges crâniennes, portant dans cette région le nom de *méninges rachidiennes*.

La moelle épinière est susceptible de diverses maladies ; les plus fréquentes sont les inflammations, *myélites*, qui peuvent revêtir une marche aiguë ou chronique ; ces dernières plus connues sous le nom de *scléroses* portent différents noms : *Ataxie locomotrice progressive*, *atrophie musculaire progressive*, *sclérose en plaques*, *sclérose diffuse*, etc. (V. *ces divers mots*).

1401. **Moelle** (des os). — (V. 1587).

1402. **Moignon**. — Extrémité amputée d'un membre recouverte d'une cicatrice.

1403. **Moiteur**. — Sueur peu abondante ; simple humidité de la peau.

1404. **Molaires**. — (V. 384).

1405. **Môle**. — Masse charnue qui se forme parfois dans l'utérus, sous l'influence de la fécondation.

1406. **Molécule**. — Petite partie d'un corps.

1407. **Molimen**. — Effort de la nature pour réaliser un phénomène morbide qui, lorsqu'il se produit, sera la solution d'une crise. Battements de cœur, irrégularité du pouls, vertiges constituent le *molimen hémorrhagique* ; il disparaît complètement dès que l'hémorrhagie se produit.

1408. **Mollusoum**. — Tumeur solide de la peau, globuleuse ou piriforme, molle et résistante, acquérant parfois un volume considérable ; l'extirpation en est le seul traitement rationnel.

1409. **Monomanie.** — Folie ne portant que sur un seul objet. Il est de nombreuses variétés de monomanies : *m. ambitieuse*, *m. érotique* (V. *nymphomanie* et *satyriasis*), *m. des grandeurs*, *m. impulsive*, *m. religieuse*, *m. du suicide*, *m. du vol*, etc.

1410. **Monoplégie.** — Paralysie bornée à un seul membre.

1411. **Monorchide.** — Sujet ne possédant qu'un seul testicule.

1412. **Monstre.** — Être qui présente une conformation insolite dans quelques-unes de ses parties, ou dans sa totalité.

1413. **Mont** (de Vénus). — Saillie située au bas de l'hypogastre, au devant du pubis et au dessus de la vulve ; elle est le plus généralement couverte de poils.

1414. **Montgomery** (tubercules de). — (V. 1295).

1415. **Morbidité.** — Etat morbide.

1416. **Morbillieux.** — Qui a rapport à la rougeole.

1417. **Mordicante** (chaleur). — Chaleur âcre donnant à la main une sensation de picotement désagréable.

1418. **Morphée.** — Sclérodermie (V. *ce mot*) partielle.

1419. **Morsure.** — Plaie ordinairement contuse que les animaux font en mordant. (V. *Rage*, *Venin*).

1420. **Mort.** — Cessation définitive de tous les actes dont l'ensemble constitue la vie des êtres organisés. Les conditions de la mort, la *mortalité*, varient suivant les âges, les pays, les races, etc.

1421. **Mortification.** — Etat d'une partie d'un être vivant frappé de mort.

1422. **Mort-né.** — Enfant mort avant d'avoir respiré. La mort peut survenir avant, pendant, ou immédiatement après l'accouchement.

1423. **Morve.** — Maladie infectieuse assez fréquente chez le cheval, l'âne, le mulet, transmissible des animaux à l'homme, et de l'homme à l'homme.

1424. **Moteur** (nerf). — Deux paires de nerfs (3e et 6e paire des nerfs crâniens) portent ce nom ; elles se rendent toutes deux à l'œil.

1425. **Motilité.** — Faculté de se mouvoir.

1426. **Molles** (parties). — L'ensemble des chairs, qui recouvrent le squelette, constituent les parties molles du corps.

1427. **Mouches** (volantes). — Points brillants et colorés qui passent quelquefois devant les yeux, lorsqu'on regarde un objet vivement éclairé.

1428. **Moucheture.** — Scarification (V. *ce mot*) très-superficielle.

1429. **Mouvement.** — Changement de situation d'un corps ou d'une de ses parties. Il est divers ordres de mouvements : *Flexion*, *extension*, *adduction*, *abduction*, *rotation*, *etc.*

1430. **Moxa.** — Mode de cautérisation aujourd'hui à peu près inusité.

1431. **Mucus.** — *Mucosités.* Nom générique donné aux divers produits de sécrétion des *muqueuses*. Lorsqu'il y a abondance de leucocytes dans le mucus, il prend la couleur du pus ; on a alors le *muco-pus*.

1432. **Mue.** — Desquamation incessante de l'épiderme et de l'épithélium.

1433. **Muet.** — Sujet affecté de *mutisme* (1441).

1434. **Muguet.** — *Millet*; stomatite crémeuse (V. *Stomatites*).

1435. **Mulâtre.** — Être engendré par deux individus de race différente (blanc et noir).

1436. **Multiforme.** — Qui a des formes variées.

1437. **Multiloculaire.** — Qui a plusieurs loges; Ex: *Kyste multiloculaire.*

1438. **Multipare.** — Femelle qui a plusieurs petits.

1439. **Muqueuse.** — Nom générique donné aux diverses membranes qui tapissent la face interne de tous les organes creux communiquant avec l'extérieur par les diverses ouvertures du corps; leur surface libre est habituellement humectée par du mucus (1431). Assez analogues, quant à leur structure à la peau, elles sont formées de deux parties: le *derme* ou *chorion* et l'*épithélium*.

1440. **Muscle.** — Organe fibreux susceptible de se contracter; il en est deux grands groupes: les uns se contractent sous l'influence de la volonté (*m. volontaires*), les autres indépendamment de celle-ci (*m. involontaires*). Les premiers, muscles à fibres *striées*, sont les muscles de la vie de relation ou vie animale; les seconds, muscles à *fibres lisses* sont les muscles de la vie végétative.

1441. **Mutisme.** — Impuissance d'articuler des sons.

1442. **Myalgie.** — Douleur musculaire; les *Cachets d'antipyrine Boissy* (2775) sont dans ces cas souvent utilisés avec succès.

1443. **Mycélium.** — Filaments simples ou ramifiés provenant de la végétation des spores.

1444. **Mycosis** (fongoïde). — Affection assez rare de la peau, dont la terminaison est ordinairement fatale.

1445. **Mydriase**. — Dilatation permanente de la *pupille* (V. *ce mot*).

1446. **Myélite**. — Inflammation de la *moelle épinière*. (1.400).

1447. **Myocarde**. — Muscle du cœur (253); son inflammation constitue la *myocardite*.

1448. **Myome**. — Tumeur formée par du tissu musculaire.

1449. **Myopie**. — État d'un œil dans lequel les objets placés à vingt pieds de distance (limite de la vue distincte) viennent former leur image au-devant de la rétine. La myopie est corrigée par l'emploi de verres concaves.

1450. **Myosis**. — Resserrement permanent de la *pupille*. (V. *ce mot*).

1451. **Myosite**. — Inflammation des muscles (1.440).

1452. **Myotomie**. — Section des muscles.

1453. **Myxome**. — Tumeur formée par du tissu muqueux.

N

1454. **Naboth** (Glandes de). — Glandes dilatées de la muqueuse de l'utérus (*œufs de Naboth*).

1455. **Nœvus**. — Vulgo *envie*. Tache pigmentaire, de forme et de dimensions variables, de couleur variant du jaune café au lait au noir. Sa surface est lisse (*n. spilus*), rugueuse (*n. verrucosus*), ou couverte de poils épais, durs et foncés (*n. pilosus*) ; quelquefois, il y a en même temps hypertrophie de la peau (*n. molluscíformis*).

Les nœvi pigmentaires s'observent sur tout le corps,

mais de préférence sur la face, le cou, les mains ; le plus généralement ils sont congénitaux. Il est aussi des nœvi *sanguins* ; ce sont de véritables *angiomes* (56).

1456. **Naissance.** — Ce mot en anatomie est synonyme d'origine. Ex. : *Naissance d'une artère.*

En physiologie, ce mot désigne l'apparition d'un corps organisé qui n'existait pas.

D'une façon courante on emploie, mais à tort, ce mot comme synonyme de *mise au monde du fœtus.*

1457. **Nanisme.** — Genre d'anomalie qui caractérise les *nains*, c'est-à-dire tous les êtres humains dont la taille est de beaucoup inférieure à la taille moyenne de leur race.

1458. **Narcotisme.** — Ensemble des effets produits par les substances narcotiques.

1459. **Narines.** — (V. 1494).

1460. **Nasales** (fosses). — (V. 1494).

1461. **Nasillement.** — Timbre particulier que prend la voix, lorsque les fosses nasales sont oblitérées.

1462. **Nasonnement.** — Retentissement du son dans les fosses nasales.

1463. **Nausée.** — Envie de vomir (V. *Vomissement*).

1464. **Naviculaire** (fosse). — Chez l'homme, dilatation que présente le canal de l'urèthre vers la base du gland ; — chez la femme, espace situé entre la fourchette et l'orifice du vagin. (V. *Vulve*).

1465. **Néarthrose.** — Articulation de nouvelle formation.

1466. **Nécropsie.** — Vulgo *autopsie.* Examen des cadavres.

1467. **Nécrose.** — Mortification du tissu osseux ; la portion d'os nécrosé est un séquestre.

1468. **Nématoïdes.** — Variété d'helminthes (V. 1091 : (*c*).

1469. **Néo-membrane.** — Membrane de nouvelle formation (V. 1058).

1470. **Néoplasie.** — Production morbide nouvelle.

1471. **Néoplasme.** — Synonyme de *tumeur* (V. *ce mot*).

1472. **Néphralgie.** — Douleurs des reins ; des bains prolongés, *Sym's sanitary bath* (2827), des *Cachets d'antipyrine Boissy* (2775), ou quelques cuillers de *Chloral bromosodique Boissy* (2779) arrivent souvent à la calmer.

1473. **Néphrétique** (colique, douleur). — Douleur des reins.

1474. **Néphrite.** — Inflammation des *reins* (V. *ce mot*).

1475. **Néphrocèle.** — Hernie du rein.

1476. **Néphrorrhagie.** — Hémorrhagie rénale.

1477. **Néphrotomie.** — Incision du rein dans le but d'ouvrir un foyer purulent, ou d'en extraire des calculs.

1478. **Nerfs.** — Dans le vulgaire, on donne ce nom aux tendons, et aux aponévroses.

Les nerfs sont des cordons blanchâtres qui servent de conducteurs au sentiment, au mouvement, aux actions trophiques et vaso-motrices. Il en est deux variétés anatomiques : les *nerfs blancs* ou de la *vie animale*, fermes, blanc brillant, se répandant principalement dans la peau et les muscles ; les *nerfs gris* ou de la *vie végétative*, mous, d'un gris rougeâtre, appartenant surtout aux viscères et accompagnant les vaisseaux sanguins.

Au point de vue physiologique, les nerfs se divisent en *n. de sensibilité* générale ou spéciale (olfaction, odorat, vue, goût, tact), *n. moteurs*, *n. vaso-moteurs* et *n. trophiques*.

1479. **Nerveux** (système). — Le système nerveux chez l'homme comprend deux parties distinctes : les centres nerveux et les nerfs.

(*a*) Les centres nerveux, ou axe cérébro-spinal sont formés de deux parties : l'*Encéphale* contenu dans la cavité crânienne, la *Moelle épinière*, dans le canal rachidien ; encéphale et moelle se trouvent enveloppés complètement par trois membranes superposées appelées *méninges*.

(*b*) Les nerfs formant le *système nerveux périphérique* sont de deux ordres. Les *nerfs crâniens*, au nombre de douze, disposés par paires : 3 *sensoriels* (olfactif, optique, auditif) ; 3 *mixtes*, c'est-à-dire sensitifs et moteurs (trijumeau, glosso-pharyngien, pneumogastrique) ; 6 *moteurs* (moteurs oculaires commun et externe, pathétique, facial, spinal, g[d] hypoglosse. Les *nerfs rachidiens* au nombre de 31 paires se divisent en *cervicaux* (8 paires), *dorsaux* (12 paires), *lombaires* (5 paires), *sacrés* (6 paires). Ces nerfs nés de la moelle par deux racines, une antérieure motrice, une postérieure sensitive, forment des plexus (cervical, brachial, lombaire, sacré) qui se répandent en nombreuses branches dans les parties auxquelles ils sont destinés.

1480. **Nerveux** (tempérament). — Le sujet nerveux a une constitution sèche ; il est pâle, a l'œil vif ; ses impressions sont vives et mobiles ; tour à tour sujet à des enthousiasmes et à des défaillances exagérées, il est prédisposé aux névroses. Aussi est-il bon chez le sujet nerveux d'user largement d'eau froide et de bromure : *Chloral bromosodique Boissy* (2779) ; car toutes les maladies qui le frappent se compliquent avec la plus grande facilité de convulsions et de délire.

1481. **Nervins** (médicaments). — Agents propres à remédier aux maladies des nerfs. L'eau froide, le *Chloral bromosodique Boissy* (2779), sont les principaux de ces agents ; ils sont d'un usage vulgaire.

1482. **Nervosisme.** — *Etat nerveux* ; *maux de nerfs; vapeurs* ; *névrose générale*. Affection caractérisée par des troubles nerveux plus ou moins marqués ; elle est justiciable en tous points des médicaments nervins : l'eau froide, et le bromure que l'on donnera principalement sous forme de *Chloral bromosodique Boissy* (2779), à doses plus ou moins élevées (trois à six cuillers par jour) suivant les cas.

1483. **Névralgie.** — Exagération de l'excitabilité des nerfs sensibles se traduisant par de vives douleurs le long du trajet du nerf, qui surviennent indépendamment de toute sollicitation extérieure. De nombreuses causes peuvent les déterminer : lésions des nerfs (congestion, inflammation, tumeurs) ; lésions du voisinage (augmentation de volume, tumeurs) ; altérations constitutionnelles (anémie, syphilis, impaludisme, intoxication saturnine, etc.). Tous les nerfs sensibles peuvent être le siège de névralgies ; les plus fréquemment atteints sont les nerfs intercostaux, le nerf sciatique, et le nerf trijumeau (V. *ces divers mots*).

La douleur est le symptôme capital des névralgies. En voici les grands caractères : elle suit toujours le trajet des branches nerveuses malades ; elle présente des paroxysmes désignés sous le nom d'*accès* ; elle est enfin réveillée par la pression en certains points (*points douloureux*) ; en même temps qu'elle, se montrent parfois des troubles de la motilité (convulsions), et des troubles vaso-moteurs (éruptions diverses). La marche et le pronostic de la névralgie sont entièrement subordonnés à sa cause productrice.

En présence d'une névralgie, on doit d'abord essayer de calmer la douleur ; dans ce but on emploiera le *Chloral bromosodique Boissy* (2779) à doses élevées, ou les *Cachets d'antipiryne Boissy* (2775).

Puis on en recherchera la cause ; dans bien des cas en effet, au traitement antinévralgique, il sera nécessaire de joindre une autre médication, naturellement variable suivant la cause productrice de la névralgie.

Celle-ci est-elle d'origine anémique ? un régime tonique, le *Vin hématogène Delouche* (2831), les *Pilules toniques du Dr Raison* (2803), ou la *Poudre mangano-ferrugineuse de Laroche* (2815) doivent être prescrites.

Est-elle d'origine paludéenne ? Les *Capsules de sulfate de quinine du Dr Raison* (2778) doivent être employées.

Est-elle d'origine syphilitique ? On aura recours à la *Solution dépurative iodosodique Boissy* (2823).

Nous ne pouvons davantage insister ; ces exemples suffisent largement pour montrer que dans toute névralgie, il ne faut pas se contenter de calmer la douleur, mais qu'il faut aussi, dans tous les cas, essayer d'en déterminer l'origine, un traitement spécial s'imposant absolument.

1484. **Névrilème.** — Gaine formée aux nerfs par la dure-mère et la pie-mère rachidiennes.

1485. **Névrite.** — Inflammation des nerfs ; ses symptômes se confondent avec ceux de la névralgie.

1486. **Névroglie.** — Substance blanche des centres nerveux.

1487. **Névrome.** — Tumeur se développant sur les nerfs.

1488. **Névropathie.** — Synonyme de *névrose* (1490).

1489. **Névropathie** (cérébro-cardiaque ou cérébro-spinale). — Névrose spéciale survenant chez les sujets prédisposés, sous l'influence d'excès de veilles, de travaux, de plaisirs. Le sujet, qui en est atteint, éprouve une sensation de vide cérébral extrêmement pénible ; il se plaint de vertiges, d'insomnie, de cauchemars, de palpitations, d'angoisse de poitrine ; il est sous le coup de lipothymies et de syncope. Ces accidents, qui peuvent survenir graduellement ou brusquement, disparaissent presque toujours au bout d'un certain temps d'une façon complète. Mais comme ils constituent en somme une maladie dure et cruelle, on ne doit pas les négliger ; le seul traitement rationnel est encore ici l'eau froide (douche, enveloppement dans le drap mouillé) et le bromure ; devant le continuer longtemps, on se trouvera bien de l'administrer sous forme de *Chloral bromosodique Boissy* (2779).

1490. **Névrose.** — Nom générique des maladies qu'on suppose avoir leur siège dans le système nerveux, et qui consistent en un trouble fonctionnel, sans aucune lésion appréciable des centres nerveux.

Les névroses se rencontrent très-fréquemment principalement dans le sexe féminin. L'*épilepsie*, l'*hystérie*, la *névropathie cérébro-cardiaque*, la *paralysie agitante*, la *chorée*, le *tétanos*, la *tétanie*, (V. *ces divers mots*) doivent être rangés dans le vaste groupe des névroses.

1491. **Névrosthénie.** — Irritation nerveuse ; excès d'excitation nerveuse. Eau froide et *Chloral Bromosodique Boissy* (2779) calmeront facilement cet état, si on a soin de les employer pendant quelque temps.

1492. **Nérvotome.** — Scalpel long et étroit qui sert à disséquer les nerfs.

1493. **Névrotomie**. — Section d'un cordon nerveux, se faisant généralement dans les cas de névralgie rebelle.

1494. **Nez**. — Organe de l'odorat, le nez est essentiellement formé de deux cavités, *fosses nasales*, tapissées par une membrane muqueuse, *muqueuse pituitaire*; elles s'ouvrent en arrière dans le pharynx, au dehors par deux ouvertures, les *narines*. Elles communiquent avec les diverses cavités de la face (s. frontaux, s. ethmoidaux, s. maxillaires). L'inflammation de la muqueuse des fosses nasales constitue le *coryza*, improprement appelé rhume de cerveau.

1495. **Nidoreux**. — Odeur d'œufs pourris. Ex.: *Rapports nidoreux*

1496. **Nigritie**. — Coloration noire, plus ou moins foncée, se montrant accidentellement chez quelques sujets, notamment pendant la grossesse; les mamelles, l'abdomen, les parties génitales sont le siège de prédilection de la nigritie.

1497. **Nodosité**. — Généralement concrétion tophacée de la goutte (845).

1498. **Noli** (me tangere). — Synonyme de *Cancroïde*.

1499. **Noma**. — Gangrène de la bouche.

1500. **Nombril**. — (V. 1549).

1501. **Non-viabilité**. — Etat d'un enfant non viable, c'est-à-dire inapte à parcourir les diverses phases de la vie extra-utérine.

1502. **Nosocomial**. — Relatif aux hôpitaux.

1503. **Nosomanie**. — Forme de monomanie dans laquelle le sujet se préoccupe sans cesse de sa santé; elle diffère de l'hypocondrie en ce qu'elle peut entraîner l'aliénation mentale.

1504. **Nostalgie.** — Mal du pays ; dans quelques cas il peut amener la mort.

1505. **Noué.** — Dans le vulgaire synonyme de *rachitique*.

1506. **Noueux** (rhumatisme). — (V. *Rhumatisme*).

1507. **Nourrice.** — Femme qui allaite un enfant (30) ; l'enfant ainsi allaité est un *nourrison*.

1508. **Nouveau-né.** — Les sept premiers jours de la naissance, l'enfant est un nouveau-né. (V. 30 : (*a*).

1509. **Noyé.** — Sujet qui a subi l'asphyxie par submersion ; le manque d'air étant dans ce cas, la cause de la mort, on devra aussi vite que possible pratiquer la *respiration artificielle*.

1510. **Nubilité.** — Considéré mais à tort comme synonyme de *puberté*, le mot nubilité désigne l'aptitude au mariage.

1511. **Nullipare.** — Expression employée en obstétrique pour désigner une femme qui n'a pas eu d'enfant.

1512. **Nummulaire** (crachat). — Crachat qui a la forme d'une pièce de monnaie. Ces crachats se rencontrent dans la *phthisie pulmonaire* et la *rougeole*.

1513. **Nuque.** — Portion supérieure de la partie postérieure du cou.

1514. **Nutrition.** — Propriété élémentaire des corps organisés, en vertu de laquelle la vie est possible.

1515. **Nutrivité.** — Qualité que possède une substance de nourrir.

1516. **Nyctalopie.** — Affection caractérisée par la

faculté qu'a le sujet de ne distinguer les objets que la nuit, ou tout au moins que lorsqu'ils sont très-faiblement éclairés.

1517. **Nymphes.** — Petites lèvres (V. *Vulve*).

1518. **Nymphomanie.** — Exaltation insolite de l'appétit vénérien ; on la constate ordinairement chez les femmes nerveuses ; elle est justiciable en tous points de l'eau froide et surtout du *Chloral bromosodique Boissy* (2779).

1519. **Nystagmus.** — Tremblement involontaire des yeux.

O

1520. **Obésité.** — *Polysarcie.* Augmentation du tissu adipeux, l'obésité constitue souvent une véritable infirmité. Beaucoup d'exercice, une alimentation peu substantielle, des purgations répétées, *Pilules savonneuses laxatives Boissy* (2801), doivent être employées pour combattre cet état.

1521. **Obnubilation.** — Eblouissement ; vertiges.

1522. **Obstétrique.** — Art des accouchements.

1523. **Obstruction.** — (V. 560).

1524. **Occipital** (os). — Os formant la paroi postéro-inférieure du crâne.

1525. **Occlusion.** — Ce mot signifie, tantôt un rapprochement momentané des bords d'une ouverture (*occlusion des paupières*) ; — tantôt au contraire il est synonyme d'oblitération (*occlusion intestinale*).

1526. **Odontalgie.** — Douleur de dents, mal de dents. Les causes en sont fort variables : carie dentaire, périostite alvéolo-dentaire, gingivite, névralgie dentaire.

On ne devra jamais les négliger, lorsqu'on aura calmé la douleur, ce qu'on essaiera de faire avec les *Cachets d'antipyrine Boissy* (2775), ou le *Chloral bromosodique Boissy* (2779).

L'odontalgie est très fréquente chez les jeunes enfants, surtout au moment de la première dentition ; on la fera assez facilement disparaître, si l'on a soin de frictionner plusieurs fois par jour les gencives avec le *Sirop américain anticonvulsif Gallois* (2819).

1527. **Odontome.** — Vulgairement exostose dentaire.

1528. **Odontorrhagie.** — Hémorrhagie survenant à la suite de l'extraction des dents.

1529. **Odorat.** — Un des cinq sens ; celui par lequel on perçoit les odeurs.

1530. **Œdémateux.** — Qui a de l'œdème.

1531. **Œdème.** — Infiltration localisée de sérosité dans le tissu cellulaire sous-cutané ; les parties œdématiées sont gonflées ; elles cèdent à la pression du doigt, dont elles gardent l'empreinte pendant quelque temps.

1532. **Œdème** (de la conjonctive). — (V. 271).

1533. **Œdème** (de la glotte). — Synonyme de *laryngite œdémateuse* (V. 1166 : (*b*).

1534. **Œdème** (malin). — Une des manifestations de l'infection charbonneuse (V. 215).

1535. **Œdème** (du poumon). — Infiltration de sérosité dans le tissu pulmonaire, se montrant ordinairement à la fin des maladies cachectiques.

1536. **Œdème** (du scrotum). — (V. 956).

1537. **Œil.** — *Globe oculaire.* — Destiné au sens de la vue, l'œil est une sphère presque régulière, présentant une légère saillie en avant. Il est composé de *membranes* superposées, et de parties centrales, *milieux*.

Les membranes, au nombre de trois, sont ainsi disposées de dehors en dedans : une membrane fibreuse, *sclérotique* et *cornée* ; — une membrane vasculaire et musculaire, *choroïde* et *iris* ; — une membrane nerveuse, *rétine*, qui est l'expansion du nerf optique.

Les milieux de l'œil sont liquides ou solides ; ce sont, en allant d'avant en arrière la *chambre antérieure*, remplie pai l'*humeur aqueuse* ; — la *pupille* qui laisse entrer les rayons lumineux après leur passage à travers la cornée ; — le *cristallin*, lentille bi-convexe, solide et transparente ; — enfin le *corps vitré*, formé d'une substance visqueuse, derrière lequel on voit la *rétine*.

L'inflammation de l'œil constitue l'*ophthalmie*(V. 271 : (*b*).

1538. **Œil-de-perdrix**. — Variété de durillon aux orteils (V. 288).

1539. **Œsophage.** — Conduit musculo-membraneux, long de 22 à 25 centimètres, étendu du pharynx à l'estomac ; par ses contractions, il amène les aliments dans l'estomac.

1540. **Œsophagisme**. — Spasme de l'œsophage.

1541. **Œsophagite**. — Inflammation de l'œsophage.

1542. **Œsophagotomie**. — Ouverture chirurgicale de l'œsophage, dans le but d'en extraire un corps étranger qui s'est arrêté dans sa cavité.

1543. **Œuf**. — On donne ce nom au produit de la conception quand il est parvenu dans la matrice.

1544. **Oïdium**. — Genre de champignons ; le plus connu est l'*oïdium albicans*, qu'on trouve dans le *muguet* ou *stomatite crémeuse*

1545. **Oignon**. — (V. 288).

1546. **Olécrâne**. — Saillie de l'extrémité supérieure du cubitus (337).

1547. **Olfactif** (nerf). — Première paire de nerfs crâniens destinée à l'olfaction.

1548. **Olfaction**. — Exercice actif du sens de l'odorat.

1549. **Ombilic**. — *Nombril*. Cicatrice arrondie, déprimée ou saillante, remplaçant chez l'adulte le trou par lequel passait, chez le fœtus, le cordon ombilical.

1550. **Ombilical** (cordon). — Tige longue, grêle et flexible qui unit le fœtus au placenta (V. *ce mot*) ; c'est par lui que le fœtus reçoit de sa mère les principes nécessaires à sa nutrition et à son développement. Après l'accouchement, le cordon est coupé et pansé.

1551. **Ombilication**. — (V. *Vaccin*, *Variole*).

1552. **Ombiliqué**. — Qui présente une dépression plus ou moins marquée à son centre.

1553. **Omoplate**. — Os large, aplati et triangulaire, formant la partie postérieure de l'épaule. Son bord supérieur est surmonté par l'*apophyse coracoïde*. Sa face dorsale est partagée en deux parties inégales par une saillie triangulaire, l'*épine de l'omoplate*, qui se termine par une éminence appelée *acromion*.

1554. **Omphalocèle**. — Hernie ombilicale.

1555. **Onction**. — Action d'enduire une partie d'une substance grasse.

1556. **Ongle**. — Lame dure, cornée, qui revêt l'extrémité des doigts et des orteils.

1557. **Onglée**. — Engourdissement douloureux des doigts sous l'influence du grand froid ; s'abstenir de réchauffer brusquement les doigts atteints d'onglée, les frictionner au contraire avec de la neige ou de l'eau froide; telle est la conduite à tenir dans ce cas.

1558. **Onyxis.** — *Ongle incarné*; ongle entré dans les chairs.

1559. **Oophoralgie.** — Névralgie de l'ovaire (1615).

1560. **Oophorite.** — Inflammation de l'ovaire. (1619).

1561. **Opalescent.** — Qui devient opalin.

1562. **Opalin.** — Qui a une teinte laiteuse et bleuâtre avec des reflets irisés.

1563. **Opaque.** — Qui ne se laisse pas traverser par la lumière.

1564. **Opération** (chirurgicale). — On donne ce nom à tout ce que fait le chirurgien sur le corps vivant à l'aide d'instruments.

1565. **Ophthalmie.** — Inflammation du globe de l'œil (V. 271 : (*b*).

1566. **Ophthalmoscope.** — Instrument destiné à examiner l'intérieur de l'œil; son emploi constitue l'*ophthalmoscopie*.

1567. **Opisthotonos.** — Renversement tétanique du corps en arrière (V. *Tétanos*).

1568. **Opportunité.** — Ensemble des conditions que doit choisir le chirurgien, de préférence à d'autres, pour faire une opération.

1569. **Oppression.** — Sensation de poids rendant difficile l'action de la partie affectée. Ex.: *Oppression de la poitrine*.

1570. **Optique** (nerf). — Nerf de la vision, le nerf optique forme la seconde paire des nerfs crâniens.

1571. **Optomètre.** — Appareil destiné à mesurer la portée de la vue ; son emploi constitue l'*optométrie.*

1572. **Opto-striés** (corps). — Sous ce nom on désigne les couches optiques et les corps striés, renflements de substance grise placés dans l'intérieur des hémisphères cérébraux.

1573. **Orbiculaires** (muscles). — On donne ce nom à des muscles dont le contour arrondi forme à peu près un cercle. Ex.: *Orbiculaire des lèvres, orbiculaires des paupières.*

1574. **Orbites.** — *Fosses orbitaires.* Cavités situées à la partie supérieure de la face, et destinées à loger les organes de la vue.

1575. **Orchite.** — Inflammation du testicule. (V. *ce mot*).

1576. **Oreille.** — Organe de l'ouïe, l'oreille est située en grande partie dans le rocher. On la divise en trois portions : *o. externe, o. moyenne, o. interne.*

(*a*) L'Oreille externe, comprend le pavillon de l'oreille destiné à collecter les sons, et le conduit auditif externe dont l'obstruction entraîne une diminution de l'ouïe. Le canal est garni de poil d'une sensibilité spéciale, et de glandes qui sécrètent le *cérumen*, matière visqueuse qui a pour effet de fixer les corps étrangers qui pourraient s'introduire dans ce conduit.

(*b*) L'Oreille moyenne, appelée aussi *caisse du tympan*, est une cavité située dans l'épaisseur du rocher, au fond du conduit auditif externe. Cette cavité, qui a la forme d'un tambour, est toujours remplie d'air ; on y trouve une chaîne d'osselets (*marteau, enclume, os lenticulaire, étrier*), reliant la paroi externe (*membrane du tympan*) à la paroi interne percée de deux orifices (*fenêtre ovale, fenêtre ronde*).

Elle est en rapport avec l'extérieur par la *trompe d'Eustache*, long canal étendu de la caisse au tympan.

(*c*) L'Oreille interne ou labyrinthe est la partie essentielle de l'appareil de l'audition ; c'est un ensemble de cavités communiquant toutes les unes avec les autres, et contenant un liquide transparent, *liquide de Cotugno*, dans lequel les divisions terminales du nerf auditif sont en suspension. Ces diverses cavités sont : une cavité centrale, *vestibule*, des cavités tubuleuses, *canaux semi-circulaires*, et une cavité contournée en spirale, le *limaçon*.

L'inflammation de l'oreille constitue l'*otite* ; celle-ci pouvant occuper diverses parties de l'oreille, on a suivant les cas, une *otite externe*, ou une *otite interne*. L'otite externe est fréquente chez les scrofuleux ; l'otite interne est généralement consécutive à une inflammation de l'arrière-gorge.

1577. **Oreillettes**. — Cavités supérieures du cœur (253).

1578. **Oreillons**. — *Ourles, fièvre ourlienne*. Engorgement fluxionnaire des glandes salivaires, portant surtout sur les glandes parotides. C'est une affection épidémique et contagieuse, de nature vraisemblablement microbienne, sévissant principalement sur les enfants et les jeunes sujets ; on la rencontre donc surtout dans les pensionnats, les collèges, les casernes, principalement au printemps et à l'automne. Le repos et la diète, quelques purgatifs légers, *Pilules savonneuses laxatives Boissy* (2801), des onctions sur la région parotidienne constituent tout le traitement de la maladie.

Dans le cours des oreillons surviennent parfois quelques complications, entre autres une *fluxion testiculaire* ; contre cette *orchite ourlienne* qui laisse souvent après elle l'*atrophie du testicule*, on prescrira des cataplasmes laudanisés et des potions calmantes, entre autres le *Chloral bromosodique Boissy* (2779).

1579. **Organes.** — Parties constituantes des appareils.

1580. **Organiques** (lésions). — Lésions se manifestant par des changements dans la texture des organes.

1581. **Organisation.** — État d'un corps organisé ; ensemble des parties qui le constituent.

1582. **Orgasme.** — Summum de l'excitation des sens ; ex. : *Orgasme génésique.*

1583. **Orgelet.** — Petit furoncle des bords libres des paupières ; quelques cataplasmes de fécule de pommes de terre en ont parfaitement raison. Il sera prudent d'y ajouter une légère purgation : quatre à cinq *Pilules savonneuses laxatives Boissy* (2801) par exemple.

1584. **Orteil.** — Doigt de pied.

1585. **Orthopédie.** — Ensemble des moyens employés pour conserver le bon état des parties constituantes du squelette, et pour le rétablir lorsqu'elles ont subi quelque altération.

1586. **Orthopnée.** — Dyspnée (486) excessive, forçant le malade à conserver la station verticale, ou tout au moins la station assise.

1587. **Os.** — Parties solides et dures dont l'assemblage forme le squelette du corps. Les os se divisent en os *longs*, os *plats* et os *courts*. Ils sont formés d'une substance *compacte* à la périphérie, *spongieuse* dans les parties centrales, de vaisseaux et de nerfs. Ils sont entourés d'une membrane fibro-vasculaire, immédiatement appliquée sur tous les os, le *périoste* ; c'est grâce à elle que l'os se développe et peut se régénérer.

1588. **Oschéocèle.** — Hernie scrotale.

1589. **Osselets.** — (V. 1576)

1590. **Ossification.** — Développement anormal du système osseux.

1591. **Ossifluent** (abcès). — Abcès qui a pour point de départ une altération osseuse.

1592. **Ostéite.** — Inflammation du tissu osseux.

1593. **Ostéoclasie.** — Rupture des os. Cette rupture employée souvent dans un but thérapeutique se fait avec des instruments appelés *ostéoclastes.*

1594. **Ostéocopes** (douleurs). — Douleurs survenant dans les os, surtout pendant la nuit, chez les sujets syphilitiques. Le traitement anti-syphilitique, *Solution dépurative iodosodique Boissy* (2823), à doses élevées, s'impose absolument dans ces cas.

1595. **Ostéodynie.** — Synonyme de douleur ostéocope.

1596. **Ostéoïde.** — Qui ressemble à de l'os, ex. : *Productions ostéoïdes*

1597. **Ostéomalacie.** — Affection assez rare caractérisée par un ramollissement portant surtout sur les os longs.

1598. **Ostéome.** — Tumeur osseuse.

1599. **Ostéomyélite.** — Inflammation de la moelle des os.

1600. **Ostéopathie.** — Affection des os en général.

1601. **Ostéopériostite.** — Inflammation simultanée de l'os et du périoste.

1602. **Ostéophyte.** — Production osseuse se montrant parfois au niveau des os cariés.

1603. **Ostéoplastie.** — Opération chirurgicale qui a pour but de remédier à la perte partielle ou totale d'un os.

1604. **Ostéorrhagie.** — Ecoulement sanguin par un os.

1605. **Ostéosarcome.** — Tumeur maligne se développant dans les os.

1606. **Otalgie.** — Douleur névralgique de l'oreille. Bourdonnets de charpie ou de ouate imbibés de laudanum, *Cachets d'antipyrine Boissy* (2775), ou quelques cuillers de *Chloral bromosodique Boissy* (2779), suffisent souvent pour la faire disparaître.

1607. **Othématome.** — Hématome, c'est-à-dire tumeur sanguine du papillon de l'oreille.

1608. **Otite.** — Inflammation de l'oreille (V. 1576).

1609. **Otodynie.** — Douleur de l'oreille; tampons laudanisés introduits dans le conduit auditif externe, *Cachets d'antipyrine Boissy* (2775), ou quelques cuillers de *Chloral bromosodique Boissy* (2779) seront avantageusement employés dans ce cas.

1610. **Otorrhagie.** — Hémorrhagie par l'oreille.

1611. **Otorrhée.** — Ecoulement par l'oreille. Cet écoulement, qu'on rencontre si fréquemment chez les lymphatiques et les scrofuleux dans le cours de nombreuses affections de l'oreille, est justiciable de la *Solution dépurative iodosodique Boissy* (2823). Souvent il sera bon d'y joindre un traitement tonique et réparateur : *Vin hématogène Delouche* (2831), *Pilules toniques du Dr Raison* (2803), ou *Poudre mangano-ferrugineuse de Laroche* (2815).

1612. **Otoscope.** — Instrument employé pour l'examen de l'oreille.

1613. **Ouïe.** — Celui des cinq sens par lequel nou percevons les sons (V. 1576).

1614. **Ovaires.** — Situés sur les côtés de l'utérus dans l'épaisseur des ligaments larges, les ovaires sont le organes producteurs des ovules ; à ce point de vue ils on une importance capitale. Représentant assez bien la form d'une amande, n'excédant pas chacun 6 à 8 grammes, le ovaires sont formés de deux couches : une couche central (*substance médullaire*) essentiellement vasculaire, et une cou che superficielle (*couche ovigène*) dans laquelle sont dissémi nés les *ovules*, c'est-à-dire les produits des organes génitau femelles ; ces derniers occupent le centre d'une sorte d sac, *ovisac* ou *vésicule de Graaf.*

Pendant toute la période génitale de la femme, c'est-à dire de 15 à 46 ans environ, on voit tous les 21, 23, 2 ou 28 jours un ovule s'échapper de l'ovaire, par suite d la rupture d'une vésicule de Graaf ; ce phénomène cons titue la *chute de l'ovule* ou *ovulation*. Cet ovule deven libre est lancé dans la cavité de la trompe (V. *ce mot*), qu par un mécanisme encore mal connu, vient s'appliquer la surface de l'ovaire. (Lorsque cette adaptation ne se fai pas, l'ovule est perdu ; il tombe dans la cavité péritonéale) De la trompe l'ovule progresse jusqu'à l'utérus, où il ar rive au bout de quelques jours ; il peut alors y être fécond (*grossesse*) ; il peut même être fécondé avant d'arriver dan l'utérus (*grossesse extra-utérine*). Ces phénomènes d l'ovulation coïncident le plus généralement avec ceu de la *menstruation* (1360) : la menstruation commence, puis du deuxième au quatrième jour se fait l chute de l'ovule ; c'est le moment le plus propice à la fécondation. Ordinairement connexes, ces phénomène peuvent, il faut bien le savoir, exister l'un sans l'autre ; i peut y avoir menstruation sans ovulation, et ovulation sans menstruation ; ce dernier fait a la plus grande importance ; il explique comment *une femme non menstruée peut devenir mère.* La grossesse en effet ne peut survenir que si l'ovulation se produit.

Ces organes dont l'importance est aussi grande chez la femme que celle des testicules (V. *ce mot*) chez l'homme, sont sujets à de nombreuses maladies, qui apportent une entrave plus ou moins complète et définitive à la régularité de leur fonctionnement. Leur inflammation, *ovarite*, est fréquente ; c'est une des complications communes de la métrite ; elle peut aussi se montrer sans métrite concomittente. Une douleur aiguë sur les parties latérales de l'utérus, une petite tumeur parfois appréciable au toucher, quand la paroi abdominale est mince et dépourvue de graisse, en révèlent la présence. De grands bains émollients, *Sym's sanitary bath* (2827), une révulsion locale, quelques purgations, *Pilules savonneuses laxatives Boissy* (2801), jointes au repos absolu, constituent les principales indications du traitement de l'ovarite.

Une affection plus grave, dont la fréquence est aussi assez grande, a pour siège les ovaires ; nous avons nommé les *kystes de l'ovaire*. Ces tumeurs, dont les causes sont encore fort hypothétiques, se rencontrent de 30 à 40 ans ; le plus généralement elles nécessitent par leur volume une intervention chirurgicale. Celle-ci, *ovariotomie*, c'est-à-dire ablation de l'ovaire malade, grâce aux progrès de la chirurgie moderne, se fait aujourd'hui d'une façon courante, et donne les meilleurs résultats.

1615. **Ovaralgie.** — Névralgie des ovaires ; les *Cachets d'antipyrine Boissy* (2775) donnent dans quelques cas d'excellents résultats.

1616. **Ovarie.** — Maladie des ovaires.

P.

1617. **Ovariocèle.** — Hernie de l'ovaire.

1618. **Ovariotomie.** — Opération chirurgicale qui a pour but d'enlever les ovaires malades ; on la fait surtout dans les cas de kystes de l'ovaire.

1619. **Ovarite.** — Inflammation de l'ovaire (1614).

1620. **Oviducte.** — Synonyme de *trompe de Fallope* (V. *Utérus*).

1621. **Ovulation.** — (V. 1614).

1622. **Oxyure.** — Une des variétés des vers intestinaux que l'on rencontre chez l'homme (V. 109, (*c*).

1623. **Ozène.** — Affection ulcéreuse de la muqueuse des fosses nasales qui donne lieu à une odeur infecte, comparée à celle d'une punaise écrasée ; de là son nom vulgaire de *punaisie*. Contre cette affection, heureusement assez rare, on institue un traitement puissamment antiseptique et désinfectant : injections ou lavages avec des solutions d'acide borique, de sublimé ou mieux de *Chloral thymique antiseptique* (2780).

P

1624. **Pachyméningite.** — Inflammation chronique de la dure-mère (V. 1352 : (*b*).

1625. **Palais.** — Portion supérieure de la cavité buccale, le palais est formé de deux parties : une partie dure et fixe, la *voûte palatine*, et une partie musculaire et mobile, le *voile du palais*. Le bord postérieur de ce dernier présente un petit appendice, *la luette*, et de chaque côté deux replis, *piliers du voile du palais* ; entre les deux piliers du même côté se trouve la fosse amygdalienne destinée à loger l'*amygdale*.

1626. **Palatins** (os). — Deux petits os irréguliers situés à la partie postérieure des fosses nasales, et entrant dans la composition de la voûte palatine.

1627. **Palatite**. — Inflammation de la muqueuse du voile du palais ; c'est l'*angine simple* (53).

1628. **Palette**. — Petite planchette de bois mince représentant la forme de la main, employée pour maintenir les doigts écartés.

1629. **Pâleur**. — Ton blanchâtre de la peau.

1630. **Palliatif** (traitement). — Traitement qui n'a pour but que de parer aux divers accidents d'une maladie.

1631. **Palmaire**. — Cette épithète s'applique aux aponévroses, aux artères, aux ligaments, aux muscles de la paume de la main.

1632. **Palmature**. — Union des doigts entre eux à l'aide d'une membrane (p. congénitale), ou d'un tissu cicatriciel (brûlure).

1633. **Palpation**. **Palper**. — Un des modes d'exploration des organes sains ou malades ; ex : *Palper abdominal*.

1634. **Palpébral**. — Qui appartient aux paupières.

1635. **Palpitation**. — Augmentation de force, de fréquence, et d'étendue des battements du cœur. Si, dans de nombreux cas, les palpitations dépendent d'une lésion organique du cœur (253), dans de nombreux cas aussi, elles sont le fait de l'anémie, ou d'un état nerveux. *Vin hématogène Delouche* (2831), et *Poudre mangano-ferrugineuse de Laroche* (2815) dans le premier cas, — *Chloral bromosodique Boissy* (2779) dans le second rendront des services incontestés.

1636. **Paludéenne** (infection). — L'impaludisme

ou malaria règne d'une façon endémique dans un grand nombre de contrées : France (Bresse et Sologne), Italie (marais Pontins et campagne romaine), Bouches du Danube, Sénégal, etc. Les marais, les lieux chauds et humides, les grands mouvements de terre que nécessitent les canalisations, les constructions, les terrassements, les défrichements, sont autant de milieux favorables au développement de l'agent miasmatique. Les manifestations de l'infection paludéenne sont variables ; elles peuvent se montrer isolées ou associées ; souvent elles se succèdent ou se combinent. Nous allons en dire quelques mots :

(*a*) Fièvre intermittente. — Manifestation la plus habituelle de l'impaludisme, la fièvre intermittente se montre par *accès*. Ces accès, qui ordinairement surviennent de minuit à midi, se composent tous de trois stades : st. *de froid*, st. *de chaleur*, et st. *de sueur*. Ils se répètent tous les jours (*f. quotidienne*) ; tous les deux jours (*f. tierce*) ; tous les trois jours (*f. quarte*), plus rarement tous les cinq, six, sept ou huit jours (*f. quintane, sextane, septane, octane*) ; quelquefois ces types s'entremêlent (*f. redoublée*) : on a une *f. double tierce*, une *f. double quarte*. Les plus fréquents de ces divers types sont la *f. tierce*, et la *fièvre quotidienne*. Contre la fièvre intermittente, on oppose le sulfate de quinine ; on le donnera sous forme de *Capsules de sulfate de quinine du Dr Raison* (2778).

(*b*) Fièvre rémittente. — Plus rare que la précédente, on la rencontre surtout dans les pays chauds (Algérie, Sénégal, Inde, Cochinchine, etc.) ; elle revêt tantôt une forme légère, tantôt une forme grave. Elle est justiciable du même traitement : *Capsules de sulfate de quinine du Dr Raison* (2778), mais à doses plus élevées, car elle est beaucoup plus tenace.

(*c*) Fièvre pernicieuse. — Fièvre paludéenne apportant dans l'économie une perturbation si grande que la vie du malade peut être mise en danger en quelques jours, ou même en quelques heures. Cette forme d'infection paludéenne est d'autant plus fréquente qu'on se rapproche des régions tropicales. *Capsules de sulfate de quinine du Dr Raison* (2778), à hautes doses, doivent ici s'allier au *Vin hématogène Delouche* (2831).

(*d*) Fièvres larvées. — Dans quelques cas, l'infection paludéenne, revêt la forme d'une *névralgie* (n. de la mamelle, de l'estomac, de l'intestin, du cœur), d'une *fluxion* (coryza, diarrhée, urticaire, etc.), ou d'une *névrose* (toux spasmodique, migraine, hoquet). Dans tous les cas le sulfate de quinine s'impose ; il donne les meilleurs résultats ; on le donnera sous forme de *Capsules de sulfate de quinine du Dr Raison* (2778).

(*e*) Anémie et cachexie palustres. — Lorsque les accès sont intenses et répétés, la peau prend une pâleur terreuse ; les malades maigrissent et se plaignent d'abattement, de lassitude, de lourdeurs de tête, de palpitations ; leur rate et leur foie augmentent notablement de volume. Dans quelques cas ces symptômes s'accusent davantage ; une véritable cachexie s'établit (ascite, albuminurie, diarrhée, œdèmes, etc.). Dans ces cas, on préférera le quinquina à la quinine : Le *Vin hématogène Delouche* (2831) sera donc donné à doses élevées, concurremment avec les *Pilules toniques du Dr Raison* (2803), ou la *Poudre mangano-ferrugineuse de Laroche* (2815).

1367. **Pâmoison.** — Employé dans le vulgaire comme synonyme de *lipothymie* (V. *Syncope*).

1638. **Panacée.** — Remède à tous les maux.

1639. **Panaris.** — Inflammation aiguë des parties

molles qui entrent dans la structure des doigts. Il en est diverses sortes :

(*a*) PANARIS SUPERFICIEL. — Limité à la peau, ce panaris peut être simplement *érythémateux*, ou *anthracoïde* ; il peut siéger sous l'épiderme (*durillon forcé*), sous l'ongle (*p. sous unguéal*) ; dans quelques cas il a une grande tendance à s'étendre circulairement (*tourniole*).

(*b*) PANARIS SOUS-CUTANÉ. — Le doigt se gonfle ; il devient rouge, chaud, et douloureux ; la douleur devient bientôt très vive et même intolérable ; elle nécessite une petite intervention chirurgicale, l'ouverture au bistouri, qui doit se faire le plus tôt possible.

(*c*) PANARIS PROFOND. — Inflammation des gaînes tendineuses et du périoste des phalanges, elle constitue la forme de panaris la plus grave, car à sa suite fort souvent sont compromises les fonctions du doigt. L'ouverture le plus tôt possible est encore le seul traitement rationnel.

1640. **Pancréas.** — Glande en grappe composée, située transversalement au-devant de la colonne vertébrale, et destinée à la sécrétion du *suc pancréatique*, dont le principe actif, la *pancréatine*, joue un grand rôle dans la digestion intestinale. Son inflammation, fort difficile à constater, est connue sous le nom de *pancréatite*.

1641. **Pannus.** — C'est une variété d'inflammation de la cornée (293).

1642. **Pansement.** — Application d'un topique sur une partie malade. De nombreuses substances ont été employées dans ce but ; aujourd'hui presque tous donnent la préférence aux agents antiseptiques : acide phénique, acide borique, sublimé, etc. ; le *Chloral thymique antiseptique* (2780) les remplace avec avantage.

1643. **Papille.** — Petite éminence, de forme conique, qui s'élève plus ou moins de la surface de la peau ou des muqueuses ; la muqueuse linguale est une de celles où les papilles sont le plus développées.

1644. **Papillonne.** — Hypertrophie des papilles normales. On rencontre les papillonnes sur la peau (*cors, verrues, poireaux*) et sur les muqueuses, notamment sur la muqueuse des organes génitaux externes (*végétations, choux-fleurs*). La destruction, généralement par les caustiques, est le seul traitement rationnel de papillonnes.

1645. **Papule.** — Petite élevure solide, conique ou aplatie, rosée ou rouge, s'accompagnant généralement de démangeaisons, et se terminant par résolution ou desquamation. Les affections, qui donnent lieu à des papules, sont dites affections *papuleuses* (V. *Lichen, prurigo, strophulus, etc.*)

1646. **Paracentèse.** — Employé seul, ce mot désigne la ponction de l'abdomen faite dans le but d'évacuer le liquide ascitique. Par extension, on dit *paracentèse de la cornée, paracentèse du péricarde, paracentèse de la poitrine.*

1647. **Paracousie.** — Bourdonnement ou tintement d'oreille.

1648. **Paralysie.** — Diminution ou abolition de la motricité volontaire ou involontaire. Elle porte sur une partie plus ou moins étendue du corps : sur tout un côté (*hémiplégie*), sur les membres inférieurs (*paraplégie*), sur un seul membre (*monoplégie*). Le sujet atteint de paralysie est dit, suivant les cas, *paralytique, hémiplégique, paraplégique, monoplégique.*

1649. **Paralysie** (agitante ou tremblante). — *Maladie de Parkinson.* Névrose propre aux vieillards, caractérisée surtout par un tremblement spécial (mains) survenant au repos, par une rigidité particulière du système musculaire, et par un état paralytique qui peut d'ailleurs manquer.

1650. **Paralysie** (amyotrophique). — Paralysie succédant à l'atrophie musculaire.

1651. **Paralysie** (diphthéritique). — Complication sérieuse de la diphthérie (455), cette paralysie frappe surtout le voile du palais.

1652. **Paralysie** (de l'enfance ou infantile). — Survenant chez les enfants de un à trois ans, surtout chez ceux qui sont issus de parents nerveux, cette affection débute par une période aiguë, fébrile et paralytique, et se termine par une période chronique, apyrétique, et atrophique. A sa suite persistent des déformations plus ou moins étendues des membres entraînant des attitudes vicieuses (*pied-bot*, *cul-de-jatte*, etc.).

1653. **Paralysie** (faciale). — (701).

1654. **Paralysie** (générale progressive). — Méningo-encéphalite chronique diffuse. La paralysie générale est une affection assez fréquente chez l'homme de trente à quarante ans ; l'alcoolisme, les excès de travail, tous les états entraînant la congestion encéphalique, favorisent son développement ; l'hérédité joue toutefois le plus grand rôle dans sa production. Après une période prodromique, dont la durée est difficile à déterminer, période caractérisée par un affaiblissement de la mémoire, des troubles dans le caractère (irascibilité, activité dévorante), divers désordres sensoriels (amblyopie, diminution ou abolition de l'odorat), la paralysie générale se déclare par l'apparition du *délire des grandeurs* ou du *délire des persécutions*. Bientôt la parole devient traînante, hésitante, tremblotante, les mouvements s'affaiblissent, deviennent incoordonnés. Enfin survient la période ultime, période de déchéance physique et intellectuelle de l'individu. Cette affection, dont la marche est lente et progressive, aboutit fatalement à la mort, dans un laps de temps variant de un à dix ans.

1655. **Paralysie** (glosso-labio-pharyngée). — Maladie, qui sournoisement envahit d'une façon progressive la langue, les lèvres, le voile du palais, le larynx, et qui, après avoir anéanti les fonctions de la déglutition et de la phonation, se termine presque fatalement par asphyxie ou syncope.

1656. **Paralysie** (spinale). — Celle qui a pour cause une lésion de la moelle épinière.

1657. **Paralysie** (sympathique). — Paralysie se manifestant dans une partie du corps à l'occasion d'une lésion située en une autre partie.

1658. **Paralytique.** — Sujet atteint de paralysie (1648).

1659. **Paraphimosis.** — Etranglement du gland par l'ouverture trop étroite du prépuce; le seul moyen d'y remédier est d'en faire la réduction.

1660. **Paraplégie.** — Paralysie des membres inférieurs ; le sujet qui en est atteint est dit *paraplégique*.

1661. **Parasites.** — Animalcules qui vivent aux dépens de la propre substance d'un autre. Les affections qu'ils déterminent sont dites *affections parasitaires* (V. *Favus*, *gale*, *phthiriase*, *pityriasis versicolor*, *tricophytie*. Les agents employés pour la destruction des parasites sont appelés *parasiticides*.

1662. **Paratrimme** (érythème). — (V. 630).

1663. **Parenchyme.** — *Organe parenchymateux*. Tissu propre aux organes glanduleux.

1664. **Parésie.** — Paralysie légère. Le sujet qui en est atteint est dit *parétique.*

1665. **Paresthésie.** — Hallucination des sens : vue, ouïe, odorat, etc.

1666. **Pariétal** (os). — Deux os, situés sur les parties latérales du crâne, portent ce nom.

1667. **Parkinson** (maladie de) — Synonyme de *paralysie agitante* (1649).

1668. **Parole.** — Voix articulée.

1669. **Parotide.** — La plus considérable des glandes salivaires, ainsi appelée parce qu'elle est située en partie au-dessous de l'oreille. Son inflammation constitue la *parotidite.*

1670. **Paroxysme.** — Arrivée au summum des symptômes d'un accès de fièvre, d'une attaque d'épilepsie. Les maladies à paroxysmes sont appelées *paroxystiques.*

1671. **Part.** — Ce mot est synonyme, tantôt de *fœtus,* tantôt d'*accouchement.*

1672. **Parties.** — Cette expression est synonyme de *parties génitales.*

1673. **Parturition.** — Accouchement naturel.

1674. **Passif.** — Epithète assez souvent employée en médecine. Ex : *Congestion passive, hémorrhagie passive.*

1675. **Pâteuse** (bouche). — La bouche est dite pâteuse, quand la langue est recouverte d'un enduit qui en émousse la sensibilité.

1676. **Pathétique** (nerf). — Le plus petit des nerfs crâniens (4e paire) ; il se rend à un muscle de l'œil.

1677. **Pathogénie.** — Partie de la pathologie qui traite de la manière dont les maladies se développent.

1678. **Pathognomonique** (signe). — Signe caractéristique d'une maladie.

1679. **Pathologie.** — Science qui s'occupe de l'étude des maladies.

1680. **Pathologique** (anatomie). — Partie de la pathologie qui s'occupe des lésions des maladies.

1681. **Pathologiste.** — Celui qui s'occupe de la pathologie.

1682. **Paume.** — Le creux ou le dedans de la main.

1683. **Paupières.** — Voiles membraneux, mobiles, qui, en se rapprochant, couvrent entièrement les yeux qu'ils mettent à l'abri d'une clarté trop vive, ou de l'action des corps extérieurs.

1684. **Pause** (du cœur). — (V. 253).

1685. **Pavillon.** — Extrémité libre évasée ; ex : *Pavillon de l'oreille.*

1686. **Pavimenteux.** — (V. 1439).

1687. **Peau.** — Revêtant extérieurement le corps, la peau ou tégument externe est formée de deux parties distinctes : l'*épiderme* et le *derme* ; dans ce dernier se trouvent les *papilles*, qui font de la peau l'*organe du tact ou du toucher.* Au tégument externe se trouve aussi annexé un double système de glandes : *glandes sébacées* et *glandes sudoripares* (V. *ces mots*).

1688. **Peauciers** (muscles). — Muscles situés immédiatement au-dessous de la peau ; on les trouve à la face, au cou, etc.

1689. **Pectoral** (muscle). — Deux muscles importants du thorax portent ce nom : *Grand pectoral* et *petit pectoral.*

1690. **Pectoriloquie.** — Voix venant de la poitrine.

1691. **Pédiculaire** (maladie).— Synonyme de *phthriase* (1778).

1692. **Pédicule.** — Partie rétrécie qui supporte certaines tumeurs. Celles-ci sont dites *pédiculées*, lorsque le pédicule est contemporain de la tumeur, — *pédiculisées*, lorsque le pédicule ne s'est formé qu'après la tumeur.

1693. **Pédieux.** — Qui appartient au pied ; ex. : *Artère pédieuse, muscle pédieux.*

1694. **Pédiluve.** — Bain de pied.

1695. **Pédoncule.** — Nom donné à divers appendices du cerveau, du cervelet.

1696. **Pelade.** — Affection du système pileux, caractérisée par l'apparition rapide de plaques complétement glabres, nettement circonscrites, de couleur blanche, se terminant habituellement par la guérison. Qu'elle soit parasitaire ou non parasitaire, la pelade est le résultat d'une altération de la papille pileuse, qui produit l'atrophie du cheveu. Les moyens locaux à employer contre la pelade sont l'épilation et les révulsifs ; en même temps on suivra un régime réparateur et fortifiant : *Vin hématogène Delouche* (2831), *Poudre mangano-ferrugineuse de Laroche* (2815), ou *Pilules toniques du Dr Raison* (2803).

1697. **Péliose.** — Synonyme de *purpura rhumatismal.*

1698. **Pellagre.** — Affection générale encore peu connue, se manifestant tout d'abord par des symptômes du côté de la peau, suivis bientôt d'altérations des fonctions digestives, et de troubles plus ou moins accusés du côté du système nerveux (folie pellagreuse). On rencontre la pellagre surtout dans le Piémont et le Milanais ; en France on trouve certains pellagreux dans les Landes et dans quelques cantons des Pyrénées.

1699. **Pellicule**. — Membrane très mince quelle qu'en soit la nature.

Dans le vulgaire, on donne ce nom au *pityriasis* (1807) du cuir chevelu, affection qui nécessite l'emploi de l'*Eau de quinine Boissy* (2784).

1700. **Pellucide**. — Transparent.

1701. **Pelvien**. — Qui appartient au bassin. Ex. : *Cavité pelvienne* (cavité du bassin) ; *membres pelviens* (membres inférieurs).

1702. **Pelvimétrie**. — Action de mesurer les diamètres du bassin. Cette mensuration, très importante en obstétrique, se fait à l'aide d'instruments spéciaux, *pelvimètres*.

1703. **Pelvi-Péritonite**. — Inflammation du péritoine du bassin. (V. 1735).

1704. **Pelvis**. — Mot latin employé couramment en français, comme synonyme de *bassin* (123).

1705. **Pemphigode** (fièvre). — (V. 1707).

1706. **Pemphigoïde**. — Qui ressemble au pemphigus.

1707. **Pemphigus**. — Affection de la peau, aiguë ou chronique, contagieuse ou non, caractérisée par des bulles du volume d'un pois à un œuf de dinde, pleines d'un liquide citrin, qui peut devenir purulent. La bulle disparaît, soit par résorption du liquide et formation de squames, soit par rupture des parois et formation de croûtes. Le pemphigus s'observe surtout chez le nouveau-né et le vieillard; chez le premier, la syphilis en est souvent la cause; chez le second, la cachexie, les mauvaises conditions hygiéniques paraissent, pas toujours toutefois, favoriser son développement. On fera en sorte de protéger les bulles, d'empêcher leur rupture ; l'enveloppement ouaté est le meilleur traitement à employer. On n'oubliera pas l'état général, le pemphigus étant par lui-même une cause de débilitation : une bonne hygiène, quelques médicaments reconstituants : *Vin hématogène Delouche* (2831), *Pilules toniques du Dr Raison* (2803), ou *Poudre mangano-ferrugineuse de Laroche* (2815) sont toujours indiqués dans ces cas.

1708. **Pénétrante** (plaie). — Plaie qui s'étend jusque dans l'intérieur d'une cavité.

1709. **Pénis**. — (V. *Verge*).

1710. **Pepsine**. — Principe actif du suc gastrique, transformant les aliments azotés en *peptones*. Quelques substances (pain, bouillon de viande, etc.) ont la propriété d'augmenter la propriété de la pepsine ; on leur donne le nom de *substances peptogènes*.

1711. **Percepta**. — Mot latin, employé en hygiène, pour désigner la classe des agents qui renferme ce qui a rapport aux sensations.

1712. **Perclus**. — Sujet qui ne peut exécuter aucun mouvement.

1713. **Percussion**. — Méthode d'exploration à l'aide de laquelle en frappant sur les parois d'une cavité du corps, on peut reconnaître les lésions des parties contenues dans cette cavité.

1714. **Perforant** (mal). — (V. 1250).

1715. **Perforation**. — Ouverture accidentelle dans la continuité des organes ; ex : *Perforation intestinale*.

1716. **Périartérite**. — (V. 91).

1717. **Péricarde**. — Sac membraneux qui enveloppe

le cœur (253). Son inflammation constitue la *Péricardite* (V. 253 : III).

1718. **Périchondre.** — Membrane fibro-vasculaire, analogue au périoste, qui entoure les cartilages (187) non articulaires. Son inflammation s'appelle *périchondrite.*

1719. **Périchondrome.** — Tumeur cartilagineuse.

1720. **Péricrâne.** — Périoste que revêt toute la surface du crâne.

1721. **Périididyme.** — Tunique albuginée des testicules ; son inflammation est dite *périididymite.*

1722. **Périmétrite.** — Inflammation du tissu cellulaire entourant l'utérus.

1723. **Périnée.** — Espace compris entre l'anus et les parties génitales.

1724. **Périnéocèle.** — Hernie périnéale.

1725. **Périnéoplastie.** — Autoplastie de la région périnéale.

1726. **Périnéorrhaphie.** — Suture du périnée.

1727. **Périnéphrite.** — Inflammation du tissu cellulaire qui entoure le rein. Quelquefois cette inflammation donne lieu à un abcès : *abcès* ou *phlegmon périnéphrétique.*

1728. **Période.** — On donne ce nom aux diverses phases d'une maladie.

1729. **Périodicité.** — Aptitude qu'ont certains phénomènes (physiologiques ou pathologiques) à se reproduire à des époques déterminées, à des intervalles plus ou moins éloignés, pendant lesquels ils cessent complètement. Les maladies, ayant un caractère de périodicité, sont dites *maladies périodiques.* Ces maladies, dont la fièvre intermittente est le plus bel exemple, sont combattues avec succès par le quinquina et la quinine ; on devra donc employer dans leur cours le *Vin hématogène Delouche* (2831) et les *Capsules de sulfate de quinine du Dr Raison* (2778).

1730. **Périoste.** — Membrane fibro-vasculaire revêtant la surface extérieure de l'os (1587) ; son inflammation, *périostite*, se rencontre fréquemment, surtout chez les syphilitiques et les scrofuleux : la *Solution dépurative iodosodique Boissy* (2823) à hautes doses donnera dans ces cas quelques succès.

1731. **Périphérique.** — Qui appartient à la périphérie du corps ; ex. : *Système nerveux périphérique.*

1732. **Péripneumonie.** (V. *Poumons* : Pneumonie).

1733. **Péristaltiques** (contractions). — (V. 1091).

1734. **Péristaphylin.** — Nom de plusieurs muscles du voile du palais.

1735. **Péritoine.** — Membrane séreuse qui tapisse la cavité abdominale, se prolonge sur la plupart des organes contenus dans cette cavité, les enveloppe en totalité ou en partie, et maintient leurs rapports respectifs au moyen de nombreux prolongements. Comme toutes les séreuses (V. *ce mot*), le péritoine représente une sorte de sac sans ouverture dont la surface interne lisse et humectée de sérosité est partout en contact avec elle-même. A sa surface externe on distingue deux feuillets : l'un, *feuillet pariétal*, qui tapisse la face interne des parois de la cavité abdominale, l'autre, *feuillet viscéral*, qui recouvre les viscères ; de nombreux replis séreux unissent entre eux ces deux feuillets. Il en est trois espèces : les uns vont des parois postérieures de l'abdomen aux organes digestifs ; on leur donne le nom de *méso* (méso-colon, méso-rectum, mésentère) ; — les autres vont des parois de l'abdomen à des organes indépendants du tube digestif ; ce sont les *liga-*

ments (lig. triangulaires du foie, lig. larges de l'utérus) ; — d'autres enfin vont d'un viscère à un autre viscère : on les nomme *épiploons* (ép. gastro-hépatique, ép. gastro-colique, ép. gastro-splénique). Ces divers replis sont tous formés par les deux feuillets de la séreuse adossés, entre lesquels se trouvent du tissu cellulaire graisseux, des vaisseaux et des nerfs. Ces quelques notions anatomiques permettent de se rendre plus facilement compte des maladies de la séreuse péritonéale.

(*a*) Péritonite aigue. — L'inflammation aiguë du péritoine est le plus généralement secondaire ; elle survient à la suite de causes externes (contusions, blessures, opérations chirurgicales), ou à la suite de causes internes (lésions de l'estomac, des intestins, du foie, des voies biliaires, de l'utérus, de la vessie, etc.). Les symptômes de la péritonite aiguë diffèrent suivant la cause productrice.

(*a'*) Tantôt elle éclate brusquement à la suite d'un traumatisme, d'une perforation d'un organe (estomac, intestin, voies biliaires). Une douleur violente, avec ou sans frisson, ouvre la série : d'abord localisée, elle s'étend rapidement à tout l'abdomen ; elle est aiguë, intolérable, exaspérée par le moindre mouvement. La fièvre est vive (40°) ; le ventre se ballonne ; parfois il se forme du liquide dans le péritoine. Des vomissements surviennent plus ou moins rapprochés ; d'abord muqueux, puis bilieux, constitués par un liquide extrêmement amer et verdâtre (*vomissements porracés*). Au bout de 3 ou 4 jours la face se grippe, les yeux s'excavent, la prostration est excessive, les extrémités se refroidissent, le collapsus est imminent ; la mort survient rapidement (sixième, huitième, dizième jour).

(*b*) Dans d'autres cas, lorsque la péritonite par exemple survient dans le cours d'une maladie (tuberculose, dysenterie, fièvre typhoïde), elle se traduit par des symptômes bien moins accusés ; sa gravité n'en est pas moins grande; elle est en effet dans tous ces cas constamment mortelle.

Au lieu d'être généralisée à la totalité du péritoine, l'inflammation peut se localiser à certaines parties : *Peritonites partielles*. Celles-ci, qui ont pour siège de prédilection les fosses iliaques et la région péri-utérine, n'ont ni l'acuité, ni l'intensité, ni la gravité des péritonites généralisées ; elles aboutissent souvent à une formation purulente dans une des régions précédemment citées.

En présence d'une péritonite, on doit immédiatement prévenir le médecin ; seul en effet il sera à même d'instituer le traitement de cette affection si fréquemment mortelle. Avant son arrivée, on pourra, afin de combattre la fièvre, ordinairement assez vive, donner deux à trois *Capsules de sulfate de quinine du Dr Raison* (2778).

(*b*) Péritonite tuberculeuse. — La tuberculose peut frapper le péritoine, et donner lieu à une péritonite dont l'évolution est le plus généralement lente ; sa durée moyenne est de six à huit mois ; elle est souvent entrecoupée de poussées subaiguës ; la mort en est presque toujours la conséquence ; toutefois la guérison est possible, surtout lorsque la tuberculose reste localisée à l'abdomen. Appliquer des révulsifs sur l'abdomen, et combattre les différents symptômes (douleur, vomissements, diarrhée, ascite), telles sont les indications du traitement.

1736. **Pérityphlite.** — Inflammation du tissu cellulaire qui entoure le cœcum (252).

1737. **Pernicieuse** (fièvre). — (V. 1636 : (*c*).

1738. **Pernicieux** (Ictère). — Synonyme *d'ictère grave* (1015).

1739. **Pernion** (érythème). — *Engelure* (559). C'est une variété d'érythème.

1740. **Péroné**. — Os long et grêle placé à la partie externe de la jambe.

1741. **Persécutions** (délire, folie des). — (V. 1654).

1742. **Perte**. — Dans le vulgaire, ce mot est synonyme *d'hemorrhagie utérine* (V. 1383).

1743. **Perte** (blanche). — Synonyme de *leucorrhée*. (1183).

1744. **Perte** (de connaissance). — C'est un des phénomènes de la syncope (V. *ce mot*).

1745. **Pertes** (séminales). — (V. *Spermatorrhée*).

1746. **Perversion**. — Changement du bien en mal. Ex. : Il y a perversion de l'appétit dans la pica, — de la vue, dans la diplopie, etc.

1747. **Pessaire**. — Instrument, de forme variable, que l'on place à demeure dans le vagin, pour maintenir la matrice dans sa situation normale. (V. *Utérus :* maladies).

1748. **Peste**. — Maladie fébrile, contagieuse, endémique dans le Levant, caractérisée par des bubons et des anthrax.

1749. **Pestilentielle** (maladie). — Ce nom, qui devrait être réservé à la peste, s'applique aussi aux maladies contagieuses de mauvais caractère.

1750. **Pétéchie**. — Tache rouge, due à un petit épanchement de sang, généralement consécutif à la rupture des capillaires.

1751. **Phagédénisme**. — Faim dévorante ; ex. : *Chancre phagédénique*.

1752. **Phalanges**. — (V. 466).

1753. **Pharmacie.** — Art de préparer les médicaments.

1754. **Pharmacopée.** — Codex médicamenteux.

1755. **Pharyngisme.** — Contraction spasmodique des muscles du pharynx.

1756. **Pharyngite.** — Inflammation du pharynx. (V. 53).

1757. **Pharyngotomie.** — Incision qu'on fait au pharynx pour en extraire un corps étranger, ou pour faire jour à une collection purulente.

1758. **Pharynx.** — Conduit musculo membraneux reliant la bouche à l'œsophage.

1759. **Phase.** — Synonyme de *période* (1728).

1760. **Phénomène.** — En physiologie, tout changement, appréciable par nos sens, qui survient dans un organe ou une fonction. Ex. : Phénomènes de la circulation, phénomènes de la respiration, etc.

En pathologie, ce mot est synonyme de *symptôme* (V. *ce mot*).

1761. **Phimosis.** — Resserrement naturel ou accidentel du prépuce au devant de l'extrémité de la verge ; il en résulte une impossibilité absolue de découvrir le gland. On y remédie en pratiquant la *circoncision* (238).

1762. **Phlébectasie.** — Dilatation d'une veine (V. *ce mot*).

1763. **Phlébite.** — Inflammation des veines (V. *ce mot*).

1764. **Phlébolithe.** — Concrétion calcaire qu'on rencontre dans l'intérieur de quelques veines variqueuses.

1765. **Phlébotomie.** — Synonyme de *saignée* (V. *ce mot*).

1766. **Phlegmasie.** — (V. 1058).

1767. **Phlegmatia alba dolens.** — Œdème dur, blanc, et douloureux, survenant surtout chez les femmes en couches, du cinquième au quinzième jour ; on le rencontre aussi à la fin de la phthisie, et au début du cancer.

1768. **Phlegmon.** — Inflammation du tissu cellulaire sous-cutané ou profond, le phlegmon revêt deux formes : la *f. circonscrite* et la *f. diffuse.* Violences extérieures (contusions, plaies de toutes sortes), introduction dans le tissu cellulaire de corps étrangers, liquides septiques, etc. en sont les causes habituelles. Tuméfaction, chaleur, rougeur, et douleur limitée caractérisent le *phlegmon circonscrit* qui peut se terminer par résolution. Tendance à envahir rapidement les couches celluleuses voisines, mortification rapide des parties enflammées, symptômes graves concomittants (fièvre intense, délire, prostration, etc.), caractérisent le *Phlegmon diffus*, qui ne peut guérir qu'au prix de vastes pertes de substance. Localement un seul traitement est rationnel : incisions larges et profondes ; en même temps sera institué un traitement général : au début, si le sujet est vigoureux, purgatif : 5 *Pilules savonneuses laxatives Boissy*, puis toniques et alcools à doses élevées, *Vin hématogène Delouche* (2831) pendant tout le cours de l'affection, enfin *Capsules de sulfate de quinine du Dr Raison* (2778), comme antiputride et antifébrile.

1769. **Phlogose.** — Synonyme de *phlegmasie* ou d'*inflammation* (1058).

1770. **Phlyctène.** — Synonyme de *bulle* (164).

1771. **Phlycténoïde.** — Qui ressemble à une phlyctène.

1772. **Phonation.** — Fonction de la vie de relation qui a pour attribut essentiel la parole ou la voix articulée.

1773. **Photophobie.** — Crainte de la lumière, la photophobie est un symptôme des kératites (1121).

1774. **Photopsie.** — Lésion du sens de la vue, dans laquelle on croit voir des traînées lumineuses.

1775. **Phrénésie.** — Mot employé autrefois comme synonyme d'inflammation du cerveau et des méninges.

1776. **Phrénique.** — Qui se rapporte au diaphragme (434) ; ex. : *Centre phrénique.*

1777. **Phrénite.** — Inflammation du diaphragme.

1778. **Phthiriase.** — Affection parasitaire, contagieuse, produite par les pediculi (poux). Trois espèces de pediculi s'attaquent à l'homme : Le *poux de tête* habite le cuir chevelu ; le *poux du corps* habite les vêtements et ne les quitte que de temps en temps pour se rendre sous la peau qu'il pique, afin d'y sucer sa nourriture ; enfin le *pou du pubis* habite les régions velues, à l'exception du cuir chevelu. Ces divers animaux vivent à la surface de la peau où ils occasionnent un prurit plus ou moins intense qui provoque le grattage ; à sa suite surviennent du prurigo, des excoriations, de la mélanodermie, de l'ecthyma, etc. Le seul traitement est un traitement parasiticide : *Baume du Pérou, pommades mercurielles* donnent de forts bons résultats dans tous ces cas.

1779. **Phthisie.** — Consomption. La dénomination de phthisie s'applique surtout à toutes les lésions qui tendent à désorganiser et à détruire le poumon.

1780. **Phthisie** (caséuse). — (V. *Poumons :* Pneumonie chronique).

1781. **Phthisie** (dorsale). — Carie vertébrale.

1782. **Phthisie** (granuleuse). — *Phthisie aiguë ; phthisie galopante.* Elle revêt diverses formes cliniques (f. catarrhale, f. suffocante, f. typhoïde, f. cérébrale) qui induisent souvent le médecin en erreur. Quelle que soit sa forme, la phthisie granuleuse a presque toujours une terminaison fatale, et à brève échéance. Frappant surtout les jeunes gens, les jeunes soldats, elle est, comme la phthisie tuberculeuse commune, dûe à la présence et au développement du *bacille de Kock*, bacille de la tuberculose. A cette affection, on oppose un traitement naturellement variable suivant la forme; dans toutes pourtant, on doit donner le *tannin* et l'*iodure de sodium*, seuls médicaments qui paraissent avoir donné de bons résultats. La *Solution dépurative iodosodique Boissy* (2823) peut donc encore ici rendre de très grands services ; pour cela on doit la donner à doses massives : six, huit, dix, quinze cuillers par jour.

1783. **Phthisie** (hépatique). — Atrophie du foie.

1784. **Phthisie** (laryngée). — (V. 1166 : (*i*).

1785. **Phthisie** (tuberculeuse). — *Phthisie pulmonaire*; *tuberculose chronique*. Cette affection, qui est l'apanage de la jeunesse et de l'âge adulte, sévit surtout dans les grands centres, où l'hygiène est moins bonne, et la contagion plus facile ; car on le sait, aujourd'hui que l'on connaît bien la nature intime de la tuberculose, la contagion est possible et fréquente. Certaines conditions toutefois sont indispensables pour que celle-ci se produise ; c'est ainsi que les sujets issus de souche tuberculeuse, les diabétiques, les convalescents de certaines maladies aiguës (coqueluche, rougeole, etc.), fournissent un terrain propre au développement de la tuberculose. Il en est de même d'ailleurs toutes les fois qu'il y a déchéance de l'organisme, quelle qu'en soit d'ailleurs la cause (excès, fatigues, grossesses répétées, etc.).

La phthisie pulmonaire est souvent précédée de prodromes à longue portée : laryngites et bronchites à répétition, *rhume négligé*, pleurésies, hémoptysies, etc. Depuis cet accident initial, la santé ne s'est jamais rétablie complétement ; le sujet a maigri, perdu ses forces ; sa voix est enrouée ; il s'essouffle facilement ; il a des crachats parfois striés de sang ; l'appétit est mauvais, les digestions pénibles ; un médecin alors appelé trouve des signes évidents de tuberculose à l'un ou aux deux sommets des poumons, et le bacille spécifique de la tuberculose dans les crachats. Si la maladie ne s'arrête pas à ce moment, arrive bientôt la consomption qui imprime un cachet spécial à l'organisme ; la fièvre apparaît (fièvre hectique), plus violente le soir ; des sueurs, surtout la nuit, se joignent aux vomissemens, à la diarrhée, aux points de côté, aux crachements de sang ; l'amaigrissement augmente, les pieds enflent (œdème cachectique), la langue se couvre de muguet. C'est le plus généralement au milieu de cette déchéance générale, dans le cours de laquelle les facultés intellectuelles sont ordinairement intactes, que survient la mort au bout de quelques mois ou de plusieurs années. Le traitement de la phthisie tuberculeuse est double : *symptômatique :* hémoptysies, vomissements, diarrhée, fièvre, seront en effet combattus par des agents appropriés, sur lesquels nous ne pouvons insister ; — *reconstituant* : *Huile de foie de morue Boissy* (2794) à hautes doses (quatre à six cuillers par jour) si l'état de l'estomac et de l'intestin le permet ; *Glycérine Price* (2793), associée à quelques grammes de rhum, et aromatisée avec une goutte d'essence de menthe ; vins généreux, viande crue, etc., sont les principaux agents de ce régime reconstituant.

1786. **Phthisique.** — Qui est atteint de phthisie.

1787. **Physiologie.** — Science qui a pour objet l'étude des êtres organisés à l'état de mouvement.

1788. **Physiologiste.** — Qui s'occupe spécialement de physiologie.

1789. **Physionomie.** — Synonyme de *facies* (702).

1790. **Pica.** — Perversion du goût, caractérisée par le désir de manger certaines substances complétement impropres à la nutrition : craie, charbon, etc.

1791. **Picotement.** — Sensation incommode ayant pour siège la peau, analogue à celle que produiraient des piqûres légères.

1792. **Pied.** — Partie inférieure du membre pelvien qui pose sur le sol et supporte le poids du corps. Comme la main on y distingue trois régions distinctes : *tarse*, *métatarse*, et *orteils*.

1793. **Pied** (bot). — Déviation permanente du pied, dans laquelle la plante du pied ne peut reposer en entier sur un plan horizontal. Il en est quatre espèces principales : le pied repose sur sa face externe, sa plante regarde en dedans : *pied varus*. Le pied repose sur sa face interne, sa plante regarde en dehors : *pied valgus*. Le pied ne repose sur le sol que par l'extrémité des orteils : *pied équin*. Le pied repose uniquement sur le talon : *pied talus*. De ces quatre variétés, les plus fréquentes sont le pied varus et le pied équin. La section des tendons contracturés, puis l'application d'un appareil orthopédique : voilà le seul traitement rationnel des pieds bots.

1794. **Pied** (plat). — Pied dans lequel la surface plantaire est totalement aplatie ; dans ces conditions le bord interne du pied appuie plus fortement sur le sol que le bord externe ; ce qui rend impossible une longue marche.

1795. **Pie** (mère). (V. 1352).

1796. **Pierre.** — (V. 171).

1797. **Pigment.** — Matière de teinte noirâtre, brune ou roussâtre, donnant une coloration spéciale à la peau. La production pathologique de cette matière constitue la *pigmentation*.

1798. **Pileux.** — Qui a rapport aux poils (1851).

1799. **Pilier.** — (V. 434 et 1625).

1800. **Piqûre.** – Plaie étroite et profonde faite par un instrument aigu, ou par certains insectes.

1801. **Piqûre** (anatomique). — Piqûre que se font parfois les médecins en pratiquant des autopsies; elle peut entraîner, si on n'y prend pas garde, de sérieux accidents.

1802. **Piqûres** (d'insectes). — Certains insectes, notamment les *abeilles* et les *cousins*, piquent assez fréquemment notre corps; nous devons en dire quelques mots.

Les *abeilles* (femelles et neutres) sont pourvues d'un aiguillon de cinq à six millimètres de longueur, qui reste presque toujours dans la piqûre faite par l'abeille. A la douleur occasionnée se joint le plus souvent une petite tumeur ronde, dure et circonscrite, de rougeur érysipélateuse, accompagnée ou non d'œdème. Ces symptômes disparaissent ordinairement en quelques instants; pourtant lorsque les piqûres sont nombreuses, ou ont lieu dans certaines région (doigts, face), la douleur peut être excessivement intense. On extraira d'abord l'aiguillon, puis on fera des lotions avec de l'eau fraîche, de l'*eau de Cologne*, de l'*alcool*, de l'*extrait de Saturne*, ou de l'*ammoniaque liquide* étendues d'eau. Si la douleur est très intense, on fera bien de donner un calmant; quelques cuillers de *Chloral bromo-sodique Boissy* (2779) réussiront fort bien dans ce cas.

Les piqûres des *cousins* (femelles) seront combattues par les mêmes moyens ; les petites saillies, auxquelles elles donnent lieu, disparaissent presque immédiatement si l'on a soin de ne pas se gratter.

1803. **Piqûres** (de vipère). — Assez rares dans nos pays, elles seront combattues par des lotions à la *potasse caustique* (0 g. 75 cent. pour 500 g. d'eau) ; et par l'administration toutes les cinq minutes par cuillers à bouche d'une potion contenant *trente gouttes d'ammoniaque* pour 200 g. d'eau sucrée. Ces soins seront donnés jusqu'à l'arrivée du médecin, qui doit être prévenu le plus tôt possible.

1804. **Pisiforme** (os). — Un des huit os du carpe.

1805. **Pituitaire** (muqueuse). — Muqueuse qui tapisse les fosses nasales ; elle est le siège de l'olfaction.

1806. **Pituite**. — Liquide aqueux et filant qui est rejeté ordinairement le matin au réveil, dans certaines affections chroniques de l'estomac. (641 : II, 1).

1807. **Pityriasis**. — Affection caractérisée par la présence de squames minces se détachant sous forme de lamelles furfuracées et se reproduisant incessamment. Il en est diverses variétés que nous signalerons seulement :

(*a*) Le pityriasis alba, se montre surtout au cuir chevelu ; d'où son nom de *Pityriasis capitis*. Il donne naissance à des squames fines, poussiéreuses, nacrées, abondantes, semblables à du son, qui se détachent avec la plus grande facilité ; souvent elles s'accompagnent de la chute des cheveux. Lotions fréquentes avec l'*Eau de quinine Boissy* (2784) doivent se joindre à un traitement général approprié au tempérament du sujet : *Huile de foie de morue Boissy* (2794), ou *Poudre mangano-ferrugineuse de Laroche* (2815) et *Vin hématogène Delouche* (2831).

(*b*) LE PITYRIASIS ROSÉ, fréquent chez les arthritiques, surtout chez les jeunes gens et les femmes. Il ne réclame aucun traitement, s'il n'y a pas de symptômes gastro-intestinaux concomitants ; s'il y en a, quelques *Pilules savonneuses laxatives Boissy* (2801) sont absolument indiquées.

(*c*) LE PITYRIASIS RUBRA, affection assez rare, encore mal connue, excessivement tenace, altérant à la longue la santé générale ; quelques reconstituants *Vin hématogène Delouche* (2831), et *Pilules toniques du Dr Raison* (2803) sont nécessaires.

(*d*) LE PITYRIASIS VERSICOLOR (crasse parasitaire), affection contagieuse causée par le *microsporon furfur*. Elle se traduit par de petites taches arrondies, bien délimitées, de la grosseur d'une tête d'épingle, de couleur café au lait, donnant lieu à une desquamation très-pure. Son siége de prédilection est la face antérieure du thorax et le cou. Quelques frictions avec le *savon de potasse* suffisent pour faire disparaître en quelques jours le pityriasis versicolore.

1808. **Placenta.** — Corps mollasse et spongieux, aplati, circulaire, intermédiaire pendant la grossesse à la mère et au fœtus ; par une de ses faces il adhère à la surface interne de l'utérus, par l'autre il reçoit l'insertion du cordon.

1809. **Plaie.** — Solution de continuité des parties molles. On divise généralement les plaies en :

(*a*) Plaies produites par instruments piquants (Piqûres).

(*b*) Plaies produites par instruments tranchants (Coupures, incisions).

(*c*) Plaies produites par instruments contondants (Plaies contuses).

(*d*) Plaies produites par arrachement, auxquelles se rattachent les plaies par armes à feu.

(*e*) Plaies empoisonnées : *plaies envenimées* (piqûres d'insectes, piqûres de vipères) et *plaies virulentes* (rage, morve, charbon).

Chaque genre de plaies s'accompagne d'un ensemble de phénomènes dont voici les grands caractères : Douleur plus ou moins vive, suivant le sujet, la région atteinte et le genre de la plaie ; hémorrhagie d'abondance fort variable, tantôt insignifiante, tantôt compromettant la vie du sujet ; enfin écartement des bords de la plaie. A ces phénomènes *primitifs*, succèdent des phénomènes *consécutifs*, différant suivant que les bords de la plaie sont réunis ou demeurent séparés ; dans le premier cas, la plaie guérit sans suppurer par *première intention* ou mieux par cicatrisation immédiate ; dans le second, la suppuration précède la guérison.

En présence d'une plaie, on doit d'abord procéder à un lavage rigoureux par arrosement avec une éponge imbibée d'un liquide tiède, ou mieux avec un jet d'eau mélangée avec du *Chloral thymique antiseptique* (2780) (*irrigateur*), afin d'enlever les corps étrangers et le sang coagulé. — Lorsque le sang continue à couler, on cherche à l'arrêter en pratiquant la compression, mais *on doit éviter à tout prix le perchlorure de fer*. — On ne retire pas les corps étrangers profondément fixés, on respecte les lambeaux, on recouvre la plaie de compresses imbibées de liquides alcooliques, et on place le membre dans une position variable. Souvent aussi il est nécessaire d'administrer au blessé quelques cordiaux. — Ces divers soins doivent être donnés avant l'arrivée du médecin, qui, dans la plupart des cas, doit être immédiatement prévenu.

1810. **Plantaire.** — Cette épithète s'applique aux aponévroses, artères, ligaments, muscles, etc., qui appartiennent à la plante du pied.

1811. **Plante** (du pied). — Partie inférieure du pied de l'homme, depuis le talon jusqu'à la base des orteils.

1812. **Plaques** (muqueuses). — (V. *Syphilis*).

1813. **Plaques** (de Peyer). — (V. 1091).

1814. **Plasma.** — Partie liquide du sang et de la lymphe (V. *ces mots*), dans laquelle nagent les éléments anatomiques (514).

1815. **Plastique.** — Qui sert à former.

1816. **Pléiade** (ganglionnaire). — Réunion en une région quelconque du corps de plusieurs ganglions lymphatiques engorgés ou enflammés.

1817. **Plénitude.** — Sentiment de tension et de pesanteur, qu'on éprouve à l'épigastre, quand l'estomac est trop rempli.

1818. **Pléthore.** — Surabondance de sang dans une partie ou dans la totalité du système sanguin.

1819. **Pleurésie.** — Inflammation de la *plèvre.* (V. 1828).

1820. **Pleurétique.** — Qui est affecté de pleurésie, ou qui est causée par la pleurésie.

1821. **Pleurite.** — Synonyme de *pleurésie* (1828).

1822. **Pleurodynie.** — Douleur rhumatismale qui a pour siège les muscles intercostaux ; topiques chauds ou révulsifs, *Cachets d'antipyrine Boissy* (2775), ou quelques cuillers de *Chloral bromosodique Boissy* (1779) constituent tout le traitement de cette affection essentiellement bénigne.

1823. **Pleuropathie.** — Affection pleurale en général.

1824. **Pleuropéricardite.** — Inflammation simultanée de la plèvre et du péricarde.

1825. **Pleuropneumonie.** — Inflammation simultanée de la plèvre et du poumon.

1826. **Pleurothotonos.** — Contraction tétanique des muscles d'un côté du corps.

1827. **Pleurototomie.** — Opération de l'*empyème*.

1828. **Plèvres.** — Membranes séreuses, au nombre de deux, tapissant chacune un des côtés de la poitrine, et se réfléchissant sur le poumon. La portion qui revêt la poitrine porte le nom de *plèvre costale*, l'autre qui est en rapport avec le poumon, celui de *plèvre pulmonaire*. Les deux plèvres, en s'adossant sur la ligne médiane, forment le *médiastin* (1327).

1° L'inflammation des plèvres constitue la *pleurésie* ; celle-ci peut revêtir une forme aiguë ou une forme chronique.

(*a*) Pleurésie aigue. — S'observant à tous les âges, principalement à l'âge adulte, la pleurésie aiguë reconnait surtout pour cause le refroidissement ; d'où son nom de *pleurésie a frigore*. Des frissons répétés et une fièvre modérée en sont les premiers symptômes ; bientôt surviennent une toux sèche et pénible, et dans l'un des côtés de la poitrine une très-vive douleur pongitive (*point de côté*) qui s'accroît sous l'influence de la toux, et même de la respiration. Ces symptômes augmentent au bout de quelques jours, alors qu'un épanchement liquide s'est fait dans la plèvre, épanchement que seul le médecin peut constater, et dont seul il peut suivre la marche. L'évolution et la durée de la pleurésie varient suivant les cas et suivant le traitement employé. Toujours la convalescence est longue ; beaucoup de pleurétiques restent anémiques, affaiblis, et conservent pendant des mois des traces de leur maladie.

Le seul traitement rationnel de la pleurésie est l'évacuation du liquide pleural, évacuation que l'on n'obtient pas, comme on le croit trop dans le vulgaire, par l'application de vésicatoires, mais par la ponction de la poitrine : la *thoracentèse*. Pendant la convalescence, les pleurétiques doivent être surveillés de très près : le séjour à la campagne, une bonne nourriture, des vins généreux doivent être recommandés ; on se trouvera bien alors de l'usage longtemps continué des *Pilules toniques du Dr Raison* (2803), et du *Vin hématogène Delouche* (2831).

A côté de la pleurésie aiguë généralisée que nous venons de décrire, il en est d'autres localisées à une partie de cette séreuse ; nous nous contentons de les signaler : *pl. interlobaire, pl. diaphragmatique.*

(*b*) Pleurésie chronique. — Elle peut succéder à une pleurésie aiguë et être constituée uniquement par un épanchement séro-fibrineux ; le fait est rare toutefois. Le plus généralement la pleurésie chronique est *hémorrhagique* ou *purulente* ; le cancer et la tuberculose pulmonaire en sont les causes habituelles.

2° Epanchements de la plèvre. — Des épanchements de diverses nature (gaz et liquides) peuvent se faire dans la plèvre ; en voici les grands caractères :

(*a*) Hydrothorax. — Epanchement de liquide dans la plèvre s'établissant sournoisement, graduellement, sans fièvre et sans douleur ; on le rencontre surtout dans les cachexies et la maladie de Bright.

(*b*) Pneumothorax. — Epanchement d'air ou de gaz dans la cavité de la plèvre ; une perforation de la plèvre se faisant de dehors en dedans ou de dedans en dehors en est la cause habituelle ; tuberculose pulmonaire, gangrène du poumon, pleurésie purulente, abcès du foie peuvent produire cette perforation. L'invasion du pneumothorax est tantôt sourde, insidieuse, tantôt bruyante (point de côté violent, dyspnée excessive). Sa terminaison est souvent fatale.

(*c*) HYDRO-PNEUMOTHORAX. — Epanchement d'air et de liquide dans la plèvre.

(*d*) PYO-PNEUMOTHORAX. — Pneumothorax avec épanchement purulent.

1829. **Plexiforme.** — En forme de plexus.

1830. **Plexus.** — Entrelacements réciproques de plusieurs vaisseaux de même ordre, ou de plusieurs branches nerveuses.

1831. **Plomb** (intoxication par le). — (V. *Saturnisme*).

1832. **Pneumarthrose.** — Développement de gaz dans une cavité articulaire.

1833. **Pneumatocèle.** — Synonyme d'*emphysème.*

1834. **Pneumatose.** — Maladie causée par un développement et une accumulation de gaz dans les tissus.

1835. **Pneumatose** (gastrique ou intestinale). — Vents, flatuosités, coliques, (V. *Tympanite*).

1836. **Pneumatose** (péritonéale). — (V. *Tympanite*).

1837. **Pneumatose** (utérine). — Distension de l'utérus par des gaz, résultant de la décomposition putride de quelques caillots menstruels, ou de celle des débris de fœtus (774) ou du placenta (1808).

1838. **Pneumocèle.** — Hernie du poumon.

1839. **Pneumogastrique** (nerf). — *Nerf vague.* Nerf de la dixième paire, il se distribue au poumon, au cœur, à l'œsophage, à l'estomac, au foie et aux reins. L'origine du pneumogastrique constitue le *nœud vital* parce qu'il gouverne les mouvements respiratoires ; dès qu'il est coupé, l'animal, n'éprouvant plus le besoin de respirer, n'exécute plus de mouvements respiratoires ; aussi meurt-il rapidement.

1840. **Pneumo-Hémorrhagie.** — Hémorrhagie du poumon.

1841. **Pneumonie.** — Inflammation du *poumon* (V. *ce mot*). Le sujet qui en est atteint est un *pneumonique.*

1842. **Pneumo-Péricarde.** — Epanchement d'air dans la cavité du péricarde.

1843. **Pneumopyothorax.** — Epanchement d'air et de pus dans le thorax (1828 : 2 (*d*).

1844. **Pneumothorax.** — Epanchement d'air dans les plèvres (1828 : 2 (*b*).

1845. **Pneumotyphus.** — Pneumonie compliquant le typhus.

1846. **Poche** (des eaux). — (V. 6).

1847. **Podagre.** — La goutte (845), quand elle occupe les articulations des pieds.

1848. **Podagrisme.** — L'état goutteux.

1849. **Podalique.** — Synonyme de *pelvien* (1701).

1850. **Poil.** — Dans le vulgaire engorgement inflammatoire du sein.

1851. **Poils.** — Productions épidermiques recouvrant spécialement quelques parties du corps qu'ils semblent destinés à protéger. On nomme *cheveux* ceux qui couvrent les parties supérieure et postérieure de la tête ; *sourcils*, ceux qui revêtent l'éminence située transversalement au-dessus de chaque œil ; *cils*, ceux qui garnissent les bords libres des paupières ; *barbe,* ceux qu'on trouve au menton et sur les joues. On observe aussi des poils plus ou moins abondants au pubis, au pourtour de l'anus, dans le creux de l'aisselle, à l'entrée des narines et du conduit auditif externe (V. *ces divers mots*). Partout ailleurs, ils sont plus clair-semés et constituent les *poils follets* ou *poils de duvet.* Les poils sont généralement cylindriques, droits ou frisés, et diversement colorés depuis le blanc pur jusqu'au noir, en passant par le jaune, le rouge, le brun.

On distingue dans chaque poil : la *racine* ou bulbe du poil, le corps ou partie moyenne, et la *pointe* ou extrémité terminale plus ou moins effilée. Au point de vue de leur structure, les poils sont aussi formés de trois parties : la substance propre, la moelle, et une couche épithéliale.

Les poils se trouvent inclus dans des tubes cylindriques fermés à leur extrémité profonde, laquelle ne dépasse pas les limites du derme ; ces derniers portent le nom de *follicules pileux* ; c'est dans leur intérieur que viennent s'ouvrir les conduits des *glandes sébacées.*

1852. **Point de côté.** — *Douleur thoracique,* ordinairement vive, poignante, exaspérée par la toux, les mouvements respiratoires et fréquemment par la pression ; elle siège ordinairement au niveau ou au voisinage du mamelon. De nombreuses causes peuvent lui donner naissance, entre autres l'inflammation du poumon ou de la plèvre. Quelques ventouses sèches ou scarifiées la font le plus souvent disparaître ; lorsque toutefois elle sera un peu vive, on pourra donner au sujet qui en est atteint quelques cuillers de *Chloral bromosodique Boissy* (2779).

1853. **Point** (douloureux, névralgique). — (V. 1483).

1854. **Poireau.** — Excroissance verruqueuse se développant spécialement aux mains ; l'excision en est le seul traitement rationnel.

1855. **Poison.** — Nom générique de toutes les substances qui, introduites dans l'économie animale, troublent d'une manière temporaire ou permanente les fonctions de l'économie ou causent la mort. (V. 533).

1856. **Poitrinaire.** — Ce mot, fort employé dans le vulgaire, est synonyme de *phthisique* (1786)

1857. **Poitrine.** — Partie du tronc qui loge le cœur et les poumons. (V. *Thorax*).

1858. **Pollution.** — Excrétion de sperme hors du temps du coït ; elle peut survenir pendant la veille (*masturbation*) ou pendant le sommeil (*spermatorrhée*).

1859. **Polyarthrite.** — Arthrite qui porte sur plusieurs articulations (96).

1860. **Polydactylie.** — Existence d'un ou de plusieurs doigts surnuméraires.

1861. **Polydypsie.** — Soif excessive (V. 430).

1862. **Polymorphe.** — Qui présente des formes multiples.

1863. **Polypes.** — Excroissances charnues, muqueuses ou fibreuses, qui peuvent se développer sur toutes les muqueuses, mais surtout dans les fosses nasales, l'utérus et le vagin.

1864. **Polyphagie.** — Faim insatiable.

1865. **Polysarcie.** — Ordinairement synonyme d'*obésité* (1520). On oppose à cet état les *Pilules de réduction françaises* (2800 bis) qui donnent dans tous les cas d'excellents résultats.

1866. **Polyurie.** — Abondance de la sécrétion urinaire. (V. *Diabète, Reins :* néphrites).

1867. **Pomme** (d'Adam). — Nom vulgaire de la saillie formée par le cartilage thyroïde du larynx (1166) à la partie antérieure du cou.

1868. **Pommette.** — Partie proéminente que présente la face au-dessous de l'angle externe de l'œil ; elle est formée par l'*os malaire* ou os de la pommette.

1869. **Ponction.** — Opération consistant à plonger un trocart ou une lame de bistouri au travers des parois d'une cavité naturelle ou accidentelle, pour évacuer un liquide qui s'y est épanché et accumulé. Thorax, abdomen, intestins, vessie, œil, cornée, sont les parties ou les organes qu'on a le plus souvent lieu de ponctionner.

1870. **Pongitive** (douleur). — Douleur analogue à celle que produirait une pointe qui percerait les tissus.

1871. **Pont** (de Varole). — Grosse éminence, située à la face inférieure de l'encéphale, entre les deux hémisphères cérébelleux.

1872. **Ponte.** — Synonyme d'*ovulation* (V. 1614).

1873. **Poplité** (creux). — *Creux du jarret* ; espace lozangique situé en arrière du genou ; il est traversé par une artère volumineuse, l'*artère poplitée*, continuation de l'artère fémorale.

1874. **Pore.** — Ouverture des glandes *sudoripares.* (V. *ce mot*).

1875. **Porracée** (coloration). — Coloration verte rappelant celle du poireau. Ex. : *Vomissements porracés.*

1876. **Porrigo** (favosa). — Synonyme de *teigne faveuse* ou *favus* (710).

1877. **Porte** (veine). — Veine spéciale qui verse dans le foie le sang de tous les organes contenus dans la cavité abdominale, les reins excepté. La veine porte a pour fonction de porter à la glande hépatique un sang mélangé de chyle, sang qui doit être élaboré, et de fournir à la formation du sucre et à la sécrétion de la bile.

1878. **Position.** — En obstétrique rapports particuliers avec divers points de l'entrée du bassin, d'une région quelconque du fœtus qui se présente au détroit supérieur (V. 123).

1879. **Posologie.** — Indication des doses auxquelles les divers médicaments doivent être administrés.

1880. **Posthite.** — Inflammation du prépuce(1893).

1881. **Pott.** (mal de). — *Mal vertébral.* (V. *Vertébrale* colonne : maladies).

1882. **Pou.** — (V. 1778).

1883. **Poulain.** — Dans le vulgaire synonyme de *bubon inguinal* (161).

1884. **Pouls.** — Sensation de soulèvement brusque que le doigt éprouve lorsqu'il palpe une artère reposant sur un plan résistant (V. 253). Les modifications du pouls donnent au médecin d'utiles renseignements dans de fort nombreuses maladies.

1885. **Poumon.** — Organes essentiels de la respiration, les poumons sont situés dans la cavité thoracique, séparés l'un de l'autre par le cœur et le médiastin. Ils ont la forme d'un cône irrégulier, dont le sommet obtus est logés dans le cul de sac supérieur des plèvres, au niveau de la première côte, et dont la base repose sur le diaphragme. Le droit est divisé en trois lobes inégaux ; le gauche seulement en deux. A leur face interne, à peu près vers le milieu, se voit la *racine*, (*pédicule des poumons*), constituée par les bronches et les vaisseaux pulmonaires. Chaque lobe est formé par la réunion d'un grand nombre de lobules, de forme polyédrique, serrés les uns contre les autres, et constitués chacun par une réunion de petites cavités ou *acini* ; à leur intérieur se trouvent les *alvéoles* pulmonaires ou *cellules aériennes* dans lesquelles se rendent les capillaires émanées de l'artère pulmonaire; c'est à ce niveau que se passent les phénomènes de l'*hématose*, c'est-à-dire les phénomènes en vertu desquels le *sang noir*, le *sang veineux* se transforme en *sang rouge*, en *sang artériel* ; cette transformation est due à une élimination d'acide carbonique, et à son remplacement par l'oxygène de l'air.

La respiration, fonction essentielle des poumons, en introduisant l'air extérieur jusqu'au fond des alvéoles pulmonaires, puis en le rejetant lorsqu'il est devenu impro pre à la vie, est indispensable à cette transformation incessante, sans laquelle l'existence est impossible. Si en effet cet échange ne se fait pas, le sang reste surchargé d'acide carbonique, ce qui entraîne une asphyxie pouvant, si l'on n'y remédie pas, se terminer par la mort.

De nombreuses affections peuvent frapper le poumon, et entraîner dans cet organe des désordres plus ou moins sérieux ; il ne nous semble pas inutile d'en dire quelques mots :

1° CONGESTIONS. — Les congestions du poumon peuvent être *actives*, c'est-à-dire provoquées par un afflux sanguin, ou *passives*, résulter d'une gêne circulatoire.

Les premières, excessivement fréquentes, se rencontrent dans la tuberculose, les fièvres éruptives, la fièvre typhoïde, le rhumatisme, la goutte, la malaria, etc.; les secondes sont presque l'apanage exclusif des maladies du cœur.

2° INFLAMMATIONS. — Les inflammations du poumon, autrefois désignées sous le nom de péripneumonies, sont appelées aujourd'hui avec plus de raison *pneumonies*. Elles peuvent revêtir la forme aiguë ou la forme chronique ; cette dernière étant très rare, nous ne nous en occuperons pas davantage.

La *pneumonie aiguë*, maladie de l'âge adulte, survient surtout aux changements de saison ; le froid en est la cause habituelle ; pour que ce dernier agisse toutefois, il est nécessaire que l'organisme soit en état favorable de réceptivité.

Elle s'annonce brusquement par un frisson unique, une fièvre vive (39°), un mal de tête, de la courbature, et parfois des vomissements. Au commencement du second jour apparaissent de la dyspnée, un point de côté, une toux quinteuse et très pénible. D'abord sèche, la toux s'accompagne dès le troisième jour de crachats colorés, ambrés, *rouillés*, aérés, visqueux, *adhérents au vase*, en un mot tout à fait caractéristiques. Les jours suivants les symptômes s'accentuent, sauf le point de côté qui s'amende ; on voit même alors souvent apparaître du délire, tantôt doux, tranquille, tantôt violent (alcooliques). Du cinquième au septième jour, la maladie marche à la guérison, tend à devenir chronique, ou passe à la purulence. De ces terminaisons la plus fréquente est la guérison marquée par une chute brusque de la température, et souvent par quelques phénomènes critiques (herpès labial, sueurs, épistaxis, diarrhée, urines abondantes, etc.).

Dans les cas ordinaires on se contentera d'une expectation déguisée : boissons émollientes, bouillon, lait, eau vineuse, quelques laxatifs : une à deux *Pilules savonneuses-laxatives Boissy* (2801) à deux ou trois jours d'intervalle.

Dans les cas graves (formes adynamiques) on recourra aux toniques, aux reconstituants : alcool sous diverses formes, *Vin hématogène Delouche* (2831) ; souvent on sera obligé d'y joindre quelques *Capsules de Sulfate de quinine du Dr Raison* (2778) pour modérer la fièvre, et du *Chloral bromosodique Boissy* (2779) excellent pour calmer les phénomènes nerveux si fréquents dans les formes graves. Le médecin d'ailleurs, dont la présence est absolument nécessaire dans ces cas, sera plus à même de spécifier les divers traitements à employer.

3° Emphysème pulmonaire. — Dilatation exagérée du tissu pulmonaire par l'air, l'emphysème se rencontre fréquemment à la suite de certaines maladies : asthme, coqueluche, bronchite chronique, etc. Il se traduit par une dilatation du thorax et une gêne constante de la respiration dans le cours de laquelle se montrent de fréquents accès de suffocation.

4° Tuberculose pulmonaire. — (V. 1785).

5° Quant aux autres affections du poumon : *Cancer, gangrène, kystes hydatiques*, elles sont assez rares ; inutile d'y insister.

1886. **Pourriture** (d'hôpital). — C'est une sorte de dégénérescence putride qui survient, comme complication, à la surface des plaies chez les blessés réunis en trop grand nombre, et se trouvant dans des conditions hygiéniques défavorables (ambulances par ex.). Elle peut se montrer à son début sous deux formes différentes : tantôt sous forme d'une ou plusieurs ulcérations qui s'accroissent, se rapprochent, se confondent et envahissent toute la surface de la plaie ; — tantôt sous forme d'une fausse membrane qui s'étend comme un voile sur toute la solution de continuité.

1887. **Poussée**. — Eruption apparaissant d'une façon plus ou moins brusque sur la peau, à la suite de l'emploi de certains médicaments, de certaines eaux minérales.

1888. **Précordial.** — Ce qui est au devant du cœur.

1889. **Précurseur** (signe). — Signe annonçant une maladie prochaine.

1890. **Prédisposantes** (causes). — Pour qu'une maladie se développe, il faut qu'elle trouve dans l'organisme un terrain favorable à sa production ; cette préparation est le résultat d'influences diverses se rattachant à l'état de l'atmosphère, de la température, du climat, à l'âge, au sexe, à l'alimentation, etc.; c'est ce qui constitue les *causes prédisposantes* des maladies.

1891. **Préhension.** — Action de saisir un objet avec la main ou avec la bouche.

1892. **Prémonitoire** (diarrhée). — Diarrhée qui pendant une épidémie de choléra asiatique précède l'apparition de cette affection. Elle doit être immédiatement arrêtée dès son apparition ; l'*Elixir anticholérique du D*r *Tardieu* (2786) remplit fort bien ce but.

1893. **Prépuce.** — Prolongement des téguments de la verge qui vient recouvrir le gland.

1894. **Préputial.** — Qui concerne le prépuce. Ex. : *Herpès préputial* ; sa fréquence est fort grande chez l'homme adulte ; quelques compresses imbibées d'*eau blanche* en ont facilement raison.

1895. **Prérectal.** — Qui est au-devant du rectum ; Ex. : *Taille prérectale.*

1896. **Prérotulien.** — Qui est au-devant de la rotule ; ex. : *Bourse séreuse prérotulienne* ; elle est le siège de prédilection de l'*hygroma* (972).

1897. **Presbytie.** — Vue confuse quand on regarde

les objets de près, et nette quand elle se porte sur des objets plus ou moins éloignés (V. 983). Le sujet qui présente cette vue est un *presbyte*.

1898. **Présentation**. — En obstétrique présence d'une région quelconque du fœtus au détroit supérieur du *bassin* (123).

1899. **Préservatif**. — Synonyme de *prophylactique*.

1900. **Préventif** (traitement). — Traitement, que l'on fait suivre à un malade guéri d'une maladie, pour le préserver d'une autre qui en est la suite fréquente.

1901. **Priapisme**. — Erection constante et douloureuse du pénis sans désir de l'acte vénérien. Les applications réfrigérantes, les bains prolongés, *Sym's sanitary bath* (2827), le camphre, le *Chloral bromosodique Boissy* 2779) sont employés pour combattre cet état fort pénible.

1902. **Primipare**. — Femme qui accouche pour la première fois.

1903. **Primitive** (maladie). — Synonyme de maladie *essentielle*.

1904. **Procédé**. — Manière de faire une opération.

1905. **Procès**. — En anatomie prolongements se rattachant à une partie principale. Ex. : *Procès ciliaires*.

1906. **Processus**. — Ce mot latin désigne et la marche progressive des lésions et des symptômes d'une maladie, — et la succession des phases morbides des phénomènes.

1907. **Procidence**. — Chute d'une partie.

1908. **Procréation**. — Action d'engendrer.

1909. **Proctite**. — Inflammation de l'anus (78).

1910. **Prodrome**. — Etat d'indisposition, de malaise, précédant la maladie ; les divers phénomènes caractérisant cet état sont appelés *phén.mènes prodromiques.*

1911. **Production** (accidentelle). — Tissu accidentellement développé dans une partie quelconque aux dépens de quelque tissu naturel.

1912. **Proéminent.** — Qui fait saillie ; ex. : *Vertèbre proéminente*, septième cervicale, remarquable par le développement de son apophyse épineuse.

1913. **Profuse** (sécrétion). — Sécrétion très abondante. Ex. : *Sueur profuse.*

1914. **Prognathe.** — Nom donné à la forme du crâne des races inférieures de l'Afrique et de l'Australie, à cause de la proéminence des mâchoires, qui est le trait distinctif de la physionomie de ces races.

1915. **Progrès.** — (V. 1906).

1916. **Progression.** — Action de marcher.

1917. **Prolapsus.** — Relâchement d'une partie quelconque. Ex. : *Prolapsus du rectum.*

1918. **Promontoire.** — Ce nom s'applique, et à la saillie de l'articulation sacro-vertébrale du côté du bassin, — et à la saillie que l'on rencontre sur la partie interne de la caisse du tympan.

1920. **Pronation.** — Mouvement par lequel l'extrémité inférieure du radius se porte au-devant du cubitus, et dans lequel la main exécute une sorte de rotation de dehors en dedans. Les muscles qui font exécuter ce mouvement sont dits *muscles pronateurs.*

1921. **Pronostic.** — Partie de la médecine qui cherche à déterminer la durée et la terminaison d'une maladie.

1922. **Propagation.** — Extension d'une lésion aux parties avoisinantes. Ex. : *Propagation de l'inflammation.*

1923. **Prophylaxie.** — Précaution contre une maladie qui peut survenir. Ex. : *Prophylaxie du choléra, de la variole*, etc. Les moyens, employés dans ce but, sont dits *moyens prophylactiques*.

1924. **Propulsion.** — Action de pousser en avant.

1925. **Prosopalgie.** — Synonyme de *névralgie faciale* (700). On emploie pour la combattre les *Cachets d'antipyrine Boissy* (2775) qui donnent presque toujours de fort bons résultats.

1926. **Prostate.** — Glande en grappe n'existant que chez l'homme. Elle est située dans l'épaisseur du périnée, au niveau du col de la vessie, autour de l'origine de l'urèthre. Traversée par le canal de l'urèthre et les conduits éjaculateurs, elle se trouve comprise dans une sorte de loge aponévrotique, *loge prostatique*.

(*a*) Prostatite. — Assez fréquemment dans le cours de la blennorrhagie (137) survient une inflammation de la prostate, *prostatite*, se traduisant par une sensation de pesanteur au périnée exaspérée par la marche, la station assise, etc., une difficulté très grande de la miction, et un besoin incessant d'aller à la garde-robe. Assez souvent cette inflammation se termine par un abcès ; ces *abcès de la prostate*, qui s'ouvrent dans le canal, donnent lieu à des écoulements purulents persistants. Bains tièdes, *sym's sanitary bath* (2827), cataplasmes sur l'hypogastre, quarts de lavements laudanisés, constituent le traitement ordinaire de cette affection douloureuse ; suivant les conseils du professeur Fournier, on fera bien d'y joindre quelques balsamiques, *Dragées balsamiques Deroy* (2783) par exemple.

(*b*) Hypertrophie de la prostate. — Sous l'influence de l'âge, il est commun de voir la prostate augmenter de volume ; cette hypertrophie de la prostate partielle ou générale ne donne lieu à aucun changement dans la composition intime de la glande. Elle se traduit par des troubles plus ou moins accentués de la miction : envies fréquentes d'uriner, impossibilité de projeter l'urine, parfois rétention ou incontinence d'urine. Cette affection est toujours fort sérieuse ; elle entraîne en effet souvent à sa suite des complications graves du côté de la vessie, et parfois même du côté des reins. Le médecin seul peut en instituer le traitement.

1927. **Prostatique.** — Sujet atteint d'hypertrophie de la prostate.

1928. **Prostatite.** — Inflammation de la prostate.

1929. **Prostration.** — (V. *Stupeur*).

1930. **Protective.** — Etoffe de soie verte, mince, destinée à protéger la plaie; on l'emploie dans le pansement de Lister (1194).

1931. **Protéiforme.** — Qui présente des formes variables.

1932. **Prothèse.** — Partie de la thérapeutique chirurgicale qui a pour objet de remplacer par une préparation artificielle un organe qui a été enlevé en totalité ou en partie. Ex. : *Prothèse dentaire*. Les moyens et les appareils employés dans ce but sont dits *prothétiques*.

1933. **Protopathie.** — Synonyme de *maladie essentielle*.

1934. **Protoplasma.** — Patie semi-liquide contenue dans les cellules (203).

1935. **Protubérance** (annulaire). — Synonyme de *pont de Varole* (1871).

1936. **Prunelle.** — Nom vulgaire de la *pupille* (1963).

1937. **Prurigineux.** — Qui cause de la démangeaison.

1938. **Prurigo.** — Affection cutanée, caractérisée par un prurit intense, et par une éruption des papules plates, pâles ou rosées, bientôt excoriées par le grattage, et présentant à leur sommet une croûte noirâtre de sang concrété. Le prurigo, dont les causes sont multiples et variées, occupe une partie (vulve, anus), ou la totalité du corps ; c'est une affection fort incommode que l'on combat avantageusement par le bromure et le chloral. Le *Chloral Bromosodique Boissy* (2779) qui réunit ces deux précieux agents, est formellement indiqué ; en même temps il sera bon de prendre des bains émollients, *Sym's dynanic bath* (2826) ou *Sym's sanitary bath* (2827) suivant les cas. On y joindra aussi l'usage de la *Glycérine Price* (2793) et de la *Pommade anti-eczémateuse du Dr Durieu* (2806).

1939. **Prurit.** — Synonyme de *cuisson*, de *démangeaison*.

1940. **Pseudarthrose.** — Fausse articulation se formant entre les deux bouts non réunis d'une fracture.

1941. **Pseudo-Croup.** — Faux-croup (V. 1166 : (*a*).

1942. **Pseudo-Membranes.** — Fausses-membranes (V. 53 (*a*) et 333).

1943. **Psoas.** — Muscles, au nombre de deux de chaque côté, situés sur la partie antérieure des vertèbres lombaires ; chez les animaux ces muscles forment la plus grande partie du filet. Leur inflammation constitue la *psoite* ou *psoïtis*, origine souvent d'un *phlegmon iliaque*.

1944. **Psoriasis.** — Affection de la peau, généralement chronique, caractérisée par une éruption de petites papules rouge-brun, cuivré, de la grosseur d'une tête d'épingle, recouvertes dès leur début d'une petite squame blanche (*ps. punctata*), se détachant par le grattage. Bientô. les papules se réunissent, formant des groupes de la grosseur d'une lentille, recouverts d'écailles épidermiques, blanches, nacrées, stratifiées, modérément adhérentes, ressemblant assez bien à une tache de bougie (*ps. guttata*). Ces groupes, en s'étendant, se réunissent à d'autres, formant tantôt des plaques arrondies (*ps. nummulaire*), tantôt des plaques irrégulières, disséminées (*ps. diffus*), tantôt des lignes courbes (*ps. circiné*), tantot des lignes circulaires (*ps. annulaire*). Les sièges de prédilection du psoriasis sont les coudes, les genoux et le dos. Cette affection, excessivement fréquente, s'observe surtout de 20 à 40 ans, principalement chez les sujets arthritiques. Arsenic à l'intérieur, *Glycérine Price* (2793) et *Pommade anti-eczémateuse du Dr Durieu* (2806) à l'extérieur, tels sont les éléments du traitement que prescrira le médecin.

1945. **Psychiatrie**. — Etude des maladies mentales.

1946. **Psychose**. — Maladie mentale en général.

1947. **Ptérygion**. — Epaississement partiel et très vasculaire de la *conjonctive* (271) ayant la forme d'un triangle dont la pointe regarde la cornée (293).

1948. **Ptérygoïde**. — Apophyse de l'os sphénoïde.

1949. **Ptosis**. — Chute de la paupière.

1950. **Ptyaline**. — Principe actif de la salive.

1951. **Ptyalisme**. — Synonyme de *salivation*.

1952. **Puberté**. — Epoque où se font chez la fille la première ovulation, et chez le garçon la première apparition des spermatozoïdes. Le droit français à fixé à 14 ans pour les garçons, et à 12 ans pour les filles l'âge de la puberté. Le sujet qui a l'âge de la puberté est dit *pubère*.

1953. **Pubis**. — Sous ce nom on désigne, et la portion antérieure de l'os iliaque, — et la partie médiane inférieure de la région hypogastrique, parce qu'elle se couvre de poils à l'âge de puberté.

1954. **Puerpérale** (fièvre). — Fièvre qui atteint les femmes en couches. Elle revêt tantôt une forme légère, tantôt une forme grave ; cette dernière, qui est essentiellement contagieuse, éclate surtout dans les maternités encombrées. Grâce aux progrès de l'antiseptie et à son application rigoureuse dans les accouchements (lavages intra-utérins avec le *Chloral thymique antiseptique* (2780), ou avec l'*acide phénique*, le sublimé), cette redoutable complication à de nos jours beaucoup diminué de fréquence.

1955. **Puerpéralité**. — *Etat puerpéral*. Conditions spéciales dans lesquelles se trouve la femme qui vient d'accoucher. Cet état comprend deux périodes : la première qui comprend les quinze jours qui suivent l'accouchement (*Etat puerpéral proprement dit*) ; la seconde, les quinze à vingt jours suivants (*Etat post-puerpéral*).

1956. **Puissance**. — Possibilité d'entrer en érection et de pratiquer le coït.

1957. **Pulmonaire**. — Qui appartient aux poumons. Cette épithète s'applique aux vaisseaux sanguins (artère pulmonaire) et lymphatiques, aux nerfs, au tissu (parenchyme pulmonaire) du poumon, ainsi qu'à plusieurs des affections qui peuvent l'atteindre (Apoplexie pulmonaire, catarrhe pulmonaire, phthisie pulmonaire.)

1958. **Pulmonite**. — Mot vulgaire servant à désigner l'inflammation du poumon ou pneumonie.

1959. **Pulsatile**. — Qui présente des pulsations. Ex. : *Tumeur pulsatile des os*.

1960. **Pulsative** (douleur). — Battements douloureux, qu'on éprouve dans les parties enflammées, et qui répondent aux pulsations artérielles.

1961. **Pulsation.** — Battements des artères qui constitue le *pouls* (1884).

1962. **Punaisie.**— Synonyme vulgaire d'*ozène* (1623).

1963. **Pupille.** — Ouverture que l'*iris* (1102) présente en son milieu, et que traversent les rayons lumineux pour arriver aû cristallin (330).

1964. **Purgatif.** — Qui détermine des évacuations alvines. Groupe de médicaments excessivement nombreux, les purgatifs ont été employés de tout temps comme moyen de traitement ; leur usage est passé à tel point dans nos mœurs, que la première idée qui vient au malade est celle de se purger. Celui-ci n'a que l'embarras du choix : substances pharmaceutiques, eaux minérales, préparations diverses abondent; il peut puiser largement parmi elles, et il le fait, le plus généralement de lui-même, souvent au détriment de sa santé. Il ne suffit pas en effet de se purger, il faut encore savoir le faire, c'est-à-dire savoir choisir un agent convenable, et savoir l'employer convenablement. Un des agents les plus faciles à employer, qui permet aux malades de bénéficier de tous les avantages de la méthode purgative sans nuire à leur santé, est les *Pilules savonneuses laxatives Boissy* (2801). Ces pilules, dont l'emploi se généralise heureusement de jour en jour, ont des avantages multiples qui les font préférer aux nombreuses pilules purgatives plus ou moins connues de nos jours. Elles purgent fort bien sans occasionner le moindre malaise; elles se prennent très-facilement au moment des repas, soit seules, soit dans le potage, un peu de miel ou de confitures; elles permettent de ne rien changer au régime ordinaire et aux habitudes de celui qui les emploie. Aussi leur emploi est-il des plus simples et des plus faciles. Veut-on obtenir une véritable purgation? On prendra quatre à cinq *Pilules savonneuses laxatives Boissy* (2801) au repas du matin; en peu de temps on a, sans aucune fatigue, l'effet recherché. Désire-t-on au contraire lutter contre une maladie chronique, combattre une constipation opiniâtre? Une à deux *Pilules savonneuses laxatives Boissy* (2801) remplissent fort bien ce but; on les prend alors au repas du soir pour avoir une selle le lendemain matin au réveil. En continuant ce traitement pendant un certain temps, ce que l'on peut faire facilement sans aucun inconvénient pour la santé, on arrive le plus ordinairement à la guérison.

1965. **Purgation.** — Divers effets obtenus à l'aide des purgatifs.

1966. **Puriforme.** — Qui ressemble à du pus; ex.: *Crachats puriformes.*

1967. **Purpura.** — Taches d'un rouge vif, arrondies, ovalaires, ou irrégulières, ne s'effaçant pas sous la pression du doigt. Il en est diverses variétés que nous nous contenterons de signaler: *P. simplex, p. rhumatismal (*péliose rhumatismale), et *p. hemorrhagica* (maladie de Werlhoff).

1968. **Purulence.** — Qualité de ce qui est purulent.

1969. **Purulent.** — Qui est de la nature du pus, ou qui a l'aspect du pus. Ex.: *Collections purulentes, foyer purulent.*

1970. **Pus.** — Humeur de production accidentelle, composée d'un sérum tenant en suspension des leucocytes, appelés alors globules du pus. La production du pus constitue la *suppuration.*

1971. **Pustulation.** — Passage à l'état de pustules.

1972. **Pustule.** — Petite élevure de la peau, de

couleur jaune paille, de la grosseur d'une tête d'épingle à un pois, renfermant du pus, se terminant par la formation d'une croûte (V. *Ecthyma*, *impétigo*, *variole*).

1973. **Pustule** (maligne). — Une des manifestations les plus fréquentes du *charbon* (215).

1974. **Pustuleux**. — Qui a la forme d'une pustule.

1975. **Putréfaction**. — Décomposition que subissent, sous l'influence de certaines conditions, les corps organisés que la vie a abandonnés, décomposition accompagnée de production de substances nouvelles, et particulièrement de gaz extrêmement fétides.

1976. **Putrescence**. — Etat d'un corps en voie de putréfaction.

1977. **Putrescible**. — Qui est susceptible d'éprouver la putréfaction.

1978. **Putride**. — Qui concerne la putridité ; ex. : *Emanations putrides*.

1979. **Putridité**. — Synonyme de *putrescence* (1976).

1980. **Putrilage**. — Matière pultacée se formant dans certaines affections gangréneuses par putréfaction et ramollissement des tissus.

1981. **Putrilagineux**. — Qui est réduit à l'état de putrilage.

1982. **Pyélite**. — Inflammation de la muqueuse du bassinet et des calices des reins ; celle-ci est souvent liée à une inflammation des reins ; il y a alors *pyélo-néphrite*.

1983. **Pyléphlébite**. — Inflammation de la veine porte.

1984. **Pylore**. — Orifice droit, inférieur ou duodénal de l'estomac (641).

1985. **Pylorique.** — Qui appartient au pylore ; ex: *Valvule pylorique.*

1986. **Pyogénie.** — Production de pus.

1987. **Pyohémie.** — Synonyme d'*infection purulente.*

1988. **Pyohémique.** — Qui se rapporte à la pyohémie (1052).

1989. **Pyomètre.** — Collection purulente dans l'utérus.

1990. **Pyorrhée.** — Ecoulement du pus.

1991. **Pyothorax.** — Epanchement du pus dans la poitrine.

1992. **Pyramidal.** — Ce nom s'applique à un des os du carpe, et à plusieurs muscles.

1993. **Pyrétique.** — Synonyme de fébrile.

1994. **Pyrexie.** — Etat fébrile (V. 730).

1995. **Pyrosis.** — Sensation brûlante qui de l'estomac se propage tout le long de l'œsophage jusqu'à la gorge, où le malade croit sentir l'impression d'un corps irritant, d'un fer chaud ; elle s'accompagne ordinairement d'une excrétion abondante de salive limpide, de nausées, parfois même d'une sécrétion gastrique acide (*pituite*). Le pyrosis, fréquent dans la dyspepsie acide (641 : II, 1) demande un régime spécial, et l'emploi des alcalins : *Poudre alcaline biphosphatée Boissy* (2812).

1996. **Pyurie.** — Excrétion d'une urine purulente.

1997. **Pyxide.** — Petit instrument servant à projeter les collyres pulvérulents.

Q

1998. **Quadrijumeaux** (tubercules). — Eminences de la moelle allongée.

1999. **Queue** (de cheval). — Faisceau des nerfs lombaires et sacrés qui terminent la moelle épinière (1400).

2000. **Quinisme.** — Accidents produits par l'usage de la quinine ou de ses sels à doses trop élevées.

2001. **Quintane** (fièvre). — Fièvre dont les accès ne reviennent que tous les cinq jours ; entre chaque accès, il y a donc trois jours où la température reste normale.

2002. **Quinte.** — Synonyme d'*accès* (4). Ex : *Quinte de toux.*

2003. **Quotidienne** (fièvre). — Fièvre dont les accès reviennent tous les jours.

R

2004. **Rabiéique.** — Qui a rapport à la rage (2012).

2005. **Rachialagie.** — Douleur occupant un point quelconque de la colonne vertébrale ; les *Cachets d'antipyrine Boissy* (2775), joints à une révulsion locale, apportent au malade un soulagement notable.

2006. **Rachidien.** — Qui appartient au rachis ; ex.: *Bulbe rachidien.*

2007. **Rachis.** — Colonne vertébrale.

2008. **Rachitisme.** (Rachitis). — Maladie de l'enfance, caractérisée par une nutrition et une évolution vicieuses des tissus qui concourent à l'ossification. Le rachitisme débute ordinairement au moment de la dentition, vers la fin de la première année ou dans les six premiers mois de la seconde. L'enfant devient triste et craintif; il redoute les mouvements qui occasionnent des douleurs; il ne veut pas marcher, il ne recherche que le lit et le repos. Bientôt apparaissent les déformations osseuses; à l'union des côtes et des cartilages costaux se forment des saillies noueuses (*chapelet rachitique*); la poitrine s'aplatit latéralement, se bombe à la région sternale, et s'élargit au niveau des dernières côtes. Par suite, la respiration costale est gênée, la respiration diaphragmatique s'exagère, les organes abdominaux sont refoulés, et le ventre devient saillant. Les gonflements articulaires s'accusent, les déformations des jambes et des bras s'exagèrent, et le rachitisme est constitué. Le rachitisme évolue ordinairement en six ou huit mois, puis il reste stationnaire pendant un an ou deux; le sujet *rachitique* ne guérit qu'au prix des déformations précédemment indiquées. La mort peut toutefois survenir par le fait de diverses complications: bronchite, pneumonie, etc. L'*Huile de foie de morue pure de Boissy* (2794), la *Solution iodosodique Boissy* (2823), les préparations phosphatées, le lait de bonne nature forment la base du traitement de cette affection. On emploiera aussi avec avantage les bains de mer, les bains salés et *Sym's dynamic bath* (2826) qui rendent de réels services.

2009. **Racine.** — Ce terme est employé en anatomie en divers sens. Ex.: *Racine des dents*: partie de la dent qui s'enfonce dans l'alvéole; *racine des nerfs*: points par lesquels les nerfs se détachent des centres nerveux.

2010. **Radiale,** — Cette épithète s'applique à certains vaisseaux, nerfs et muscles de l'avant-bras: *Artère radiale, nerf radial*, etc.

2011. **Radius.** — Os externe de l'avant-bras.

2012. **Rage.** — La rage, bien connue depuis les travaux de Pasteur et de ses élèves, est une maladie contagieuse, d'origine microbienne, se communiquant ordinairement d'un animal à un autre par morsure. Après une période d'incubation, dont la durée ordinaire est de trois à huit semaines, (mais qu'on a vue pourtant se prolonger dix, douze et dix-huit mois), la rage s'annonce par une tendance aux idées mélancoliques, bientôt suivie d'une augmentation excessive de la sensibilité générale et spéciale. L'hydrophobie, c'est-à-dire la peur des liquides est le symptôme dominant de la rage confirmée; elle se montre sous l'influence de spasmes de plus en plus rapprochés et pénibles, au milieu desquels le malade succombe au bout de deux à trois jours. Le lavage de la plaie produite par un chien enragé avec un liquide fortement antiseptique *Chloral thymique antiseptique* (2780) par exemple, puis la cautérisation au fer rouge étaient autrefois les seuls traitements employés. Aujourd'hui on y joint la *vaccination antirabique* par la méthode Pasteur; bien qu'encore très attaquée, cette méthode donne sans conteste de fort bons résultats, si bien qu'actuellement on peut dire que c'est le meilleur traitement de cette terrible affection.

2013. **Râle.** — Vulgo bruit qui, chez les moribonds, est produit par le passage de l'air à travers les mucosités accumulées dans les voies aériennes : larynx, trachée, et grosses bronches. Pour le médecin ce mot signifie un bruit anormal se passant dans les poumons et perceptible seulement par l'auscultation; il en est de nombreuses variétés. Ex: *Râles de bronchite, râles de pneumonie*, etc.

2014. **Ramollissement.** — Conséquence de certains troubles de la circulation, le ramollissement est une lésion organique caractérisée par une diminution de la cohésion naturelle propre à chaque tissu. Ex : *Ramollissement cérébral.*

2015. **Raphé.** — En anatomie on donne ce nom à certaines lignes saillantes ressemblant à une couture.

2016. **Rapports.** — Vulgo synonyme d'*éructation*. En anatomie situation d'un organe ou d'une partie quelconque, relativement à un ou plusieurs autres. Ex: *Rapports du cœur, rapports des poumons.* En physiologie synonyme de *coït* (254).

2017. **Rash.** — Eruption cutanée, simulant celle de la rougeole ou de la scarlatine, se montrant dans certaines maladies générales : fièvre puerpérale, diphthérie, rhumatisme, variole, etc.

2018. **Rate.** — Glande vasculaire sanguine, située dans l'hypocondre gauche ; son rôle exact est encore fort incertain. Cet organe augmente notablement de volume dans certaines affections aiguës (*fièvre typhoïde*) et chroniques (*impaludisme*).

2019. **Raucité.** — Son particulier de la voix, devenue plus grave et comme voilée. La *voix rauque*, enrouée est un symptôme constant des laryngites (1166 : (*a*) et (*b*); elle indique toujours une altération des cordes vocales inférieures.

2020. **Réaction.** — Action organique qui tend à balancer l'influence de l'agent morbifique par lequel elle a été occasionnée.

2021. **Réceptivité.** — Aptitude des organes à recevoir l'impression des agents externes ou internes.

2022. **Rechute.** — Réapparition d'une maladie pendant ou après la convalescence.

2023. **Récidive.** — Réapparition d'une maladie après le retour complet à la santé.

2024. **Reconstituants.** — Groupe de médicaments

qui favorisent l'assimilation, ou activent la désassimilation; parmi les premiers citons le *Vin hématogène Deloucbe* (2831); parmi les seconds, la *Solution dépurative iodosodique Boissy* (2823).

2025. **Récrémentitielle** (humeur). — Humeur qui, après avoir été séparée du sang par un organe sécréteur, y est reportée par voie d'absorption.

2026. **Récrémento-Excrémentitielle** (humeur). — Humeur sécrétée qui est en partie excrétée, et en partie reportée dans le sang. Ex. : *Salive, bile*, etc.

2027. **Recrudescence**. — Retour des symptômes d'une maladie, avec une nouvelle intensité, après une rémission momentanée.

2028. **Rectal**. — Qui concerne le rectum. Ex. : *Toucher rectal*.

2029. **Rectite**. — Inflammation du rectum.

2030. **Recto** (utérin, vaginal, vésical). — Qui a rapport au rectum et à l'utérus, ou au vagin, ou à la vessie.

2031. **Rectum**. — Dernière partie du gros intestin. (V. 1091).

2032. **Réductible**. — Qui est susceptible de réduction. Ex. : *Fracture réductible, hernie réductible*, etc.

2033. **Réduction**. — Opération chirurgicale, qui a pour but de remettre en place les os luxés ou fracturés, ou les parties molles qui ont fait hernie.

2034. **Réfrigérants**. — Les agents, employés pour provoquer le refroidissement des parties avec lesquelles on les met en contact, ont un double but. Ils servent comme *hémostatiques* dans les hémorrhagies légères, et comme *anesthésiques* dans les petites opérations chirurgicales.

2036. **Régénération.** — Reproduction d'une partie détruite.

2036. **Régime.** — Usage raisonné et méthodique des diverses choses essentielles à la vie, tant à l'état de santé qu'à l'état de maladie. Ex.: *Régime alimentaire, régime lacté,* etc.

2037. **Région.** — Espace déterminé de la surface du corps, dont on étudie la constitution couches par couches, de la superficie à la profondeur, pour déterminer les rapports de contiguité des organes qui s'y rencontrent. Ex.: *Région orbitaire, région axillaire,* etc.

2038. **Règles.** — Dans le vulgaire synonyme de *menstrues* (V. 1360).

2039. **Régulier** (pouls). — Pouls (1884) dont les pulsations sont séparées par des intervalles parfaitement égaux.

2040. **Régurgitation.** — Action par laquelle certaines substances gazeuses ou liquides, quelquefois solides, remontent par gorgée de l'estomac ou de l'œsophage dans la bouche, sans être accompagnées des efforts qui sont propres au vomissement. On donne le nom de *renvois* aux matières rejetées par la régurgitation.

2041. **Reins.** — Les reins (rognons chez les animaux), situés sur les côtés de la colonne vertébrale, occupent la partie la plus élevée et la plus profonde de la cavité abdominale. Au nombre de deux, les reins sont enveloppés d'une couche cellulo-graisseuse dans laquelle prennent naissance les *abcès périnéphrétiques.* Ils sont formés d'une substance extérieure fibro-élastique, mince et transparente, et d'une substance propre, tissu glandulaire, constitués par une réunion de tubes (*tubes urinifères*) au milieu desquels se trouvent de nombreux vaisseaux sanguins. Les reins ne fabriquent pas les éléments de l'urine, comme on l'a cru longtemps ; ils les trouvent en effet tous formés dans le sang ; seulement ils les choisissent, retenant les uns et laissant passer les autres. Les reins sont soumis à de nombreuses maladies, qu'il importe de connaître au moins superficiellement :

1° Congestions — La *congestion active* (*fluxion*) est ordinairement associée aux diverses lésions des reins que nous décrirons ultérieurement.

La *congestion passive (stase)*, fréquente surtout à la suite des maladies du cœur, se traduit par une modification notable des urines (diminution dans la quantité, albumine).

2° Inflammations — Connues sous le nom de *néphrites*, les inflammations des reins peuvent revêtir une forme aiguë ou chronique.

La scarlatine, la variole, la fièvre typhoïde, la grossesse, l'état puerpéral, le froid sont les causes ordinaires de la néphrite aiguë. Des œdèmes plus ou moins généralisés, des urines rares, fortement albumineuses, sont les symptômes habituels de cette inflammation qui trop souvent aboutit à la forme chronique. Des révulsifs sur la région des reins, des diurétiques, *Poudre tisane du Dr Green* (2816), du lait : telles sont les principales indications à remplir dans la néphrite aiguë.

Les néphrites chroniques, que l'on englobe aujourd'hui sous la dénomination générique de *Mal de Bright*, se traduisent par un ensemble de symptômes (maux de tête, essoufflement, nausées, œdèmes, troubles de l'urine, etc.) qui indiquent que les reins ne remplissent pas bien leur rôle de dépuration. A la longue, si l'on n'y remédie pas par un traitement approprié (régime lacté, diurétiques *Poudre tisane du Dr Green* (2816), on voit survenir les graves accidents de l'*urémie*, c'est-à-dire de l'empoisonnement du sang par l'urine.

3° LITHIASE URINAIRE. — Sous l'influence de la diathèse goutteuse se développent fréquemment dans les reins, des concrétions de volume divers : *sable*, *gravelle*, *calculs*. Elles peuvent donner lieu à de nombreux accidents ou complications : *coliques néphrétiques*, *pyélite* ou *pyélo-néphrite*, *abcès périnéphrétiques*. L'usage de la *Solution lithontriptique Delouche* (2824), en favorisant la dissolution des concrétions urinaires, prévient le plus généralement le développement de ces divers accidents ou complications.

4° REINS MOBILES. — Chez la femme on voit dans quelques cas les reins se déplacer, surtout le droit ; on a invoqué pour expliquer ce déplacement les grossesses répétées, l'abus du corset, le relâchement des parois abdominales, etc.. Quelle qu'en soit la cause déterminante, le rein mobile survient brusquement à la suite d'un effort ou d'une fatigue, et se traduit par une douleur vive dans l'hypochondre droit, et l'apparition d'une tumeur abdominale. Plus tard il n'est pas rare de voir survenir de l'hypochondrie ou de l'hystérie.

2042. **Relâchant.** — Synonyme de *laxatif* (1170).

2043. **Relâchement.** — Etat de laxité excessive de certaines parties.

2044. **Relapsing** (fever). — *Fièvre à rechute.* Fièvre spéciale qu'on observe en Angleterre et en Amérique.

2045. **Releveur.** — Se dit de certains muscles dont l'action est de relever momentanément les parties auxquelles ils sont attachés ; le plus connu est le *releveur de l'anus*.

2046. **Remède.** — Dans le vulgaire synoyme de *la-*

vement. — Sous ce nom on comprend tout ce qui peut déterminer un changement salutaire dans l'économie ou dans quelqu'un de ses organes.

2047. **Rémission.** — Cessation plus ou moins complète des symptômes fébriles, entre les accès d'une fièvre rémittente. — *Par extension*, diminution temporaire des symptômes d'une maladie aiguë ou chronique.

2048. **Rémittent.** — Se dit de toutes les maladies qui présentent des rémissions. Ex. : *Fièvre rémittente.*

2049. **Rénal.** — Qui concerne le rein. Ex. : *Artère rénale.*

2050. **Réniforme.** — Qui a la forme d'un rein.

2051. **Rénitent.** — Qui résiste tout en cédant, sans donner lieu à de la fluctuation.

2052. **Renvoi.** — Synonyme d'*éructation*, de *rapport*. (V. 2040).

2053. **Réplétion.** — Pléthore, plénitude.

2054. **Reproduction.** — Action par laquelle les corps organisés produisent des corps semblables à eux.

2055. **Reproductivité.** — Possibilité de reproduire.

2056. **Réseau.** — Entrelacement de vaisseaux sanguins, de nerfs, ou de fibres qui forment comme une espèce de filet. (V.1830)

2057. **Résection.** — Opération chirurgicale, qui consiste à enlever une portion de un ou plusieurs os, en conservant le segment de membre qui fait suite aux os réséqués.

2058. **Réservoir.** — Cavité où s'amasse un fluide : *Réservoir de l'urine*, par exemple.

2059. **Résolution.** — Un des modes de terminaison des inflammations qui consiste dans le retour de la partie affectée dans son état naturel. Les agent employés dans ce but sont dits *résolutifs*.

2060. **Résorption.** — Mode d'absorption ne s'observant que dans des conditions accidentelles ; ex. : *Résorption d'un exsudat*.

2061. **Respirable.** — Se dit d'un gaz qui peut servir à la respiration.

2062. **Respiration.** — Fonction caractérisée par l'absorption et l'expulsion simultanée des gaz venus du dehors (oxygène) et des gaz produits dans l'organisme (acide carbonique). Chaque mouvement respiratoire (15 à 18 minutes par minute chez l'homme adulte) se compose de deux temps : l'*inspiration* par laquelle l'air est introduit dans les poumons; l'*expiration* par laquelle l'air est rejeté au dehors.

2063. **Respiration** (artificielle).—Procédé employé chez les personnes asphyxiées, et consistant dans l'insufflation d'air dans le larynx, et en mouvements communiqués à la poitrine afin de faciliter l'entrée de l'air dans les poumons.

2064. **Resserrement.** — Vulgo *constipation* (273) ; les agents qui la déterminent sont par suite dits *resserrants*.

2065. **Restiformes** (corps). — Pédoncules inférieurs du cervelet (210).

2066. **Rétention.** — Accumulation d'une substance solide ou liquide dans les conduits destinés à son excrétion, ou dans le réservoir destiné à la contenir d'une façon momentanée.

2067. **Rétention** (du placenta). —Complication assez sérieuse de la délivrance (378), elle donne lieu à des hémorrhagies qui ne cessent que lorsque le placenta a été totalement extrait de la cavité utérine.

2068. **Rétention** (d'urine). — Accumulation d'urine dans la vessie. La rétention est *complète* ou *incomplète*; cette dernière passe souvent inaperçue, l'émission d'une certaine quantité d'urine faisant aisément méconnaître la réplétion de la vessie. La rétention d'urine disparaît par le cathétérisme (193), qui est absolument nécessaire, si l'on ne veut pas exposer le malade à de graves accidents.

2069. **Réticulum.** – Synonyme de *réseau* (V. 1830).

2070. **Rétine.** — La plus interne des membranes de l'œil, elle perçoit la sensation lumineuse. Son inflammation est dite *Rétinite*.

2071. **Retour** (âge de).—Période de la vie humaine, où la vigueur commence à décroître, et la vieillesse à approcher.

2072. **Rétraction.** — Etat d'une partie qui est revenue sur elle-même, et qui a perdu par là une partie de ses dimensions normales.

2073. **Retrait.** — Retour d'un organe amplifié à ses dimensions normales.

2074. **Rétrécissement.** — Resserrement d'une cavité (*r. du bassin*) ou d'un canal (*r. de l'urèthre*).

2075. **Rétrocession.** — Action de rétrograder.

2076. **Rétroflexion.** — Flexion en arrière d'un organe. Ex.: *Rétroflexion de l'utérus.*

2077. **Rétro-Sternal.** — Qui est derrière le sternum. Ex.: *Douleurs rétro-sternales.*

2078. **Rétro-Utérin.**--Situé en arrière de l'utérus. Ex.: *Hématocèle rétro-utérine.*

2079. **Rétroversion.** — Renversement en arrière. Ex.: *Rétroversion de l'utérus.*

2080. **Réunion.** — Rapprochement des parties qui ont éprouvé une solution de continuité (V. 1082).

2081. **Revaccination.** — (V. *Vaccination*).

2082. **Rêvasserie.** — Rêves sans suite qui ont lieu pendant un sommeil agité.

1083. **Rêve.** — Combinaison involontaire d'images ou d'idées qui se présente à l'esprit pendant le sommeil.

2084. **Révulsif.** — Nom donné aux divers moyens employés pour détourner le principe d'une maladie vers une partie plus ou moins éloignée ; les plus connus de ces moyens sont les *vésicatoires*, la *teinture d'iode*, la *saignée*. L'emploi des révulsifs constitue la méthode de *révulsion*.

2085. **Rhagade.** — Synonyme de *fissure à l'anus.*

2086. **Rhinite.** — Synonyme de *coryza* (300).

2087. **Rhinolithe.** — Concrétion des fosses nasales.

2088. **Rhinoplastie.** — Opération chirurgicale qui a pour but de refaire un nez, lorsque cette partie du visage a été retranchée ou détruite par une cause quelconque.

2089. **Rhinorhagie.** — Synonyme d'*épistaxis* (611), d'*hémorrhagie nasale.*

2090. **Rhinorrhée.** — Ecoulement de mucosités limpides par le nez, se faisant en dehors de toute inflammation.

2091. **Rhinoscopie.** — Examen des fosses nasales.

2092. **Rhoncus.** — Synonyme de *râles sonores.*

2093. **Rhumatisant.** — Qui est affecté de rhumatisme.

2094. **Rhumatismal.** — Qui appartient au rhumatisme.

2095. **Rhumatisme.** — Expression banale, employée dans le vulgaire, pour désigner *une foule de douleurs différentes de siège et de nature.*

2096. **Rhumatisme** (articulaire). — Il affecte la forme aiguë ou la forme chronique.

(*a*) Rhumatisme articulaire aigu. — Cette affection sévit dans les contrées tempérées pendant l'été ; le froid, surtout le froid humide, en est la cause la plus fréquente. Les fatigues, les excès, le traumatisme, une entorse, une luxation dans bien des cas, favorisent le développement de l'attaque rhumatismale. Celle-ci s'annonce tout d'abord par quelques douleurs erratiques et une fièvre modérée. Bientôt les articulations se prennent : genoux, coudes, épaules, poignet ; à la douleur, symptôme qui domine au début, vient se joindre une déformation des articulations prises, due à l'œdème et à de l'hydartrose. Assez souvent les parties péri-articulaires (tendons, gaînes tendineuses, insertions musculaires, bourses séreuses) sont également frappées par le rhumatisme. Pendant qu'évoluent ces lésions articulaires, il n'est pas rare de voir survenir d'une façon ordinairement insidieuse quelques manifestations viscérales ; le cœur, la plèvre, le poumon, quelquefois la gorge, les reins, la peau et même le cerveau sont les sièges ordinaires de ces manifestations qui viennent aggraver parfois singulièrement le pronostic de cette affection. Dans les formes légères le rhumatisme dure deux à trois semaines ; sa durée dépasse souvent cinq à six semaines dans les formes graves. A sa suite la convalescence est assez souvent fort longue.

(*b*) Rhumatisme articulaire chronique. — Succédant

à des attaques de rhumatisme aigu et subaigu, ou survenant d'emblée, ce rhumatisme se traduit surtout par des douleurs articulaires et périarticulaires qui rendent difficiles et pénibles les mouvements ; souvent même ces derniers sont accompagnés de *craquements articulaires*.

A côté de cette forme qui mérite le nom de *rhumatisme chronique simple*, il en est une autre qu'il importe de connaître ; c'est le *rhumatisme noueux* ou *polyarthrite déformante* que l'on observe de quarante à cinquante ans, principalement chez la femme à l'époque de la ménopause. L'action lente et prolongée du froid humide favorise son développement. Ce rhumatisme est progressif, c'est-à-dire qu'une fois déclaré il a la plus grande tendance à suivre sa marche envahissante ; il débute ordinairement par les petites articulations des mains et des pieds pour s'étendre en montant vers le tronc aux articulations plus volumineuses. Il est symétrique, c'est-à-dire qu'il atteint à peu près en même temps les articulations semblables des deux côtés. Enfin il est déformant, c'est-à-dire qu'il s'accompagne de *nouures* que l'on trouve très-développées au niveau des phalanges des doigts, nouures qui gênent considérablement les mouvements de ces derniers.

Tandis que dans sa forme aiguë, il est facile de combattre le rhumatisme (*salicylate de soude*), il est à peu près impossible d'arrêter le développement de sa forme chronique. Cures hydrothermales, bains sulfureux, *Sym's dynamic bath* (2826), doivent pourtant être tentés, concurremment avec l'emploi à l'intérieur de préparations arsenicales et iodurées ; la *Solution dépurative iodosodique Boissy* (2823) est ici fort recommandable ; on doit en user pendant longtemps.

2097. **Rhumatisme** (secondaire). — Sous ce nom

on désigne les manifestations d'apparence ou de nature rhumatismale qui surviennent dans le cours de certaines maladies générales ou infectieuses : *scarlatine, blennhoragie, oreillons, puerpéralité,* etc.

2098. **Rhume.** — Vulgo *toute affection qui cause de la toux.*

2099. **Rhume** (de cerveau). Synonyme de *coryza* (300).

2100. **Rhume** (de poitrine). — Synonyme de *bronchite,* de *catarrhe bronchique* (V. 157 : *(b)*.

2101. **Rhume** (négligé). — Dans le vulgaire on désigne ainsi la *phthisie* (1785) *arrivée à sa période d'état.*

2102. **Rhytme.** — Proportion convenable dans les battements du pouls existant entre une pulsation et les suivantes.

2103. **Rictus.** — Ouverture démesurée de la bouche s'observant dans quelques accidents nerveux.

2104. **Rigidité.** — *Roideur.* Ex : *Rigidité cadavérique.*

2105. **Rocher.** — Une des trois portions de l'os temporal.

2106. **Roséole.** — Eruption cutanée consistant en petites taches roses survenant dans le cours d'affections internes plus ou moins graves (*choléra, syphilis*).

2107. **Rôt.** — Synonyme d'*éructation* (628).

2108. **Rotule.** — Petit os plat, triangulaire, situé à la partie antérieure du genou.

2109. **Rougeole.** — *Fièvre morbilleuse.* Maladie épidémique, plus spéciale à l'enfance. Après une période d'incubation variant de 8 à 12 jours, la rougeole s'annonce par l'apparition d'une fièvre modérée et d'un triple catarrhe *oculo-naso-laryngé.* Les yeux sont rouges et larmoyants ; il se produit des éternuements fréquents et une sécrétion nasale plus ou moins abondante; la voix est enrouée, et le sujet est pris d'accès de toux quinteuse. Du 2e au 4e ou 5e jour survient l'éruption ; elle commence par la face, et envahit le cou, le tronc, les membres; elle est constituée par de petites taches rouges, quelquefois légèrement saillantes (*r. boutonneuse*), de la dimension d'un grain de riz; elles sont inégales, s'effacent momentanément par la pression, et se groupent par plaques irrégulièrement découpées en forme de croissants séparés par des intervalles de peau saine. Pendant cette période, les catarrhes arrivent à maturité: la toux est moins sèche; les crachats deviennent épais, verdâtres; ils affectent alors la forme *nummulaire* comme les crachats des phthisiques. Au 8e jour de la maladie, l'éruption commence à disparaître; survient ensuite une desquamation insignifiante qui se fait par de toutes petites écailles, semblables à du son, sur la peau du visage et du front (*desquamation furfuracée*). Telle est la rougeole normale dont la terminaison ordinaire est la guérison. Dans son cours surviennent parfois de redoutables complications (Bronchite capillaire, pneumonie, gangrène), qui aggravent singulièrement son pronostic. Sauf dans ces cas, le traitement est fort simple; il consiste seulement en soins hygiéniques; toutefois si la fièvre est un peu vive, il sera bon de faire prendre au malade quelques *Capsules de Sulfate de quinine du Dr Raison* (2778).

2110. **Rubéfaction.** — Congestion passagère de la peau qui devient plus rouge; elle est le fait de certains agents (*moutarde* par ex.) qui pour cela, sont dits *rubéfiants*.

2111. **Rubéole.** — (V. 2106).

2112. **Rudimentaire.** — Partie incomplètement développée; ex: *Organes rudimentaires*.

2113. **Rugine.** — Instrument servant dans les opérations chirurgicales à râcler les os.

2114. **Rugosité.** — Ride d'une surface rude, raboteuse.

2115. **Rupia.** — C'est une variété de l'*ecthyma* (503) se rencontrant surtout aux membres inférieurs, chez les syphilitiques. Indépendamment d'un traitement local approprié, il est nécessaire de prendre à doses assez élevées la *Solution dépurative iodosodique Boissy* (2823).

2116. **Rupture.** — Solution de continuité survenant soit par distension exagérée d'un organe creux (*rupture de la vessie)*, soit par suite de contractions musculaires (*rupture de tendons*, de *muscles*).

S

2117. **Sable.** — (V. 2041 : 3).

2118. **Saburrale** (langue). — (V. 792).

2119. **Sacré.** — Qui appartient au sacrum, ex.: *Artères sacrées, région sacrée.*

2120. **Sacrée** (maladie).— Synonyme d'*épilepsie* (597).

2121. **Sacro-Coxalgie.** — Arthrite fongueuse de la symphyse sacro-iliaque.

2122. **Sacrum.** — Os triangulaire situé à la partie postérieure du bassin, et faisant suite à la colonne vertébrale. Il est formé de cinq vertèbres soudées ensemble.

2123. **Saignée.** — Opération qui consiste à ouvrir une veine, afin d'en retirer une certaine quantité de sang, variable d'ailleurs suivant les cas. Très employée autrefois, la saignée ne sert aujourd'hui que dans d'assez rares circonstances. On la pratique avec une lancette, ordinairement sur les veines du coude ; aussi dans le vulgaire, donne-t-on à cette région le nom de la *saignée du coude*.

2124. **Saignement** (du nez). — Synonyme *d'épistaxis* (611). Ecoulement de sang par les fosses nasales.

2125. **Salivaires** (glandes). — Organes sécréteurs de la salive, les glandes salivaires sont au nombre de six principales, trois de chaque côté : *Parotide, sous-maxillaire*, et *sublinguale*. (V. *ces mots*). Elles sécrètent la *salive*, liquide incolore, transparent, légèrement visqueux, dont le principe actif, la *ptyaline*, a pour rôle de commencer la conversion des féculents en glycose.

2126. **Salivation**. — Sécrétion surabondante de salive.

2127. **Salpingite**. — Nom donné à l'inflammation de la trompe d'Eustache (V. 1576), — et à celle de la trompe de Fallope (V. 1614).

2128. **Sang**. — Le sang, auquel Bordeu a donné à juste titre le nom de *chaire coulante*, est le liquide qui assure la nutrition de l'organisme. Il apporte aux diverses parties de notre corps ce qui est nécessaire à leur renouvellement incessant (*sang rouge ou artériel*), et enlève les déchets que laisse ce renouvellement (*sang noir ou veineux*). Il se compose de deux parties : l'une solide, rouge (*cruor*), l'autre liquide, jaunâtre (*liquor ou plasma*). La partie solide est composée de *globules*, de très petit volume, au nombre de cinq milliards environ pour un litre de sang. Ils sont de deux ordres : Les uns (*globules rouges* ou *hématies*) ont de très petites dimensions, et affectent la forme d'un godet creusé sur ses deux faces ; ils sont colorés par une matière colorante spéciale, l'*hématine* ou l'*hématosine*. Les autres, bien moins nombreux (un pour cinq cents globules rouges) sont incolores ; d'où leur nom de *globules* *blancs* (*leucocytes*) ; ils sont sphériques, et leurs dimensions sont bien supérieures à celles des hématies. La partie liquide est formée d'albumine, de fibrine, de sels, et d'eau.

Retiré des vaisseaux, le sang se prend en une masse cohérente qui se resserre peu à peu sur elle-même (*caillot*), en exprimant un liquide clair et jaunâtre (*sérum*). Le caillot se compose des globules et de la fibrine ; c'est le cruor, plus la fibrine ; le sérum est constitué par l'eau, l'albumine et les sels ; c'est le plasma, moins la fibrine. Ce phénomène de la formation du caillot, et de la séparation du sang en caillot et en sérum porte le nom de *coagulation*.

2129. **Sang** (coup de). — (V. 85).

2130. **Sang** (crachement de). — Hémoptysie (911).

2131. **Sangsue**. — Petit animal de la famille des hirudinées, qui vit dans les étangs et les marais, et qui est employé en médecine lorsque l'on veut faire une saignée locale.

2132. **Sanguin** (système). — Ensemble des vaisseaux artériels et veineux qui contiennent le sang.

2133. **Sanguin** (tempérament). — Il est caractérisé par la coloration rouge du visage, le développement du système musculaire, l'ardeur de l'imagination et des passions. Il prédispose aux inflammations franches et à certaines hémorrhagies.

2134. **Sanguins** (vaisseaux). — Ceux qui servent à la circulation du sang.

2135. **Sanguinolent**. — Teinté de sang. Ex.: *Crachats sanguinolents*.

2136. **Sanie**. — Matière purulente, sanguinolente, d'une odeur fétide, d'un aspect grisâtre, qui est produite par les ulcères et les plaies.

2137. **Santé.** — Exercice libre et facile des diverses fonctions de l'économie (497).

2138. **Saphénes** (veines). — Nom donné à deux veines sous-cutanées de la jambe, qui sont manifestes à la vue et au toucher.

2139. **Sapidité.** — Propriété qu'ont certaines substances de faire impression sur l'organe du goût.

2140. **Sarcine.** — Petite algue que l'on trouve fréquemment dans les vomissements survenant dans le cours des affections chroniques de l'estomac (V. 641 : II).

2141. **Sarcocèle.**—Tumeur du testicule. Lorsqu'elle est accompagnée d'une hernie épiploïque, il y a *sarco-épiplocèle*; *sarco-hydrocèle*, lorsqu'il y a un hydrocèle concomittant.

2142. **Sarcomateux.** — Qui est de la nature du sarcome.

2143. **Sarcome.** — Autrefois on appelait ainsi toutes les excroissances ayant la consistance de la chair; aujourd'hui on désigne sous ce nom seulement les tumeurs fibroplastiques, c'est-à-dire les tumeurs formées par du tissu embryonnaire.

2144. **Sarcopte.** — (V. 797).

2145. **Saturnin.** — Qui a rapport au plomb. Ex.: *Intoxication saturnine.*

2146. **Saturnisme.** — *Intoxication saturnine*; *intoxication par le plomb.* — Ses causes en sont des plus variées. Tous les ouvriers qui manient le plomb ou ses combinaisons y sont plus ou moins exposés : mineurs, fabricants de céruse et de minium, peintres en bâtiments, fabricants de cartes glacées, typographes, vitriers, etc. L'usage de cosmétiques et de fards, l'emploi de boissons frelatées (litharge) peuvent amener les accidents du saturnisme. Ces accidents que nous avons ici seulement à signaler sont : l'*anémie saturnine*, la *gingivite saturnine* (liseré bleuâtre caractéristique), la *colique de plomb*, une des manifestations les plus fréquentes de cette intoxication, le *tremblement saturnin*, la *paralysie saturnine* frappant les muscles extenseurs de l'avant-bras, l'*encéphalopathie saturnine*, etc. Contre ces accidents le médecin instituera un traitement, variable suivant les cas, ayant toujours pour but l'élimination du plomb par l'organisme. Un traitement prophylactique bien compris permettra d'ailleurs, dans bien des cas, sinon d'empêcher totalement, du moins de limiter notablement ces divers accidents auxquels sont exposés tous ceux qui, d'une manière continue, manient le plomb ou ses différents composés.

2147. **Satyriasis.** — Etat d'exaltation morbide des fonctions génitales caractérisé par un penchant irrésistible à répéter l'acte vénérien, avec la faculté de l'exercer sans s'épuiser. Lotions froides, bains généraux, *Sym's sanitary bath* (2827), antispasmodiques, *Chloral bromosodique Boissy* (2779) à hautes doses, et surtout le *camphre* doivent être employés pour lutter contre cet état.

2148. **Saveur.** — Impression qu'un corps produit sur l'organe du goût.

2149. **Scabieux.** — Qui a rapport à la gale (797).

2150. **Scalène.** — Nom de divers muscles de l'économie.

2151. **Scaphoïde.** — Nom donné à deux os ; l'un appartient au carpe, l'autre au tarse.

2152. **Scapulaire.** — Qui appartient à l'épaule.

2153. **Scapulalgie.** — Tumeur blanche de l'articulation de l'épaule.

2154. **Scapulodynie.** — Douleur rhumatismale de l'épaule.

2155. **Scapulum.** — (V. 1553).

2156. **Scarification.** — Petites incisions superficielles faites avec une lancette, un bistouri, ou un instrument spécial, dit *scarificateur*, pour opérer un dégorgement local dans une partie enflammée.

2157. **Scarlatine.** — Affection épidémique et contagieuse, atteignant surtout les enfants, auxquels elle confère en général l'immunité. Après une période d'incubation fort variable, la scarlatine s'annonce par des frissons, une fièvre élevée, un mal de gorge violent, des maux de tête, parfois des vomissements et même des convulsions chez les jeunes enfants. 24 à 36 heures après survient l'éruption qui débute par le tronc ; elle envahit ensuite les avant-bras, le bas-ventre et la face. Elle est constituée sur le tronc par une rougeur diffuse, vineuse et écarlate, qui occupe de grands espaces sans intervalles de peau saine, comme dans la rougeole ; de là son nom de *fièvre rouge*. Sur le fond rouge de l'éruption, se détache ordinairement un pointillé plus foncé; quelquefois ce petit pointillé existe seul, ce qui peut facilement induire en erreur. A la face au contraire, l'éruption est formée de trainées rouges et blanches, comme si la face portait l'empreinte de doigts qui l'auraient souffletée. La rougeur de la gorge, qui avait généralement précédé l'éruption, s'accentue au moment où celle-ci apparaît ; elle est tantôt diffuse, tantôt par plaques; elle occupe les amygdales, l'isthme du gosier, le voile du palais. Au 2e ou 3e jour, les parties atteintes se recouvrent d'une exsudation muqueuse, *pultacée*, peu adhérente aux parties sous-jacentes. L'éruption disparaît du 3e au 5e jour ; à sa suite survient une desquamation qui débute par le cou et par la poitrine, et finit par la paume des mains et la plante des pieds ; au visage elle se fait par petites écailles ; au tronc, par squames de un à deux centimètres ; aux mains et aux pieds par lambeaux, quelquefois si étendus qu'ils ressemblent à des doigts de gant. La desquamation dure de 8 à 50 jours.

La scarlatine peut affecter une forme légère ou une forme grave (*sc. maligne, sc. hémorrhagique*). Dans son cours peuvent survenir de nombreuses complications : L'*angine diphthéritique*, la *néphrite scarlatineuse*, qui peut amener parfois une suppression complète (*anurie*) des urines, l'*anasarque*, le *rhumatisme scarlatineux*, différentes suppurations (abcès, phlegmons diffus, pleurésie purulente, otite, etc.). Toutes ces complications montrent qu'en présence de la scarlatine même la plus légère, le pronostic doit toujours être réservé ; car beaucoup d'entre elles surviennent pendant la convalescence, alors qu'on serait tenté de croire que tout danger a disparu. Les scarlatines légères et de moyenne intensité ne demandent que des soins hygiéniques ; dans les formes graves, à température élevée, on devra avoir recours aux affusions d'eau froide, et aux *Capsules de sulfate de quinine du Dr Raison* (2778). Quant aux complications, leur traitement est excessivement variable suivant les cas ; nous ne pouvons nous y arrêter.

Une bonne précaution est de mettre le sujet au lait dès le début de la scarlatine ; de continuer ce régime pendant toute la maladie, et même pendant 2 à 3 semaines après la guérison. En agissant ainsi, on évite souvent les complications rénales tardives, origine fréquente d'un mal de Bright (2041 : 2).

2158. **Scarlatiniforme.** — *Scarlatinoïde.* Qui ressemble à la scarlatine.

2159. **Scarpa** (triangle de). — Espace triangulaire situé à la partie antérieure et supérieure de la cuisse.

2160. **Schneider** (membrane de). — Muqueuse des fosses nasales.

2161. **Schwann** (substance de). — Myéline.

2162. **Sciatique** (nerf). — Gros nerf occupant la partie postérieure du membre inférieur, à laquelle il donne la sensibilité et le mouvement. Ce nerf est fréquemment atteint de névralgie, connue sous le nom de *sciatique*. Le froid, les traumatismes, les lésions de la colonne vertébrale, des méninges et de la moelle épinière, le rhumatisme, la goutte, la tuberculose en sont les causes déterminantes habituelles. La sciatique éclate sous forme d'*accès* qui sont réveillés par la marche, la chaleur du lit ; des élancements douloureux sillonnent alors le membre en différents endroits (pied, jambe, genou, cuisse, fesse). En dehors des accès le sujet éprouve une sensation d'endolorissement, d'engourdissement, de fourmillement, de brulûre. A la longue peut survenir de l'atrophie musculaire dans le membre atteint. La sciatique est une des névralgies les plus rebelles ; elle ne cède généralement qu'après plusieurs tentatives de traitement : *pointes de feu*, *vésicatoires*, *injections de morphine*, *d'antipyrine*, etc.

2163. **Scissure.** — Fente que présentent certains os pour le passage de petits rameaux vasculaires ou nerveux.

2164. **Sclérème.** — Endurcissement du tissu conjonctif des nouveau-nés.

2165. **Sclérodermie.** — Se développant surtout chez les femmes entre 20 et 40 ans, la sclérodermie survient dans le cours de la diathèse rhumatismale ; le froid humide paraît en être la cause déterminante la plus fréquente. Cette affection qui est caractérisée par une induration de la peau, accompagnée de rétraction, de sclérose, débute et évolue insidieusement ; à la longue elle entraîne des troubles fonctionnels, parfois même des complications qui peuvent amener la mort. Aucun traitement ne peut enrayer sa marche envahissante.

2166. **Sclérome.** — *Sclérose.* Induration d'un tissu, d'un organe.

2167. **Sclérose** (en plaques). — Myélite chronique, diffuse et interstitielle, survenant surtout chez l'adulte sous l'influence de causes mal connues. Paralysie plus ou moins marquée des membres inférieurs et embarras de la parole (1re période); contractions et tremblement (2e période) ; amaigrissement et affaiblissement progressif de l'intelligence (3e période) ; tels sont les grands symptômes de cette affection qui tue en quelques années (6 à 10 ans maximum).

2168. **Sclérotique.** — Membrane extérieure de l'œil. Son inflammation est dite *sclérotite* ; elle s'accompagne souvent d'inflammation des parties voisines : choroïde (*scléro-choroïdite*), cornée (*scléro-kératite*), ou conjonctive (*scléro-conjonctivite*).

2169. **Scoliose.** — Déviation latérale du rachis.

2170. **Scorbut.** — Maladie habituellement épidémique sévissant dans les villes assiégées, les populations affamées, les armées en souffrances, les prisons encombrées, etc. Le froid humide, l'eau de mauvaise qualité, la privation de fruits et de végétaux frais, l'abus de viandes salées sont les causes qu'on invoque habituellement pour expliquer son développement.

2171. **Scotome.** — Due à une insensibilité partielle de la rétine, le scotome consiste en une tache d'étendue variable, de forme arrondie, de couleur sombre, couvrant d'une manière fixe une portion des objets que le sujet regarde. En s'étendant le scotome peut amener la cécité complète.

2172. **Scrofule.** — Maladie constitutionnelle, dont les manifestations multiples occupent les ganglions lymphatiques, la peau, les muqueuses, le tissu cellulaire, les tissus ostéo-fibreux et les viscères. La scrofule peut débuter dès la première année de la vie par des éruptions impétigineuses de la tête et de la face ; plus tard ce sont des blépharites chroniques, des suintements de nez et des oreilles, des engelures qui s'ulcèrent. Vers l'âge de 7 ans apparaissent les engorgements ganglionnaires qui se font par poussées successives, et qui aboutissent souvent à des suppurations fort longues, laissant après elles des cicatrices indélébiles, presque toujours apparentes à la vue, les ganglions du cou étant les plus fréquemment pris par la scrofule. Plus tard surviennent les *scrofulides*, dermatoses qui ont pour siège de prédilection la tête et la face ; érythémateuses, vésiculeuses ou pustuleuses, elles ne s'accompagnent jamais de douleurs ni de démangeaisons. Plus tard encore se montrent le coryza chronique et ulcéreux avec ou sans ozène, le lupus, les abcès froids, les lésions articulaires et osseuses (tumeurs blanches), enfin les lésions viscérales (cerveau, bronches, poumons). Telle est la marche progressive de la scrofule, lorsqu'elle parcourt en entier ses diverses phases ; heureusement elle peut s'arrêter plus ou moins longtemps dans sa marche. Les causes ordinaires de la scrofule étant le plus souvent une mauvaise alimentation, la privation de soleil, de grand air, l'habitation des lieux humides, on doit tout d'abord essayer de faire disparaître l'influence de ces causes. Alimentation choisie, composée de viandes, vie au grand air, au bord de la mer, exercices physiques constituent la première indication dans le traitement de cette maladie. La seconde sera remplie en donnant au scrofuleux l'*Huile de foie de Morue pure de Boissy* (2794), la *Glycérine Price* (2793), et la *Solution dépurative iodosodique Boissy* (2823). Enfin si l'estomac fonctionne bien, il sera bon de joindre à ce traitement quelques toniques : *Vin hématogène Delouche* (2831), *Pilules toniques du Dr Raison* (2803), ou *Poudre mangano-ferrugineuse de Laroche* (2815).

2173. **Scrofulide.** — Nom générique des affections cutanées se développant sous l'influence de la scrofule; contre elles on emploiera, souvent avec avantage, la *Pommade fondante du Dr Green* (2810).

2174. **Scrofulose.** — (V. 2172).

2175. **Scrotal.** — Qui appartient au scrotum. Ex. : *Hernie scrotale.*

2176. **Scrotocèle.** — Hernie complète qui descend au fond du scrotum.

2177. **Scrotum.** — Enveloppe cutanée commune aux deux testicules (V. 149).

2178. **Scultet** (appareil de). — Appareil ordinairement usité dans les fractures du membre inférieur.

2179. **Sébacées** (glandes). — Glandes en grappe, situées dans l'épaisseur du derme ; leurs canaux excréteurs viennent s'ouvrir dans les follicules pileux, vers leur partie supérieure (V. 1851). Elles sécrètent le *sébum* ou matière sébacée composée de cellules épithéliales et de matières grasses qui fournissent à la peau un enduit lui donnant sa souplesse. Quelquefois il y a arrêt de cette matière dans les conduits sébacés (1128 : *a*); dans d'autres cas survient une inflammation de ces glandes, *acné.* (12 : *a.*)

2180. **Sèche** (arthrite). — (V. 2096 : *b*).

2181. **Sèche** (gangrène). — (V. 801).

2182. **Secondaires** (accidents). — (V. 2368).

2183. **Secreta.** — Mot latin, employé en hygiène, pour désigner l'ensemble des produits de sécrétions.

2184. **Sécréteur** (appareil, organe ou tissu). — (V. 830).

2185. **Sécrétion.** — Formation de certaines humeurs qui se produisent aux dépens du sang dans des organes spéciaux, appelés *glandes.* Ainsi la formation de la *salive* dans les *glandes salivaires,* du *suc gastrique* dans les *glandes de l'estomac,* de la *bile* dans le *foie,* des *larmes* dans les *glandes lacrymales* est une sécrétion.

2186. **Section.** — Action de couper.

2187. **Sédatif.** — Synonyme de calmant. Le *Chloral bromosodique Boissy* (2779) est un sédatif du système nerveux.

2188. **Sédation.** — Effet produit par les sédatifs.

2189. **Sédiment.** — Dépôt qui se forme par la précipitation de quelques-unes des substances tenues en suspension ou en dissolution dans un liquide. Ex : *Sédiments urinaires.*

2190. **Segment.** — Partie d'un organe distinct d'une autre partie, bien qu'elle soit continue avec elle. Ex : *le bras est un segment du membre supérieur.*

2191. **Sein.** — (V. 1294).

2192. **Selles.** — Matières fécales ; excréments.

2193. **Séméiologie.** — (V. 2200).

2194. **Semence.**—Vulgo synonyme de *sperme* (2263).

2195. **Semi-Circulaires** (canaux). — (V. 1576).

2196. **Semi-Lunaire** (os). Nom d'un des osselets du carpe (183).

2197. **Séminales** (pertes). — (V. 2262).

2198. **Séminales** (vésicules). — Petits réservoirs membraneux, annexés aux voies spermatiques et destinés à contenir le sperme jusqu'à ce que l'orgasme vénérien en sollicite l'éjaculation par l'urèthre.

2199. **Séminifères** (conduits). — (V. 2413).

2200. **Sémiotique.** — Partie de la médecine qui traite des signes des maladies.

2201. **Sénile** (arc). — (V. 90).

2202. **Sénile** (gangrène). — (V. 804).

2203. **Sens.** — Il en est cinq chez l'homme : la vue, le goût, l'ouïe, l'odorat, le toucher (V. *ces mots*). L'impression faite par les objets extérieurs sur les organes des sens et perçue par le cerveau constitue une *sensation*.

2204. **Sensibilité.** — Faculté de sentir ; il est diverses sortes de sensibilité : *s. au tact*, *s. à la douleur*, *s. à la température*, *s. au chatouillement*. Ces diverses sensibilités sont souvent atteintes dans les maladies ; elles peuvent être abolies (*anesthésie*), exaltées (*hypéresthésie*). Lorsque l'exaltation est portée à son summum, elle constitue la *douleur* ou les *névralgies* qui en sont une forme spéciale.

2205. **Sensible.** — Doué de sensibilité.

2206. **Sensitif.** — Qui a rapport aux sens ou aux sensations.

2207. **Sensoriel.** — Qui se rapporte aux organes des sens.

2208. **Sensorium.** — Mot sous lequel on désigne le cerveau comme centre des sensations. La partie de l'encéphale qui perçoit est souvent désignée sous le nom de *sensorium commune*.

2209. **Sentiment.** — Le plus généralement ce mot s'emploie en médecine comme synonyme de sensation.

2210. **Septenaire.** — Espace de sept jours.

2211. **Septicémie.** — Ensemble de phénomènes généraux graves, rappelant ceux de la fièvre typhoïde, et produits par la pénétration dans l'organisme de principes septiques provenant d'une plaie. La septicémie peut revêtir la *forme aiguë* ou la *forme chronique.*

2212. **Septique.** — Ordinairement synonyme de putride, d'infectieux.

2213. **Septum.** — Nom donné à certaines cloisons membraneuses ou charnues qui séparent deux cavités. Ex : *Septum crural, septum lucidum.*

2214. **Séquestre.** — Portion d'os nécrosé.

2215. **Sereine** (goutte). — (V. 34).

2216. **Séreux** (système). — Il comprend un grand nombre de membranes formant des sacs sans ouverture, adhérant par leur surface extérieure aux organes qui les avoisinent, libres par leur surface interne qui est humectée par de la sérosité. Les principales de ces membranes *séreuses* sont la *plèvre*, le *péricarde*, le *péritoine.*

2217. **Séro-Sanguin.** — Qui est formé d'un mélange de sérosité et de sang. Ex : *Bosse séro-sanguine.*

2218 **Sérosité.** — On donne ce nom aux humeurs sécrétées par les surfaces séreuses ; — à celles qui forment le liquide des hydropisies, des œdèmes ; — enfin à celles qui s'amassent dans les phlyctènes succédant aux vésicatoires et aux brûlures.

2219. **Serpigineux.** — Cette épithète s'applique aux ulcères qui guérissent par un point de leur circonférence, pendant qu'ils s'étendent du côté opposé.

2220. **Serre-Fines.** — Petits instruments qui ont pour but de saisir les lèvres d'une plaie et de les maintenir en contact.

2221. **Sérum.** — (V. 2128).

2222. **Sésamoïdes** (os). — Petits os courts, arrondis, qui se développent dans les tendons au voisinage des articulations; le plus important est la *rotule* (2108).

2223. **Sessile** (tumeur). — Tumeur dénuée de pédicule.

2224. **Séton.** — Longue mèche cylindrique de coton à broder, qu'on passe avec une aiguille à travers la peau et le tissu sous-cutané pour entretenir un exutoire. Très employé autrefois, le séton n'est presque plus usité de nos jours.

2225. **Sevrage.** — Cessation de l'allaitement (30).

2226. **Sialagogue.** — Qui provoque la sécrétion de la salive.

2227. **Sialorrhée.** — Salivation abondante.

2228. **Sibilance.** — Caractère des râles qui sont *sibilants*, sifflants. Ex. : *Sibilance de la poitrine.*

2229. **Siccatif.** — Qui hâte la dessication.

2230. **Sidération.** — Etat d'anéantissement subit qui survient avec la rapidité de la foudre ou de l'éclair (V. 85).

2231. **Siège.** — Partie inférieure du tronc.

2232. **Signe.** — Symptôme apprécié, c'est-à-dire auquel on a donné sa signification pathologique; il n'est donc appréciable que par le médecin. Ex. : La *toux* est un symptôme pour tout le monde ; *il devient un signe lorsque celui-ci a reconnu que cette toux se rattache à une bronchite, à une pneumonie*, etc.

2233. **S. Iliaque.** — Synonyme de *colon iliaque*; elle occupe la fosse iliaque gauche.

2234. **Sillon.** — Rainure que présente la surface de certains os ou de certains organes, destinée ordinairement à loger des vaisseaux.

2235. **Simple.** — Vulgo *plante médicinale.*

2236. **Sinapisme.** — Cataplasme à base de moutarde ; très employé comme agent de révulsion.

2237. **Sinus.** — Excavation anfractueuse ; on en rencontre plusieurs dans les os de la face : *Sinus frontaux, sinus ethmoïdaux*, etc.

2238. **Smegma.** — Matière blanchâtre, pâteuse qui s'accumule chez l'homme entre le gland et le prépuce, — chez la femme entre les petites lèvres et le clitoris.

2239. **Solitaire** (ver). — (V. 1091 : *c*).

2240. **Sommeil.** — Temps de repos nécessaire à l'homme pour réparer périodiquement ses forces. La moyenne ordinairement nécessaire est de 7 à 8 heures.

2241. **Sommet.** — Partie supérieure de la tête.

2242. **Somnambulisme.** — Cet état, qu'on rencontre surtout chez les personnes nerveuses, se traduit sous forme d'accès pendant lesquels le malade accomplit, étant endormi, les actes qu'il accomplirait étant éveillé. Eau froide et *Chloral bromosodique Boissy* (2779) dans quelques cas remédient très heureusement à cet état.

2243. **Somnifère.** — Synonyme d'*hypnotique* ; le *Chloral bromosodique Boissy* (2779) est un agent somnifère.

2244. **Somnolence.** — Etat intermédiaire entre le sommeil et la veille.

2245. **Sonde.** — Instrument qui sert à pratiquer le cathétérisme (193).

2246. **Sopor**. — Sommeil profond.

2247. **Soubresauts** (des tendons). — Légers tressaillements que les tendons éprouvent à la suite d'une contraction involontaire et spontanée des muscles. Ce symptôme se rencontre dans les affections graves à forme adynamique.

2248. **Souffle** (bruit de). — Bruits anormaux que peut percevoir le médecin par l'auscultation des poumons, du cœur, ou des vaisseaux.

2249. **Sourcilières** (arcades). — Saillies transversales que présente l'os frontal, immédiatement au-dessus du rebord supérieur des orbites ; à leur niveau se trouvent les *sourcils*.

2250. **Sous-Cutané**. — Qui est situé au-dessous de la peau. Ex. : *Injection sous-cutanée*.

2251. **Sous-Hyoïdien**. — Situé au-dessous de l'os hyoïde.

2252. **Sous-Maxillaire**. — Qui est au-dessous de la mâchoire. Ex. : *Ganglions sous-maxillaires*.

2253. **Spasme**. — Contraction involontaire des muscles à fibres lisses. Ex. : *Spasme de la glotte*.

2254. **Spasmodique**. — Caractérisé par des spasmes. Ex. : *Mouvements spasmodiques*.

2255. **Spatule**. — Instrument servant à étendre le cérat et les divers onguents sur les linges à pansement.

2256. **Spécifiques** (causes). — Agents qui déterminent des troubles spéciaux de tel organe ou de tel tissu ; tels sont presque tous les poisons, les venins, les virus.

2257. **Spécifique** (maladie). — Maladie qui est déterminée, ou qui est guérie par une cause, ou un médicament spécifique.

2258. **Spécifique** (médicament). — Médicament qui exerce une action spéciale sur telle ou telle maladie en particulier.

2259. **Spéculum**. — Instrument destiné à dilater l'entrée de certaines cavités (vagin, anus) afin qu'on puisse voir l'état intérieur d'un organe.

2260. **Spermatique**. — Cette épithète s'applique aux vaisseaux et aux nerfs qui se rendent au testicule, ainsi qu'à un cordon (*cordon spermatique*) formé par l'ensemble des organes qui se rendent du canal inguinal au testicule.

2261. **Spermatocèle**. — Tension douloureuse du testicule et de ses annexes.

2262. **Spermatorrhée**. -- Ecoulement involontaire et spontané du sperme, se faisant principalement la nuit.

2263. **Sperme** — *Semence, liqueur séminale*. Humeur blanchâtre, visqueuse, d'une odeur particulière, venant des testicules, d'où elle est portée par les conduits déférents dans les vécicules séminales, pour être ensuite, pendant le coït, lancée dans le vagin par les conduits éjaculateurs, et servir à la fécondation de l'ovule. Dans ce liquide se trouvent des *spermatozoïdes*, corpuscules fécondateurs du sperme, qui caractérisent le sexe mâle.

2264. **Sphacèle**. — Gangrène de toute l'épaisseur d'un membre.

2265. **Sphénoïde** (os). — Os de la base du crâne, concourant à former entre autres les fosses nasales et les orbites.

2266. **Sphincter**. — On donne ce nom à des muscles disposés en forme d'anneau qui servent à fermer ou à resserrer les ouvertures ou les conduits naturels ; le plus cònnu est le *sphincter de l'anus.*

2267. **Sphygmographe.** — Instrument destiné à enregistrer les pulsations des artères.

2268. **Spica.** — Sous ce nom on désigne certains bandages croisés, dont les tours de bandes sont disposés autour d'un membre, comme les épillets des graminées le long de leur axe commun. Ex. : *Spica de l'aine.*

2269. **Spina-Bifida.** — Hydrorrachis congénitale due à l'écartement des apophyses épineuses.

2270. **Spina-Ventosa.** — Affection spéciale des doigts, dans laquelle l'os semble comme soufflé dans le point malade. La seule ressource est l'amputation du doigt atteint.

2271. **Spinal** (nerf). — Onzième paire des nerfs crâniens, le spinal constitue le nerf phonateur par excellence ; il se rend en effet dans sa plus grande partie au larynx.

2272. **Spinaux** (nerfs). — *Nerfs rachidiens.* Nerfs émanés de la moelle épinière.

2273. **Splanchnique.** — Qui a rapport aux viscères.

2274. **Splanchnologie.** — Partie de l'anatomie qui traite des viscères, c'est-à-dire des différents organes qui servent à la nutrition.

2275. **Spleen.** — (V. 992).

2276. **Splénalgie.** — Douleur ayant pour siège la rate.

2277. **Splénisation.** — Induration d'un tissu, qui devient semblable à celui de la rate. Ex : *Splénisation du foie, splénisation du poumon.*

2278. **Splénite.** — Inflammation de la rate.

2279. **Splénotomie.** — Extirpation de la rate.

2280. **Spongieux** (tissu). — (V. *Os*, *Urèthre*).

2281. **Sporadique** (maladie). — Maladie qui n'attaque à la fois qu'un individu, ou du moins qu'un nombre fort restreint d'individus, et qui survient indifféremment en tout temps et en tout lieu.

2282. **Spumeux.** — Qui est mêlé d'écume. Ex: *Crachats spumeux.*

2283. **Squame.** — Synonyme d'*écaille* (492).

2284. **Squamiforme.** — Qui a la forme d'une petite écaille.

2285. **Squelette.** — Ensemble des os du corps chez les animaux vertébrés. Chez l'homme le squelette se compose de deux cent cinquante pièces osseuses.

2286. **Squirrhe.** — Tissu squirrheux. Une des variétés du cancer (175): *cancer dur.*

2287. **Stade.** — Synonyme de *période*; on applique surtout ce nom aux trois temps composant un accès de fièvre intermittente.

2288. **Staphylome.** — Exagération partielle ou totale de la courbure de la cornée (293); il en existe deux variétés: le *st. pellucide* dans lequel la cornée a, malgré sa déformation, gardé sa transparence; le *st. opaque* dans lequel elle est au contraire à la fois déformée et opaque. Cet état est consécutif, soit à une kératite, soit à des lésions profondes de l'œil.

2289. **Staphylorrhaphie.** — *Suture de la luette*; elle s'emploie lorsqu'on veut remédier à la division congénitale ou accidentelle du voile du palais.

2290. **Stase.** — Séjour du sang dans une partie du

corps due à un ralentissement de son cours ; il y a stase dans toutes les congestions passives.

2291. **Stéatome.** — Tumeur formée par l'accumulation d'une substance ayant la consistance et la couleur du suif.

2292. **Stéatose.** — Infiltration graisseuse des éléments anatomiques des tissus ou des parenchymes.

2293. **Sténon** (canal de). — Conduit excréteur de la glande parotide (1669).

2294. **Stérilité.** — État d'une femme qui ne conçoit pas — ou d'un homme dont le sperme est dépourvu de spermatozoïdes.

2295. **Sternale.** — Qui a rapport au *sternum*.(2297).

2296. **Sternalgie.** — Nom donné à l'*angine de poitrine* à cause des violentes douleurs rétro-sternales qu'elle occasionne.

2297. **Sternum.** — Os impair situé à la partie antérieure du thorax.

2298. **Stertor.** — Synonyme de *ronflement*.

2299. **Stéthoscope.** — Instrument servant dans l'auscultation du cœur, des poumons, et des vaisseaux. Les signes obtenus à l'aide de ce moyen sont dits *signes stéthoscopiques*.

2300. **Sthénie.** — Excès de force ; les maladies qui sont dues à cette cause sont appelées *maladies sthéniques*.

2301. **Stimulants.** — Médicaments qui ont la propriété d'exciter promptement et d'une manière manifeste, l'action organique des divers systèmes de l'économie ; parmi eux citons le *camphre*, l'*éther*, l'*ammoniaque*, les *résines*, les *térébenthines*.

2302. **Stomacal** (vertige). — Ordinairement sous

l'influence d'une affection chronique de l'estomac, il disparaît avec elle à la suite d'un traitement approprié.

2303. **Stomalgie**. — Douleur dans la bouche.

2304. **Stomatite**. — Inflammation de la muqueuse de la bouche. Il en est diverses variétés : *simple ou érythémateuse, st. aphteuse, st. crémeuse* (muguet) *st. diphthéritique, st. mercurielle, st. gangréneuse* (noma). Sans insister sur leur traitement, nous rappellerons toutefois les excellents effets du *Sirop américain anticonvulsif de Gallois* (2819) dans les st. aphteuse et crémeuse.

2305. **Stomatorrhagie**. — Hémorrhagie qui a lieu par la bouche.

2306. **Strabisme**. — État des yeux, dans lequel la vision binoculaire n'existe plus, parce que l'un des axes optiques est dévié de sa position normale. Cet état est fort facile à reconnaître, lorsqu'il est prononcé. L'un des yeux se trouve dévié soit en dedans, *str. convergent* ou *interne*, soit en dehors, *str. divergent* ou *externe* ; le premier se rencontre surtout chez les hypermétropes, le second chez les myopes. L'étendue du strabisme se mesure à l'aide d'un instrument spécial, le *strabomètre*. Il nécessite ordinairement un traitement chirurgical, la *strabotomie*.

2307. **Strangurie**. — Difficulté extrême d'uriner.

2308. **Stricture**.—Synonyme de *rétrécissement* (2074).

2309. **Striduleuse** (laryngite). — Faux croup (V. 1166 : (*a*).

2310. **Stries**. — Sillons très fins et très nombreux qu'on remarque sur certains os.

2311. **Striés** (corps). — (V. 1572)).

2312. **Stroma**. — Employé ordinairement comme synonyme de *trame*.

2313. **Strongle.** — Genre d'entozoaires qu'on rencontre parfois chez l'homme (strongle rénal).

2314. **Strophulus.** — *Feux de dents.* Inflammation cutanée papuleuse, fréquente chez les enfants à la mamelle, surtout au moment de la première dentition. Quelques bains émollients, un peu de *poudre d'amidon* ou *de lycopode* sont les seuls moyens à employer pour combattre cette légère inflammation qui se termine en quelques jours par résolution ou desquamation furfuracée.

2215. **Strumeux.**—Synonyme de *scrofuleux* (2172); ex. : *Ganglions strumeux.*

2316. **Strychinisme.** — Ensemble des phénomènes causés par la strychine ou ses sels.

2317. **Stupéfiant.** — Synonyme de *narcotique*; le *Chloral bromosodique Boissy* (2779) est un agent stupéfiant.

2318. **Stupeur.** — La stupeur est marquée par le défaut d'expression des traits. La physionomie porte l'empreinte de l'abattement; la face est pâle, livide, quelque fois très rouge; les traits paraissent inertes; les yeux sont ternes, à demi fermés, la cornée est flétrie, les paupières sont immobiles; les narines tantôt dilatées, tantôt affaisées, couvertes d'un enduit pulvérulent; le menton est pendant, la bouche entr'ouverte, etc.

2319. **Stupidité.** — Faiblesse des facultés mentales.

2320. **Stylet.** — Petit instrument servant à explorer les plaies, les fistules.

2321. **Styloïdes** (apophyses). — Eminences grêles et arrondies que présente l'extrémité inférieure du radius et du cubitus.

2322. **Styptique.** — Astringent ; l'*alcool*, l'*eau vinaigrée*, le *perchlorure de fer*, l'*eau de Rabel* sont des styptiques ou astringents ; on les emploie comme hémostatiques dans les hémorrhagies légères.

2323. **Subaigue** (maladie). — (V. 25).

2324. **Subdelirium.** — Demi-délire (V. 373). Ordinairement il disparaît sous l'influence de quelques cuillers de *Chloral bromosodique Boissy* (2779).

2325. **Subinflammation.** — Inflammation peu intense à marche lente.

2326. **Subintrante** (fièvre). — Fièvre intermittente, dont les accès empiètent les uns sur les autres, de telle sorte qu'un nouvel accès survient avant que le précédent soit complétement terminé.

2327. **Sublingual.** — Qui est situé sous la langue; ex : *Artère sublinguale.*

2328. **Subluxation.** — Luxation (1214) incomplète.

2329. **Succédané.** — Médicament qu'on peut substituer à un autre par ce qu'il a les mêmes propriétés.

2330. **Sudamina.** — Petites vésicules transparentes, pleines d'une humeur aqueuse, ne dépassant pas ordinairement le volume d'un grain de millet ; elles se développent dans le cours de plusieurs maladies : scarlatine, rougeole, fièvre typhoïde, rhumatisme, etc.

2331. **Sudorifique.** — Qui provoque la sueur.

2332. **Sudoripare.** — Qui produit la sueur. Ce nom a été donné à des glandes en tube sous-cutanées qui sécrètent la *sueur.*

2333. **Suette** (miliaire). — Maladie infectieuse, vraisemblablement d'origine microbienne, qui se manifeste par épidémies circonscrites. Caractérisée surtout par l'abondance extrême des sueurs, la suette dure de sept à quatorze jours ; à sa suite la convalescence est assez longue.

Pendant son cours on devra avoir largement recours à la médication tonique : *Vin Hématogène Delouche* (2831), *Poudre mangano-ferrugineuse de Laroche* (2815) ou *Pilules toniques du Dr Raison* (2803).

2333 bis. **Suffocant** (catarrhe). — (V. 157 : *a.*).

2334. **Suffocation.** — Etouffement (V. 486).

2335. **Suffusion.** — Epanchement. Ex : *Suffusion sanguine.*

2336. **Suintement.** — Ecoulement imperceptible d'un liquide par une plaie.

2337. **Superfétation.** — Conception d'un second fœtus pendant le cours d'une grossesse.

2338. **Superpurgation.** — Purgation excessive causée par des substances trop irritantes ou données à contre-temps ; en faisant usage des *Pilules savonneuses laxatives Boissy* (2801), à doses purgatives (4 à 5 le matin à jeun), on n'a jamais à craindre ces effets.

2339. **Supination.** — Mouvements que les muscles *supinateurs* font exécuter à l'avant-bras et à la main.

2340. **Suppression.** — Suspension d'une évacuation habituelle ou périodique. Ex : *Suppression des règles.*

2341. **Suppuration.** — Production de pus, la suppuration est une terminaison assez fréquente de l'inflammation (1058).

2342. **Suppuré.** — Se dit d'un organe enflammé qui a donné lieu à la production de pus ; ex. : *Bubon suppuré.*

2343. **Suraiguë** (maladie). — (V. 25).

2344. **Surdité.** — Abolition plus ou moins complète du sens de l'ouïe ; assez souvent existe en même temps une privation de la parole (*surdi-mutité*).

2345. **Surexcitabilité.** — Disposition à la surexcitation. Ex.: *Surexcitabilité nerveuse* (V. 1490).

2346. **Surrénales** (capsules). Glandes vasculaires surmontant les reins à la manière d'un casque.

2347. **Sus-Hyoïdien.** — Situé au-dessus de l'os hyoïde. Ex. : *Région sus-hyoïdienne.*

2348. **Suspirieuse** (respiration). — Respiration plaintive, accompagnée de soupirs.

2349. **Suture.** — *En anatomie*, mode d'articulation propre aux os du crâne et de la face.— *En chirurgie,* opération qui consiste à coudre les lèvres d'une plaie pour en obtenir la réunion.

2350. **Sycosis.** — Inflammation des follicules pileux ; elle est souvent due au développement d'un parasite le *tricophyton* (V. *Tricophytie*).

2351. **Symblépharon.** — Adhérence des paupières avec le globe de l'œil.

2352. **Sympathique** (nerf). — Nerf de la vie organique, il est situé le long de la colonne vertébrale depuis la tête jusqu'au coccyx ; il occupe ainsi les régions du cœur, du thorax, de l'abdomen et du bassin. Il est remarquable par les nombreux ganglions qu'il possède et les plexus qu'il contribue à former.

2353. **Sympathiques** (phénomènes). — *Phénomènes réflexes.* Phénomènes morbides qui surviennent à distance du point lésé. Ex. : *Les vomissements dans les coliques néphrétiques* sont un phénomène sympathique ou réflexe.

2354. **Symphyse.** — Nom donné à certaines articulations ; ex. : *Symphyse pubienne.*

2355. **Symptomatique** (affection). — Affection qui n'est que le symptôme d'une autre affection.

2356. **Symptomatologie.** — Partie de la médecine qui traite des symptômes des maladies.

2357. **Symptôme.** — Tout phénomène anormal ; ex. : *Toux, crachats*, etc.

2358. **Synarthrose.**— Synonyme de *suture* (2349).

2359. **Synchondrose.** — Union de deux os par un cartilage ; ex : *Articulation du sternum avec les côtes.*

2360. **Synchysis.** — Mouches volantes.

2361. **Syncopale** (fièvre). — Fièvre pernicieuse caractérisée par des syncopes réitérées.

2362. **Syncope.** — *Evanouissement.* Suspension subite et momentanée de l'action du cœur, avec interruption momentanée de la respiration, de la sensibilité, et des mouvements volontaires. La syncope survient brusquement, ou elle est précédée pendant quelques instants de malaise, d'anxiété, de tintements d'oreilles, de vertiges, de nausées, etc. La face pâlit, se couvre d'une sueur visqueuse, les lèvres se décolorent (*défaillance, lipothymie*) ; puis la perte de connaissance devient complète, l'individu tombe; sa respiration s'arrête, son pouls cesse de battre ; il semble être dans un état de mort apparente. Au bout de quelques secondes, de quelques minutes au plus, la syncope se dissipe graduellement ; la respiration se rétablit, les yeux s'ouvrent, la face se colore, les idées, d'abord un peu vagues, reprennent leur netteté ; le malade se sent brisé, courbaturé. La syncope peut se reproduire immédiatement ou à des intervalles plus ou moins éloignés ; quelquefois elle ne reparaît plus. Cela dépend des causes qui l'ont amenée ; celles-ci sont nombreuses : influences nerveuses diverses, anémie cérébrale en sont les plus fréquentes. En présence d'un individu atteint de syncope, on doit favoriser l'afflux du sang vers le cerveau ; dans ce but on place le malade dans la position horizontale. On facilite sa circulation en desserrant ses vêtements, en projetant sur sa face de l'eau froide pure ou additionnée d'*eau de Cologne* par exemple. On fait enfin respirer des odeurs fortes, des *sels anglais*, etc. Si la syncope se prolonge, il faut mettre dans la bouche quelques gouttes d'un liquide excitant comme l'*acétate d'ammoniaque* par ex., donner un lavement stimulant avec du *sel* et du *vinaigre*, faire avaler un verre d'eau froide, et pratiquer la *respiration artificielle*. Après la syncope, il est bon, au moins dans un grand nombre de cas (personnes nerveuses) de donner pendant quelques jours un traitement calmant : *Chloral bromosodique Boissy* (2779).

2363. **Syndrome.** — Réunion de symptômes formant un tout. Ex.: La fièvre, caractérisée par une augmentation de la chaleur animale, une accélération de pouls et des troubles divers de la circulation, de la respiration, des sécrétions, est un *syndrome*.

2364. **Synéchie.** — Adhérence de l'iris avec la cornée (*s. antérieure*) ou avec la capsule du cristallin (*s. postérieure*).

2365. **Synoque** (fièvre). — Désignation très employée autrefois ; la fièvre synoque correspond à l'*embarras gastrique fébrile*.

2366. **Synoviales** (capsules). — Membranes séreuses qui tapissent la fasse interne des ligaments (V. 96) ; elles sécrètent par leur surface interne une humeur filante, visqueuse, la *synovie*. L'inflammation de ces membranes est dite *synovite*.

2367. **Syphiliographie.** — Description de la syphilis.

2368. **Syphilis** (Vérole). — Maladie générale, spécifique, se transmettant dans l'espèce humaine par l'hérédité ou la contagion ; celle-ci se fait ordinairement pendant l'acte du coït, et s'exerce au moyen des produits exsudés à la surface des lésions (chancre, plaques muqueuses). Après une période d'incubation assez longue, tous ses symptômes se succèdent dans un ordre déterminé, présentant un ensemble de caractères qui les rend facilement reconnaissables. On a l'habitude de les grouper en trois périodes : période primitive, secondaire, tertiaire.

(*a*) Période primitive. — Le premier accident de la syphilis est le *chancre induré* (214 : *b*.) accompagné d'une adénite polyganglionnaire ne suppurant jamais.

(*b*) Période secondaire. — Au bout de six semaines environ, la peau se couvre d'une éruption de couleur cuivrée (*syphilides cutanées*) dont les éléments variables, depuis la macule jusqu'au tubercule, affectent ordinairement une disposition polycyclique. Des lésions analogues (*syphilides muqueuses*), vulgo *plaques muqueuses*, occupent les muqueuses des parties ano-génitales et bucco-pharyngiennes. En même temps que le sujet présente cette éruption généralisée de syphilides, il éprouve des maux de tête, des douleurs osseuses, puis de l'iritis, de l'épididymite, etc.

(*c*) Période tertiaire. — A ces symptômes fugaces et qui ont disparu sans laisser de traces de leur passage, succèdent alors des désordres profonds qui marquent la phase ultérieure de la maladie : Vastes ulcères de la peau et des muqueuses, carie, exostoses, tumeurs gommeuses au sein des parenchymes, et par suite perforation et destruction de la voûte palatine et du voile du palais, effondrement du nez, désorganisation du foie, des reins, des testicules, etc. Tels sont, en y comprenant la cachexie terminale, les traits principaux qui caractérisent le tableau symptômatique de la syphilis. Sa durée est indéterminée ; parfois elle évolue en quelques mois; quelquefois c'est au bout de 20, 30, 40 et même 50 ans qu'elle entre dans sa phase tertiaire.

Bien différente est la *syphilis héréditaire* qui est le plus souvent transmise par la mère ; jamais d'accident primitif ; accidents secondaires se généralisant rapidement ; terminaison à peu près fatale dans un bref délai.

La syphilis est une des affections qui demandent un des plus longs traitements ; ce traitement est absolument indispensable, si l'on veut éviter les terribles accidents de la période tertiaire. Le traitement, variable suivant les périodes, mérite d'être bien connu ; deux médicaments surtout sont employés : le *mercure* et l'*iodure*. Très incriminés par beaucoup de personnes qui se figurent que ces deux agents sont la cause des terribles accidents de la syphilis tertiaire, le mercure et l'iodure sont des médicaments excellents, que ne peuvent nullement remplacer le gaïac, la salsepareille et autres dépuratifs végétaux très vantés par quelques charlatans ; dans ces cas, il faut bien le savoir, ils n'ont tous qu'une efficacité fort douteuse. *Le mercure* et *l'iodure*, nous ne saurions trop le répéter, *sont les deux seuls agents du traitement antisyphilitique*. Encore faut-il savoir les prendre ; c'est pour cela que nous allons insister un peu sur les règles à suivre dans le traitement de la syphilis à ses diverses périodes :

(*a*) PÉRIODE PRIMITIVE : CHANCRE. — On peut se borner exclusivement au traitement local. Lavage avec du vin aromatique, puis application de *Pommade fondante du Dr Green* (2810) ; il est bon toutefois, du moins à la fin de cette période, d'instituer le traitement général antisyphilitique : 1 *à 2 Pilules dépuratives du Dr Raison* (2800), que l'on prendra de préférence au moment des repas.

(*b*) PÉRIODE SECONDAIRE : SYPHILIDES CUTANÉES ET MU-

QUEUSES. — On continue les *Pilules dépuratives du Dr Raison* (2800) aux mêmes doses, et on prend en même temps quelques toniques (la syphilis secondaire anémiant beaucoup le sujet) *Vin hématogène Delouche* (2831) et *Poudre mangano-ferrugineuse de Laroche* (2815). Lorsque les syphilides tendent à devenir ulcéreuses, lorsque le sujet se plaint de douleurs osseuses, de maux de tête persistants, etc., aux *Pilules dépuratives du Dr Raison* (2800), on doit joindre la *Solution dépurative iodosodique Boissy* (2823).

(*c*) PÉRIODE TERTIAIRE. — Un seul agent est ici nécessaire : la *Solution dépurative iodosodique Boissy* (2823) ; on doit la continuer pendant longtemps, (en ayant soin de temps à autre de faire quelques interruptions) à doses plus ou moins fortes suivant les cas.

En terminant, disons qu'un traitement bien compris de la syphilis doit durer au moins trois ans ; il doit être fait de la façon suivante :

Première année : Traitement local du chancre (six à huit semaines). Puis commencement du traitement général : *Pilules dépuratives du Dr Raison* (2800) (huit à dix mois), avec des périodes d'interruption de 15 à 20 jours.

Seconde année : *Solution dépurative iodosodique Boissy* (2823) (huit mois ; entre eux, quatre d'intervalle).

Troisième année : *Solution dépurative iodosodique Boissy* (2823) (environ 6 mois).

Après la 3e année, reprendre s'il y a lieu la *Solution dépurative iodosodique Boissy* (2823).

2369. **Syphilitique**. — Sujet atteint de syphilis.

2370. **Syphiloïde**. — Qui ressemble à la syphilis.

2371. **Syphilomanie**. — Monomanie assez fréquente chez les syphilitiques qui, n'ayant plus d'accidents, prennent les écorchures, rougeurs, ou sensations génito-urinaires les plus insignifiantes pour les accidents les plus graves de la syphilis.

2372. **Syriaque** (ulcère). — Nom donné autrefois à l'angine diphthéritique (53 : *a*).

2373. **Systole**. — Contraction du cœur.

2374. **Systolique**. — Qui a rapport à la systole. Ex. : *Mouvements systoliques.*

T

2375. **Tabatière** (anatomique). — Petite fossette du métacarpe (1372) comprise entre les tendons extenseurs du pouce.

2376. **Tabes. Tabescense.** —Consomption, phthisie, marasme ; le sujet qui en est atteint est dit *tabétique* ou *tabescent*.

2377. **Tabes** (dorsalis). — Mal de Pott, — ou ataxie locomotrice.

2378. **Table**. — Nom donné aux lames de tissu compacte que revêtent les surfaces externe et interne des os du crâne.

2379. **Tache**. — Mot employé dans le vulgaire comme synonyme de *macule*. (1235).

2380. **Tache** (de rousseur). — *Lentigo*. Taches arrondies, non saillantes, jaunes, de la grosseur d'une tête d'épingle ou d'une lentille, indolentes, confluentes ou discrètes, s'observant surtout sur les parties découvertes du corps. L'action du soleil, le jeune âge, la constitution lymphatique sont les causes habituelles de cette hypertrophie pigmentaire, que l'on combat très heureusement avec le *Lait de roses Boissy* (2797).

2381. **Taches** (rosées). — Taches caractéristiques survenant dans le cours de la fièvre typhoïde.

2382. **Tact.** — Généralement synonyme de *toucher*.

2383. **Tænia.** — (V. 1091 : *c*).

2384. **Taie.** — Nom vulgaire de toutes les taches cornéennes.

2385. **Taille** (opération de la). — *Cystotomie* (350).

2386. **Talon.** — Saillie du pied en arrière formée par l'os *calcanéum* (170).

2387. **Talus.** — Une des variétés du *pied-bot* (1793).

2388. **Tampon.** — Amas de charpie ou de ouate destiné à être introduit dans une cavité naturelle (fosses nasales, vagin, utérus) afin d'arrêter une hémorrhagie. Cette introduction constitue le *tamponnement*.

2389. **Tarsalgie.** — Affection douloureuse spéciale à l'enfance ; elle a pour siège le muscle long péronier latéral.

2390. **Tarse.** — Partie postérieure du pied ; sept os disposés en deux rangées en forment le squelette.

2391. **Tarses** (cartilages). — Lames fibreuses placées dans l'épaisseur du bord libre des paupières.

2392. **Tartre** (dentaire). — Enduit d'abord limoneux, blanchâtre ou jaunâtre, qui s'amasse au collet des dents, se durcit et forme à la base de la couronne une incrustation phosphato-calcaire qui finit par envahir toute la surface de la dent, si l'on n'a pas soin de l'enlever. A la longue le tartre amène une congestion et même une inflammation des gencives. Un nettoyage consciencieux chaque matin avec une brosse dure imprégnée de *Poudre dentifrice royale Boissy* (2813) ou de *Camphorated dentifrice E. Gallois* (2776), suivi d'un lavage de bouche avec quelques gouttes d'*Elixir dentifrice impérial Boissy* (2787) empêchent totalement la formation du tartre dentaire.

2393. **Taxis.** — Pression méthodique qu'on exerce avec la main sur une tumeur herniaire pour la réduire.[1]

2394. **Tégument** (externe) — Synonyme de *peau*.

2395. **Teigne.** — Nom vulgaire de différentes affections cutanées parasitaires de la tête : *Favus* (teigne faveuse), *Tricophytie* (teigne tondante), *Pelade* (teigne pseudotondante). Le sujet atteint d'une de ces affections est dit *teigneux*.

2396. **Télangiectasie.** — Dilatation des capillaires.

2397. **Tempe.** — Région latérale de la tête comprise entre l'œil et l'oreille; on la désigne aussi sous le nom de *région temporale*, parce qu'elle répond à la portion écailleuse de l'*os temporal* (2401).

2398. **Tempérament.**—On donne le nom de tempérament à la prédominance d'un système fonctionnel sur les autres. Bien que les tempéraments présentent les plus grandes variétés individuelles, on peut cependant les ramener à quatre types: *t. sanguin*, *t. nerveux*, *t. lymphatique*, *t. bilieux*. (V. *ces mots*).

2399. **Tempérant.**--Calmant léger ; le *Chloral bromosodique Boissy* (2779) à petites doses est un tempérant.

2400. **Température.**— La température normale du corps humain varie entre 37° 2 et 37° 5 ; au-dessus de 38° il y a fièvre.

2401. **Temporal** (os)—Os du crâne, au nombre de

deux, situés sur les parties latérales et inférieures de la tête.

2402. **Tenalgie.** — Douleur des tendons.

2403. **Tendineux.** — Qui est de la nature des tendons.

2404. **Tendon.** — Cordon ou faisceau fibreux, arrondi ou aplati, servant d'attache aux muscles. Leur inflammation assez fréquente est dite *ténosite*.

2405. **Ténesme.** — Sentiment douloureux de tension et de contriction à la région anale avec des envies continuelles et presque inutiles d'aller à la selle; c'est un symptôme fréquent des affections intestinales.

2406. **Ténotomie.** — Section des tendons; les instruments employés pour la faire sont des *ténotomes*.

2407. **Tenseur.**—Synonyme d'extenseur; nom donné à quelques muscles; le plus connu est le *tenseur du fascia lata*.

2408. **Tente** (du cervelet). — Large repli de la dure-mère (1352) interposé entre le cerveau et le cervelet.

2409. **Tératologie.** — Partie de la pathologie qui s'occupe de l'étude des monstres (1412).

2410. **Térébrante** (douleur). — Douleur analogue à celle que produirait un corps qui perforerait la partie malade.

2411. **Terminaison.** — *En anatomie*, extrémités des vaisseaux, des nerfs. — *En pathologie*, cessation d'un phénomène morbide ou d'une maladie.

2412. **Testes.** — (V. 1998).

2413. **Testicules.** — Organes générateurs du sperme, les testicules se trouvent ordinairement dans les bourses ; dans quelques cas pourtant ils s'arrêtent dans le trajet qu'ils parcourent de la cavité abdominale (leur siège primitif) aux bourses (leur siège définitif), donnant lieu alors à une *ectopie testiculaire*. Suspendus à l'extrémité inférieure du cordon spermatique, les testicules ont une forme rappelant celle du rein, une consistance molle et élastique comparable à celle du globe oculaire. Ils sont formés d'une enveloppe fibreuse et d'une substance propre, *pulpe du testicule*, molle et jaunâtre, dans l'intérieur de laquelle se répandent de nombreux vaisseaux et nerfs. La pulpe du testicule est constituée par une grande quantité de tubes, dits *canaux séminifères* ou *conduits spermatiques* ; ceux-ci finalement viennent aboutir à un long tube replié sur lui-même de façon à former un petit corps allongé situé sur le bord supérieur du testicule, l'*épididyme*. Il se continue avec le *canal déférent* qui porte le *sperme*, sécrété par les testicules, dans les vésicules séminales, où il s'emmagasine jusqu'au moment où il sera déjeté dans le canal de l'urêthre, au moment de l'éjaculation.

Les maladies du testicule sont très fréquentes et très variées.

(*a*) L'Orchite, c'est-à-dire l'inflammation du testicule peut occuper ce dernier ou seulement l'épididyme (*épididymite*) ; elle revêt la forme aiguë ou la forme chronique.

A l'état aigu, elle accompagne presque toujours la blennorrhagie (137). Elle est caractérisée par des douleurs vives dans la région malade, augmentant surtout par la marche et la pression du testicule, par de la rougeur et de la tuméfaction du scrotum, enfin par une fièvre plus ou moins intense. L'inflammation qui, dans ces cas, frappe l'épididyme, s'accompagne souvent d'une inflammation de la tunique vaginale (*vaginalite*), se traduisant par un peu d'épanchement, ce qui augmente encore la tuméfaction des parties atteintes. Cette inflammation guérit facilement en dix à quinze jours; malheureusement *persiste à sa suite une obstruction du canal de l'épididyme*, obstruction durant pendant un grand nombre d'années, et *s'opposant absolument au passage des spermatozoïdes, du moins du côté malade*. Le fait est donc très grave lorsque le malade a une double épididymite, puisqu'il reste totalement infécond tant que persiste l'obstruction. Repos au lit, les bourses maintenues relevées à l'aide d'une planchette, glace, cataplasmes laudanisés constituent tout le traitement de l'orchite aiguë; dans son cours on aura soin de surveiller constamment les fonctions intestinales; l'usage des *Pilules savonneuses laxatives Boissy* (2801) suffira pour les régulariser.

A l'état chronique, l'orchite se reconnaît par les mêmes symptômes, toutefois plus obscurs; ils consistent surtout en une augmentation de volume de l'organe atteint. Contre l'orchite chronique on a vanté avec juste raison les iodures; on devra donc essayer la *Solution dépurative iodosodique Boissy* (2823).

(*b*) Assez souvent la tuberculose frappe le testicule. Le *testicule tuberculeux*, qui arrive souvent à suppurer, se montre le plus généralement chez un sujet manifestement tuberculeux; quelquefois pourtant il peut être la première manifestation de la diathèse tuberculeuse. Un traitement général où les toniques ont la première place: *Vin hématogène Delouche* (2831), *Poudre mangano-ferrugineuse de Laroche* (2815), *Pilules toniques du Dr Raison* (2803), s'imposent; on y joindra avec avantage de l'*Huile de foie de morue pure Boissy* (2794), (8 à 10 cuillers par jour), une bonne nourriture et les meilleures conditions hygiéniques (air, température, habitation, etc.).

(c) Parmi les accidents tertiaires de la syphilis, un des plus fréquents est le *testicule syphilitique*: Légère tuméfaction limitée au testicule, petites indurations à sa surface, absence de douleur sont les principaux symptômes de cet accident de la période tertiaire. Un traitement antisyphilitique énergique: frictions mercurielles sur la région malade, et *Solution dépurative iodosodique Boissy* (2823) longtemps continué en a généralement raison.

(d) Signalons encore le *cancer du testicule* survenant ordinairement dans le cours d'un autre cancer de l'économie, et les *kystes du testicule*, affections plus rares que nous nous contentons de citer.

2414. **Tétanie.** — *Tétan intermittent, contracture des extrémités.* Cette affection qui survient sous forme d'accès, caractérisés par une contracture de la main et parfois du pied, se montre surtout vers l'âge de 20 ans, principalement chez la femme. Froid, grossesse et allaitement en sont des causes fréquentes ; il en est de même de l'hystérie. Aussi fera-t-on bien dans ces cas de donner au sujet le traitement antinerveux : Eau froide et *Chloral bromosodique Boissy* (2779) pendant quelque temps.

2415. **Tétaniques** (contractions). — Qui dépendent du tétanos.

2416. **Tétanisme.** — Etat tétanique.

2417. **Tétanoïdes** (phénomènes). — Phénomènes convulsifs ressemblant à ceux du tétanos ; on les rencontre dans l'empoisonnement par la strychnine (2316).

2418. **Tétanos.** — Le tétanos donne lieu à un ensemble de contractions paroxystiques qui portent sur un grand nombre de muscles. Il s'annonce le plus souvent par une raideur douloureuse des muscles de la nuque et du dos, et une contracture des mâchoires (*trismus*). Puis la contracture gagne les muscles de la nuque et de la face (*rire sardonique*), les muscles du tronc (*opisthotonos*) et des membres. Cette tétanisation n'est pas continue ; il y a des moments de relâchement et de paroxysme pendant lesquels les contractures et les secousses spasmodiques sont horriblement douloureuses. Les causes les plus insignifiantes : l'attouchement de la peau, le frottement des draps, la plus légère excitation suffisent pour rappeler l'accès. Ceux-ci, d'abord courts et espacés, s'éloignent graduellement dans les cas heureux ; ils se rapprochent dans les cas contraires, et amènent la mort parfois en quelques jours ; la guérison est une terminaison exceptionnelle de cette complication malheureusement trop fréquente des traumatismes. Blessures des nerfs, plaies des doigts, sont en effet les causes habituelles du tétanos ; à ces deux causes vient se joindre le plus souvent l'action du froid. Contre cette terrible affection on a vanté le *curare*, la *morphine*, le *chloral*, ce dernier à très fortes doses (8 à 12 grammes dans les 24 heures) ; en attendant l'arrivée du médecin, on donnera à doses assez fortes le *Chloral bromosodique Boissy* (2779), que chacun devrait toujours avoir à sa disposition, à cause des services signalés qu'il rend chaque jour.

2419. **Tête.** — Partie supérieure du corps ; elle comprend deux parties : le *crâne*, en majeure partie recouvert par le cuir chevelu, et contenant l'encéphale ; la *face*, sur laquelle s'ouvrent la plupart des organes des sens.

2419bis. **Tête** (du fémur, de l'humérus). — Partie supérieure de ces os.

2420. **Thénar** (éminence). — Saillie formée par les muscles du pouce à la partie antérieure, externe, et supérieure de la main.

2421. **Thérapeutique.** — Partie de la médecine qui a pour objet le traitement des maladies ; à celui qui s'en occupe spécialement on donne le nom de *thérapeute.*

2422. **Thermale** (eau). — Eau médicinale dont la température excède 25°.

2423. **Thermocautère.** — Instrument de chirurgie inventé par Paquelin ; il est d'un usage journalier et remplace avec grand avantage l'ancien cautère.

2424. **Thermomètre.** — Instrument propre à mesurer la température, indispensable si l'on veut se rendre compte de la marche des diverses affections fébriles.

2425. **Thoracentèse.** — Ponction de la poitrine, afin de donner issue à un liquide qui s'y est développé.

2426. **Thoracique.** — Qui appartient au thorax ; ex. : *Aorte thoracique.*

2427. **Thoracique** (canal). — Canal lymphatique assez volumineux recevant la plus grande partie des vaisseaux lymphatiques du corps.

2428. **Thorax.** — *Cavité thoracique* ; *Poitrine.* Grande cavité de forme conoïde, circonscrite par les vertèbres, les omoplates, les côtes, le sternum, et les muscles intercostaux. Bornée en haut par les clavicules, en bas par le diaphragme qui la sépare de la cavité abdominale, cette cavité est destinée à loger et à protéger les principaux organes de la respiration (poumons) et de la circulation (cœur et gros vaisseaux).

2429. **Thrill.** — Tremblement spécial que l'on perçoit dans les anévrysmes.

2430. — **Thrombose.** — Coagulations sanguines se formant pendant la vie dans un point quelconque du système circulatoire ; elles sont dues soit à une altération de la paroi vasculaire (phlébite, endartérite), soit à un ralentissement du cours du sang (stase). Le caillot qui est ainsi formé est appelé *thrombus*.

2431. **Thymus**. — Glande vasculaire sanguine, très développée chez le fœtus, s'atrophiant à partir de la naissance ; à l'âge de dix à douze ans, il n'en reste plus aucun vestige.

2432. **Thyroïde** (cartilage). — Le plus volumineux des cartilages du larynx dont il occupe la partie antérieure et supérieure.

2433. **Thyroïde** (glande). — Glande vasculaire sanguine, située à la partie antérieure et inférieure du larynx et sur les premiers anneaux de la trachée-artère; elle est formée de deux lobes réunis par une partie médiane rétrécie, *isthme*. Cette glande renferme de nombreux vaisseaux, surtout des veines fort volumineuses, que le médecin a soin d'éviter dans l'opération de la *trachéotomie*.

L'inflammation de cette glande porte le nom de *thyroïdite*. Bien plus fréquent est son accroissement anormal, son hypertrophie ; elle constitue le *goître*. Endémique et héréditaire dans les contrées froides et humides (vallées des Alpes, des Pyrénées, certaines contrées de la Lorraine, de l'Alsace), le goître se rencontre surtout chez la femme ; on ne connait pas encore la cause qui détermine son apparition. Le goître n'occupe le plus souvent qu'un des lobes de la glande thyroïde ; il donne lieu à une tumeur irrégulière, souvent bosselée, qui dans certains cas prend un volume considérable, à tel point qu'il peut occasionner des troubles très marqués de la respiration (accès de suffocation, parfois asphyxie, nécessitant une trachéotomie. Badigeonnages répétés d'iode sur le goître, iode à l'intérieur, soit sous forme de teinture, soit sous forme d'iodure : *Solution dépurative iodosodique Boissy* (2823), constituent tout le traitement du goitre, traitement uniquement palliatif, dans le plus grand nombre de cas.

2434. **Tibia.** — Os long, triangulaire, placé à la partie interne et antérieure de la jambe. Il s'articule en haut avec le fémur (*art. fémoro-tibiale*), en bas avec le tarse (*art. tibio-tarsienne*), latéralement avec le péroné (*art. tibio-péronières*).

2435. **Tibial.** — Cette épithète s'applique aux vaisseaux et aux nerfs qui se rendent à la partie antérieure et interne de la jambe.

2436. **Tic.** — Mouvement convulsif local de certains muscles ; on le rencontre surtout à la face. Un traitement antinerveux bien compris : *Eau froide*, et *Chloral bromosodique Boissy* (2779) apportera dans bien des cas un notable soulagement au sujet.

2437. **Tic** (douloureux de la face). — Forme spéciale de névralgie faciale, excessivement douloureuse, nécessitant le plus généralement un traitement chirurgical.

2438. **Tierce** (fièvre). — (V. 1636).

2439. **Tintements** (d'oreille). — (V. 148).

2440. **Tissu.** — Partie solide du corps formée par la réunion d'éléments anatomiques (514). Il est plusieurs espèces de tissus dans le corps humain : *t. osseux*, *t. cartilagineux*, *t. musculaire*, *t. vasculaire*, *t. conjonctif*, etc. Leur étude porte le nom d'*histologie*.

2441. **Tocologie.** — Traité des accouchements.

2442. **Tolérance.** — Faculté qu'ont les malades de supporter certains remèdes.

2443. **Tomenteuse** (surface). — Qui est recouverte de villosités, ou de poils courts, souples et serrés.

2444. Tonicité. — Tonicité spéciale grâce à laquelle les muscles sont toujours légèrement tendus même à l'état de repos.

2445. Toniques (convulsions). — (V. 284).

2446. Toniques (médicaments). — Médicaments qui ont pour but de fortifier l'organisme : le *Vin hématogène Delouche* (2831), la *Teinture apéritive Brinton* (2828), les *Pilules toniques du Dr Raimon* (2803), la *Poudre mangano-ferrugineuse de Laroche* (2815), que nous avons eu bien des fois à préconiser, sont les principaux des agents toniques.

2447. Tonsille. — Synonyme d'*amygdale* (40).

2448. Tonsurante (teigne). — (V. 1696).

2449. Tophus. — Concrétions tophacées. (V. 845).

2450. Topique. — Tout médicament qu'on applique à l'extérieur ; *emplâtres*, *onguents*, *cataplasmes*.

2451. Topographique (anatomie). — Partie de l'anatomie qui s'occupe de la description des régions de l'économie.

2452. Torpeur. — Engourdissement porté jusqu'à l'insensibilité.

2453. Torpide. — Qui tient de la torpeur.

2454. Torsion. — Action de tordre ; procédé employé pour arrêter les hémorrhagies, surtout celles des petites artères.

2455. Torticolis. — Inclinaison vicieuse de la tête vers l'une ou l'autre épaule.

2456. Toucher. — L'un des cinq sens ; son organe principal est la main.

2457. Tourniole. — (V. 1639).

2458. Toux. — Expiration courte, bruyante, ordinairement involontaire, produite par une contraction presque convulsive du diaphragme et des muscles expirateurs. De nombreuses causes peuvent la provoquer : *Introduction d'un corps étranger gazeux, liquide, ou solide, dans les voies aériennes* (gaz irritants, air froid, poussières, parcelles alimentaires), — *inflammations diverses du tube aérien* (laryngite, trachéite, bronchite, pneumonie, tuberculose, pleurésie, etc.), — *certaines névroses* (coqueluche, asthme, hystérie). La toux peut être sèche ou humide, c'est-à-dire suivie d'expectoration ; elle peut être isolée ou quinteuse. Symptôme, d'une fréquence excessive, la toux est calmée tantôt par la prise de quelques tablettes de *Pâte pectorale parégorique Boissy* (2799) ou de quelques cuillers de *Sirop pectoral parégorique Boissy* (2821), tantôt à la suite de l'administration d'une petite quantité de *Chloral bromosodique Boissy* (2779) (toux nerveuses).

2459. **Toxicité.** — Propriété d'être toxique.

2460. **Toxicologie.** — Traité des poisons.

2461. **Toxique.** — Tantôt synonyme de *poison*, de *virus*, — tantôt synonyme de *vénéneux*.

2462. **Trachéal.** — Qui a rapport à la trachée-artère.

2463. **Trachée. Trachée-artère.** — Canal cylindroïde, fibro-cartilagineux, situé sur la ligne médiane au-devant de l'œsophage ; il se continue en haut avec la partie inférieure du larynx ; en bas il se bifurque pour donner naissance aux bronches.

Son inflammation, *trachéite*, existe rarement seule ; elle coexiste ordinairement avec celle du larynx (*Laryngo-trachéite*, vulgo rhume de poitrine), ou avec celle des bronches (*Trachéo-bronchite*). Dans tous ces cas, on se trouve fort bien de faire un usage constant de la *Pâte pectorale parégorique Boissy* (2799), ou de *Sirop pectoral parégorique Boissy* (2821).

2464. **Trachélisme.** — Contraction spasmodique des muscles du cou pendant l'épilepsie.

2465. **Trachéosténose.** — Rétrécissement de la trachée.

2466. **Trachéotomie.** — Opération chirurgicale dans laquelle on établit une ouverture entre la trachée et l'extérieur. Cette opération se fait toutes les fois qu'il existe au-dessus de la trachée un obstacle empêchant l'entrée de l'air dans les voies aériennes (croup, œdème de la glotte, etc.).

2467. **Tragus.** — Petit tubercule situé au-devant du conduit auditif externe.

2468. **Traitement.** — Ensemble des moyens propres à amener la guérison des états morbides, le traitement se propose divers buts ; il peut être *prophylactique*, *palliatif* ou *curatif*. Le *tr. prophylactique* est celui qui cherche à prévenir des accidents qui paraissent imminents. Le *tr. palliatif* se propose seulement d'amender certains symptômes. Quant au *tr. curatif*, il cherche à obtenir la guérison complète.

2469. **Tranchées.** — Coliques violentes.

2470. **Tranchées** (utérines). — Douleurs survenant après l'accouchement, au moment de l'expulsion des caillots.

2471. **Transfusion.** — Opération par laquelle on fait passer du sang des veines d'un individu (ou d'un animal) dans celles d'un autre individu.

2472. **Transport.** — Synonyme vulgaire de *délire*.

2473. **Transverse.** — Ce nom est donné à certaines

apophyses des vertèbres, — et à plusieurs muscles de l'économie.

2474. **Trapèze.** — Nom d'un os du carpe, — et d'un des muscles les plus importants de la nuque et du dos.

2475. **Trapézoïde.** — Un des os du carpe.

2476. **Traumatique.** — Qui est causé par une plaie.

2477. **Traumatisme.** — Synonyme de *blessure, plaie*, etc.

2478. **Travail.** — (V. 6).

2479. **Tremblante** (maladie, paralysie). — Maladie de Parkinson; paralysie agitante (1649).

2480. **Tremblement.** — Série de petits mouvements oscillatoires réguliers, rapides et involontaires. Localisé ou généralisé, le tremblement reconnait des causes multiples : *Intoxications* (alcool, mercure, tabac, opium, café); *lésions organiques des centres nerveux* (paralysie agitante, paralysie générale, sclérose en plaques) ; *affaiblissement général* (sénilité, convalescence des maladies graves, inanition, etc.). Les calmants, *Chloral bromosodique Boissy* (2779) par exemple, dans certains cas amèneront une amélioration de ce symptôme parfois fort fatiguant ; il ne disparaîtra toutefois que lorsque disparaîtra la cause qui l'a provoqué.

2481. **Tremblotement.** — Léger tremblement ; tremblement fibrillaire.

2482. **Trépanation.** — Application méthodique d'un trépan à l'effet de donner issue à du pus amassé sous une surface osseuse, ou de relever des fragments osseux enfoncés. C'est ordinairement sur le crâne que l'on fait cette opération.

2483. **Trépied** (cœliaque). — Terminaison du tronc cœliaque.

2484. **Trépied** (vital). — Nom donné par Bichat à l'ensemble des trois grandes fonctions de l'organisme : respiration, circulation et innervation.

2485. **Tressaillement**. — Frémissement avec horripilation.

2486. **Triangle**. — Nom donné en anatomie à diverses régions ; la plus connue est le *triangle de Scarpa*, situé à la partie antérieure et supérieure de la cuisse.

2487. **Tribadisme**. — Usage du clitoris hypertrophié ; le sujet qui s'en sert est une *tribade*.

2488. **Triceps**. — Muscles dont l'extrémité supérieure est formée de trois faisceaux distincts ; ce sont des muscles extenseurs : *Tr. brachial*, *tr. crural*.

2489. **Trichiasis**. — Renversement des cils vers le bord oculaire ; il amène à la longue une inflammation chronique de la conjonctive et de la cornée.

2490. **Trichinose**. – Affection assez fréquente en Allemagne, consécutive à l'usage des viandes trichinées (porc). Introduite ainsi dans le tube digestif, la trichine perfore ses parois et vient se loger dans les muscles. Le seul moyen de se préserver de la trichine, c'est de faire cuire avec soin toute viande de porc.

2491. **Trichocéphale**. — (V. 1091 : (*c*).

2492 **Tricophytie**. — Anciennement teigne tondante. Affection cutanée déterminée par un champignon, le *tricophyton tonsurans*, occupant surtout les parties velues : Cuir chevelu (*véritable tricophytie*), barbe, (*sycosis parasitaire*), et frappant surtout les jeunes garçons. L'épilation, suivie de l'application sur les parties malades de substances parasiticides, est le seul traitement de cette affection toujours fort rebelle.

2493. **Tricuspide** (orifice). Orifice de communication entre l'oreillette et le ventricule droit (V. 253).

2494. **Trigone**. — Qui offre trois angles ; nom donné à certaines régions du corps : *Trigone cérébral*, *trigone vésical*.

2495. **Trijumeau** (nerf). — Cinquième paire des nerfs crâniens, ce nerf donne la motilité aux muscles masticateurs, et la sensibilité aux diverses parties de la face.

2496. **Trismus**. — Contraction tétanique des mâchoires (V. 2418).

2497. **Trocart**. — *Trois-quarts*. Instrument destiné à servir dans la paracentèse abdominale.

2498. **Trochanter**. — Nom donné aux deux tubérosités de l'extrémité supérieure du fémur ; le *grand trochanter* situé en dehors, le *petit trochanter*, en dedans et un peu en arrière.

2499. **Trochlée**. — Eminence articulaire, en forme de poulie, de l'extrémité inférieure de l'humérus.

2500. **Trompe** (d'Eustache). — Canal, en partie osseux, en partie fibro-cartilagineux et membraneux, allant de la caisse du tympan à la partie supéro-latérale du pharynx.

2501. **Trompe** (de Fallope). — Conduit étendu de l'utérus à l'ovaire ; à ce niveau se trouve une partie renflée (*pavillon de la trompe*), qui, au moment de l'ovulation, vient s'appliquer sur la surface de l'ovaire, afin d'y cueillir l'ovule arrivé à maturité. Si ce fonctionnement se fait mal, l'ovule est perdu ; il tombe dans la cavité péritonéale où il est résorbé. La fécondation peut avoir lieu dans l'intérieur même de ce conduit : *grossesse tubaire* ; si l'ovaire et l'utérus sont en même temps distendus par l'œuf, la grossesse est alors dite suivant les cas *grossesse tubo-ovarique*, ou *grossesse tubo-utérine*.

2502. **Tronc**. — Partie principale du corps, sur laquelle viennent s'articuler les membres. — *Par extension* on désigne sous le nom de tronc la partie la plus considérable d'une artère, d'une veine ou d'un nerf, celle qui n'a fourni encore aucune division.

2503. **Trophonévrose**. — Atrophie partielle survenant sous l'influence d'une lésion des nerfs de la région affectée ; ex : *Trophonévrose faciale*.

2504. **Trouble** (fonctionnel). — Se dit de tout état morbide.

2505. **Tube**. — Synonyme de conduit ou de canal ; ex: *Tube intestinal*.

2506. **Tubercule**. — *En anatomie* toute éminence naturelle, peu considérable que présente une partie quelconque : tub. quadrijumeaux, tub. de Montgomery, tub. de Santorini, etc. — *En anatomie pathologique*, production morbide d'un blanc jaunâtre, d'abord assez résistante, plus tard se ramollissant et donnant lieu, à la suite de l'élimination de la partie ramollie, à une ulcération (cavernule, caverne).

2507. **Tubercule** (anatomique). — Petite tumeur, occupant généralement les doigts, ordinairement consécutive à une piqure anatomique (1801).

2508. **Tuberculeux**. — Sujet atteint de la tuberculose.

2509. **Tuberculisation. Tuberculose.** — Formation de tubercules. Lorsque cette formation se fait chez un sujet, on dit *qu'il se tuberculise.*

2510. **Tubérosité.** — Eminence raboteuse d'un os servant d'attache aux tendons ou aux muscles. — Ce nom de tubérosité est également donné aux deux extrémités de l'estomac (grande et petite tubérosités).

2511. **Tubuleux.** — Qui a la forme d'un tube ; ex: *Substance tubuleuse des reins.*

2512. **Tuméfaction.** — Augmentation de volume d'une partie.

2513. **Tumescent.** — Qui est gonflé.

2514. **Tumeur.** — Vulgo toute éminence circonscrite d'un certain volume, développée dans une partie quelconque du corps. — Plus exactement toute masse, constituée par un tissu de formation nouvelle, ayant de la tendance à persister ou à s'accroître.

Le nombre des tumeurs est fort grand ; d'une manière générale, on les divise en : *t. bénignes* (kystes, lipomes, fibromes, angiomes, myomes, etc.) ; *t. malignes* (épithéliomes, carcinomes) et *t. a pronostic variable* (adénomes, myxomes, sarcomes).

2515. **Tumeur** (blanche). — Arthrite fongueuse.

2516. **Tumeur** (dentaire). — Odontome (1527).

2517. **Tumeur** (érectile ou vasculaire). — (V. 56).

2518. **Tumeur** (ganglionnaire). — *Adénopathie.* Engorgement des ganglions lymphatiques; on le rencontre surtout au cou, à l'aisselle et à l'aine.

2519. **Tumeur** (lacrymale). — (V. 1136).

2520. **Tumeur** (salivaire). — Grenouillette (855).

2521. **Tumeur** (sanguine). — (V. 56).

2522. **Tumeur** (urineuse). — (V. 2568).

2523. **Tumeur** (variqueuse). — Celle qui est formée par la réunion de plusieurs veines variqueuses.

2524. **Turgescence**. — Augmentation de volume causée par une surabondance d'humeur dans les conduits qui les renferment naturellement.

2525. **Turgide**. — Qui est renflé d'une manière uniforme.

2526. **Tympan**. — (V. 1576 : (*b*).

2527. **Tympanisme**. — Météorisme, état de ballonnement de l'abdomen dû à l'accumulation de gaz dans les intestins ; il se traduit par une augmentation de volume et de résonnance du ventre.

2528. **Tympanite**. — Distension de l'abdomen par gaz, la tympanite se traduit par une augmentation plus ou moins considérable du ventre ; ses causes en sont nombreuses : Maladies du tube digestif et du péritoine, névroses en sont les principales. *Poudre alcaline biphosphatée Boissy* (2812), *Pilules savonneuses laxatives Boissy* (2801), *Pilules toniques du Dr Raison* (2803) et *Vin hématogène Delouche* (2831) seront employés dans ces cas suivant les indications du médecin.

2529. **Typhique**. — Sujet atteint de fièvre typhoïde.

2530. **Typhlite**. — Inflammation du cœcum (252).

2531. **Typhoïde** (affection). — Affection aiguë dans le cours de laquelle on observe un ensemble de phénomènes généraux qui ont une grande ressemblance avec ceux de la fièvre typhoïde.

2532. **Typhoïde** (fièvre). — *Dothiénentérie* ; *Typhus*

abdominal. Cette maladie à une prédilection marquée pour les régions tempérées ; elle règne d'une façon endémique dans les grands centres (Paris entre autres) ; parfois elle éclate sous forme d'épidémie d'intensité fort variable. Elle attaque de préférence les jeunes gens qui viennent de quitter la province ; une mauvaise hygiène, des chagrins, des excès de fatigue ou de travail les mettent dans des conditions propres pour la réceptivité du bacille pathogène de la fièvre typhoïde, bacille qui paraît se développer d'une façon toute spéciale dans l'eau.

Après une période plus ou moins longue (8 à 15 jours) pendant laquelle le sujet se plaint de lassitude, de douleurs musculaires, de maux de tête, d'inappétence, de vertiges et souvent de saignements de nez, la fièvre typhoïde débute par des frissons, une exagération de tous les symptômes précédents, une diarrhée plus ou moins abondante et une fièvre graduellement croissante (*période des oscillations ascendantes*). Vers le 7e jour de la maladie apparaît sur le ventre une éruption de *taches rosées lenticulaires*, taches papuleuses, légèrement saillantes, appréciables au toucher, et s'effaçant momentanément à la pression, taches absolument caractéristiques de la dothienentérie. L'aspect du typhique est alors tout à fait spécial : indifférent à ce qui se passe autour de lui, il est plongé dans un état de somnolence et de stupeur ; couché dans le décubitus dorsal, il a le regard vague, le visage amaigri, les narines pulvérulentes et la bouche entr'ouverte ; ses lèvres sont tremblotantes, ses narines sont agitées de battements rapides, ses mains cherchent parfois à saisir des objets imaginaires (*carphologie*). La nuit, son sommeil est agité, troublé par des paroles incohérentes, et souvent par un délire doux et tranquille. Pendant toute cette période, où les phénomènes gastro-intestinaux (diarrhée, météorisme, gargouillement dans la fosse iliaque droite) prédominent, la température oscille autour de 40° (*période des oscillations stationnaires*). Du 21e au 30e jour survient dans les cas ordinaires, la défervescence de tous les symptômes, la chute graduelle de la fièvre (*période des oscillations descendantes*) ; le sommeil revient, le malade moins abattu commence à s'intéresser à ce qui l'entoure ; la langue est moins chargée, elle devient humide ; le météorisme et la diarrhée diminuent, puis disparaissent totalement. Le sujet entre enfin *en convalescence*. Telle est la marche ordinaire d'une fièvre typhoïde de moyenne intensité dont la durée est environ de 30 à 40 jours. Souvent malheureusement surviennent des rechutes qui en prolongent la durée et qui en compromettent la guérison.

De nombreuses variétés se présentent journellement ; elles sont dues les unes à des modifications dans les principaux symptômes, les autres au développement de certains phénomènes anormaux.

Les premières variétés constituent les *formes* de la maladie : elles peuvent être *légères*, c'est-à-dire se traduire par des symptômes plus bénins que ceux que nous avons décrits (*fièvre muqueuse*) ; ou *graves*, c'est le cas le plus fréquent (*f. hémorrhagique, f. nerveuses*, etc.).

Les secondes variétés sont dues aux *complications* qui fréquemment surviennent pendant le cours de la maladie (*hémorrhagie intestinale, péritonite par perforation*), et amènent une terminaison fatale. D'autres complications plus ou moins graves surviennent également pendant la convalescence ; leur nombre est très grand, nous ne pouvons y insister. De tout ceci résulte donc ce fait qu'en présence d'une fièvre typhoïde, le pronostic doit toujours être réservé.

De nombreux traitements ont été préconisés ; le plus

simple, est le suivant que nous résumons en quelques mots. Placer le malade dans les meilleures conditions hygiéniques possibles ; lui donner une alimentation liquide (bouillon, lait) ; débarrasser par des purgations faibles, mais répétées, l'intestin des produits morbides qui l'obstruent (*Pilules savonneuses laxatives Boissy* (2801), modérer la fièvre (*Capsules de sulfate de quinine du D*[r] *Raison* (2778) ; combattre les phénomènes nerveux dès qu'ils présentent la moindre gravité (*Chloral bromosodique Boissy* (2779) en constituent les principales indications. Le médecin appelé pourra d'ailleurs, suivant les cas, apporter les modifications nécessaires à ce traitement le plus généralement indiqué.

2533. **Typhoïdisme.** — Etat des malades atteints d'affections typhoïdes.

2334. **Typhomanie.** — Délire avec stupeur observé dans le typhus.

2535. **Typhus.** — *Typhus exanthématique.* Cette affection, presque spéciale à l'Irlande et à la Silésie, survient brusquement ; si elle présente quelques analogies avec la fièvre typhoïde, elle en diffère totalement par sa marche et surtout par l'éruption qui survient dans son cours.

2536. **Typhus** (cérébro-spinal). — *Méningite cérébro-spinale,* infectieuse et contagieuse, frappant de préférence les enfants, les jeunes soldats. Pour combattre les phénomènes nerveux qui la caractérisent, on doit recourir à *l'opium,* au *Chloral bromosodique Boissy* (2779) à hautes doses.

U

2537. **Ulcération.** — Solution de continuité d'un tissu avec perte de substance.

2538. **Ulcère.** — Ulcération suppurante, caractérisée par une perte de substance et par une tendance à rester stationnaire ou même à s'étendre ; il est deux grandes classes d'ulcères :

Les ulcères *spécifiques* ou *diathésiques* : ul. cancéreux, ul. syphilitiques, ul. scrofuleux, ul. scorbutiques (V. *ces mots*).

Les ulcères *simples*, dont seuls ici nous allons dire quelques mots, se montrent toujours aux jambes à la suite de contusions, de plaies, de brûlures, de l'inflammation de varices, etc.

L'ulcère simple, dont le début est fort variable, se présente sous l'aspect d'une solution de continuité plus ou moins étendue dont les bords sont rouges et tuméfiés, taillées à pic ou en biseau, souvent décollés, et dont le fond très irrégulier est parsemé de bourgeons violacés, grisâtres, saignants et fongueux ; il s'en écoule constamment un pus sanieux. Ordinairement les veines de la région sont variqueuses (*ulc. variqueux*). Les ulcères n'ont que fort peu de tendance à la cicatrisation ; ils persistent indéfiniment ; ils peuvent même s'agrandir, ou présenter diverses complications (inflammation, atonie, gangrène, etc.). Pour guérir un ulcère, il faut avant tout le repos absolu du membre malade pendant toute la durée du traitement. Cette condition obtenue, on essayera de provoquer la cicatrisation, en excitant légèrement (cautérisation au nitrate d'argent) la plaie ulcéreuse.

2539. **Ulcère** (malin). — Lupus (1213).

2540. **Ulcère** (d'Orient). — Bouton d'Alep (152).

2541. **Ulcère** (phagédénique). — (V. 1751).

2542. **Ulcère** (simple de l'estomac). — (V. 641 (*b*).

2543. **Ultime.** — Dernier ; ex.: *Phénomènes ultimes d'une maladie.*

2544. **Ultimum moriens.** — Nom latin donné à l'oreillette droite, parce qu'elle est la dernière des parties du cœur et de l'organisme qui cesse de vivre.

2545. **Unguéale** (matrice). — Sillon dans lequel sont implantées l'extrémité postérieure de l'ongle et une partie de ses bords latéraux.

2546. **Unguéales** (phalanges). — Dernières phalanges des doigts et des orteils qui portent les ongles.

2547. **Unguis.** — Petit os de la face dont la forme rappelle celle d'un ongle.

2548. **Uniloculaire.** — Qui n'a qu'une loge. Ex. : *Kyste uniloculaire.*

2549. **Urates.** — Sel que l'on trouve dans l'urine et dans les calculs.

2550. **Urée.** — Substance particulière qu'on rencontre dans l'urine de l'homme ; c'est un produit de désassimilation des matières albuminoïdes, ne pouvant séjourner dans l'organisme sous peine des désordres les plus graves.

2551. **Urémie.** — Accumulation de l'urée dans le sang, l'urémie est une complication assez fréquente des néphrites chroniques. Donnant lieu à des accidents cérébraux, respiratoires, ou gastro-intestinaux, l'urémie est une cause fréquente de mort.

2552. **Urémique.** — Qui a rapport à l'urémie.

2553. **Urétéralgie.** — Douleur névralgique de l'urèthre.

2554. **Urétère.** — Canal membraneux destiné à porter l'urine du rein dans la vessie. Son inflammation est dite *urétérite.*

2555. **Uréthral** (catarrhe). — (V. 137 : (*b*).

2556. **Uréthralgie.** — Douleur névralgique de l'urèthre.

2557. **Urèthre.** — Canal excréteur de l'urine ; chez l'homme ce canal, situé en partie dans la verge, sert aussi à l'émission du sperme. Son inflammation est dite *uréthrite* (V. 137).

2558. **Uréthroplastie.** — Opération chirurgicale qui a pour but de réparer une perte de substances éprouvée par l'urèthre.

2559. **Urèthrorrhagie.** — Hémorrhagie de l'urèthre.

2560. **Urèthrorrhée.** — Ecoulement par l'urèthre.

2561. **Urèthro-Spasme.** — Spasme de l'urèthre.

2562. **Urèthrosténie.** — *Rétrécissement de l'urèthre.* Cette affection, complication fréquente et lointaine des blennorrhagies mal soignées, donne lieu à des troubles plus ou moins accentués de la miction ; quelquefois à sa suite peut se montrer une rétention d'urine. Dilatation de l'urèthre, ou section du rétrécissement (*uréthrotomie*) sont nécessaires pour remédier à cette affection.

2563. **Urèthrotomie.** — Incision de l'urèthre ; elle se fait de dehors en dedans (*ur. externe*), ou de dedans en dehors (*ur. interne*), dans les cas de rétrécissement de l'urèthre.

2564. **Urèthrotomisé.** — Se dit de l'organe et du malade sur lequel on a pratiqué l'urèthrotomie.

2565. **Urinaires** (voies). — Ensemble des conduits ou cavités que traverse l'urine depuis le rein ou se fait sa sécrétion jusqu'à son élimination définitive. Ces organes sont : l'*uretère*, la *vessie*, et l'*urèthre* (V. *ces mots*).

2566. **Urine.** — Liquide excrémentiel excrété par les reins, l'urine est un liquide, jaune citrin, d'une odeur particulière, d'une saveur saline et amère. Elle est composée d'eau, d'urée, d'acide urique, et de différents sels (urates, phosphates) ; à l'état pathologique on peut y rencontrer de l'albumine (*m. des reins*) et du sucre (*diabète*).

2567. **Urineux** (abcès). — Abcès formés dans le voisinage des voies urinaires.

2568. **Urineuses** (tumeurs). — Tumeurs dues à une accumulation de l'urine consécutive à une rupture des parois de l'urèthre.

2569. **Urinifères** (tubes). — (V. 2041).

2570. **Urticaire.** — Éruption subite d'élevures papuleuses plus ou moins saillantes, bien délimitées, variant comme dimensions entre une pièce de vingt centimes et une pièce de cinq francs en argent, rosées à la périphérie, blanches au centre, accompagnées de démangeaisons intenses, disparaissant en quelques heures ou en quelques jours par résolution. L'urticaire s'observe partout sur la peau et sur les muqueuses. De nombreuses causes peuvent lui donner naissance : *contact de certains animaux* (punaises, puces, poux, mouches, cousins) ou *de certaines plantes* (orties, plantes irritantes quelconques) ; *ingestion de certains aliments* (fraises, framboises, groseilles, poissons, mollusques, crustacés, charcuterie) ; ou *de quelques médicaments* (térébenthine, copahu, quinine, etc.) ; *émotions morales* (frayeur, colère, etc.). Les *arthritiques* et les *névropathes* y sont particulièrement prédisposés. Cette affection n'est pas grave, mais à la longue elle devient fort gênante à cause des démangeaisons intenses qu'elle occasionne. Les nombreux traitements tentés donnent de médiocres résultats ; aussi faudra-t-il toujours essayer de s'attaquer à la cause qui prédispose à l'urticaire : arthritisme ou névrosisme. Alcalins (*eaux bicarbonatées* et *Poudre alcaline biphosphatée Boissy* (2812) dans le premier cas ; antinerveux (*eau froide*, et *Chloral bromosodique Boissy* (2779) dans le second, s'imposent absolument. En soumettant le sujet à ce traitement pendant un certain temps, on a beaucoup de chance de voir disparaître l'urticaire.

2571. **Urticant.** — Qui produit une sensation analogue à celle que cause la piqûre des orties.

2572. **Utéralgie.** — Douleur nerveuse de l'utérus.

2573. **Utérin.** — Qui concerne l'utérus ; ex : *Artère utérine*.

2574. **Utérite.** — Synonyme de *métrite* (V. 2576 : (*a*).

2575. **Utéropathie.** — Maladie de l'utérus en général.

2576. **Utérus.** — Vulgo *matrice*. Organe destiné à recevoir le produit de la conception, et à l'expulser au terme de la grossesse. Situé dans le petit bassin, entre le rectum et la vessie, il est placé au dessus du vagin, et au-dessous des circonvolutions intestinales qui, en le recouvrant, le séparent du rectum. L'utérus, dont les dimensions varient considérablement sous l'influence de l'âge, de la menstruation, de la grossesse, présente assez bien la forme d'une poire un peu aplatie d'avant en arrière ; on lui distingue deux parties : Une partie supérieure plus large (*corps*) et une partie inférieure plus étroite (*col*). Dans leur intérieur se trouve une cavité, très petite à l'état normal, mais pouvant acquérir un volume considérable (grossesse, corps fibreux). Les parois de cette cavité sont formées de trois couches superposées : *Séreuse*, dépendant du péritoine ; *musculeuse*, fort riche en éléments contractiles ; et *muqueuse* dont l'importance est très grande pendant la grossese ; enfin de vaisseaux et de nerfs.

De nombreuses affections peuvent atteindre cet organe :

(*a*) Inflammation. — L'inflammation de la matrice, *métrite*, assez rare à l'état *aigu*, est au contraire d'une fréquence très grande à l'état *chronique*. Mauvais état général (visage pâle, yeux cernés, teint terreux, palpitations, étouffements, digestions difficiles), douleur dans le bas-ventre, sensation de plénitude et de pesanteur dans le bassin, écoulement purulent en sont les grand symptômes. Le médecin seul peut diriger le traitement de cette affection rebelle ; en attendant, la malade se trouvera bien de faire un usage constant de la *Poudre injective du Dr Green* (2814).

(*b*) Tumeurs. — De tous les organes de l'économie, l'utérus est un des plus exposés au développement des divers néoplasmes. De ces tumeurs les unes sont *bénignes* (*corps fibreux*, *polypes muqueux*, *polypes fibrineux*), les autres sont *malignes*, (*cancer* frappant surtout le col, *sarcome*).

(*c*) Déplacement. — L'utérus peut subir une série de modifications dans sa situation et ses rapports, portant tantôt sur la totalité, tantôt sur un segment seulement de cet organe. Les déviations de l'utérus, c'est-à-dire les changements dans la direction normale des axes de la matrice se rencontrent très fréquemment. Lorsque l'organe est dévié en totalité, on dit qu'il y a *version*, et suivant le sens où a lieu la déviation il y a *antéversion*, *rétroversion*, ou *latéroversion* (droite ou gauche). Lorsque le corps seul est modifié dans sa situation, le col conservant son axe normal, on dit qu'il y a *flexion* ; suivant les cas il y a *antéflexion*, *rétroflexion*, ou *latéroflexion* (droite ou gauche). Un déplacement de l'utérus aussi assez commun est l'*abaissement* ou *prolapsus utérin* ; ce dernier peut être si accentué que l'utérus peut venir faire saillie entre les lèvres de la vulve. Plus rarement survient une *inversion de l'utérus*, c'est-à-dire un renversement complet de l'organe qui se retourne comme un doigt de gant ; un polype volumineux en est généralement la cause. Pour remédier à ces différents déplacements, divers moyens ont été préconisés ; rien ne vaut après la réduction, le port d'une ceinture hypogastrique bien faite et intelligemment comprise ; là, il faut bien l'avouer, gît la difficulté ; on ne saurait trop le faire savoir.

V

2577. **Vaccination.** — Opération par laquelle on introduit dans une plaie faite à la peau, un virus appelé *vaccin* qui préserve de la variole ; le virus peut être recueilli sur l'homme (*vaccine humaine*) ou sur les animaux (*vaccine animale*). On peut inoculer le vaccin sur toutes les parties du corps, mais les lieux d'élection sont les bras et les mollets. La vaccination se fait exclusivement aujourd'hui au moyen d'une simple piqûre ; on inocule ainsi le vaccin d'une manière parfaite, sans faire souffrir le sujet. Une seule piqûre peut suffire pour vacciner un individu et le préserver de la variole ; mais comme souvent la vaccination ne réussit pas, il est bon d'en faire plusieurs ; on en fait ordinairement trois à chaque bras.

Dans les 2 ou 3 premiers jours qui suivent l'inoculation, on ne voit rien ; à la fin du troisième jour, on aperçoit un point rouge à la place de chaque piqûre (qui ressemble alors assez bien à celles que produisent les puces). Le 4e jour, la rougeur est plus apparente, circulaire, ombiliquée au centre. Le 5e jour, la teinte rouge enveloppe le bourrelet du centre qui est plus saillant. Le 6e jour, le bourrelet augmente encore, devient plus large, et s'entoure d'une auréole argentée, distendue par du liquide. Le 7e jour, le bourrelet se distend, l'auréole inflammatoire s'étend encore ; le tissu sous-cutané s'enflamme. Au 9e jour la pustule a acquis son maximum de développement ; le sommet commence à se recouvrir d'une petite croûte noirâtre ; la chaleur est mordicante, le bras pesant ; quelquefois il y a un peu de fièvre. Le 10e jour, le bourrelet est plus aplati, plus large ; quelquefois survient un peu d'engorgement des ganglions de l'aisselle. Le 11e jour la dessication commence ; le bouton dur, aplati, dépourvu de liquide, se recouvre d'une croûte de couleur grise ou d'un jaune sale. Ce n'est que du 20e au 25e jour que les croûtes tombent entièrement, laissant apercevoir *une cicatrice pointillée, très facile à reconnaître, et qui ne s'efface jamais.* Telle est la marche de la *véritable vaccine* ; il importe de bien la connaître pour la différencier de la *fausse vaccine* qui survient chez les sujets qui ont eu la variole, qui ont été déjà vaccinés, ou qui ont été vaccinés avec du vaccin de mauvaise qualité. La suppuration se manifeste dès le 2e, 3e ou 4e jour ; la croûte tombe au bout de 5 à 6 jours souvent pour se reproduire comme il arrive dans tous les ulcères. Enfin il ne reste pas à sa suite des traces pointillées indélébiles. Si nous avons insisté sur la marche de la vaccine (vraie et fausse) c'est à dessein ; nous croyons utile, aujourd'hui que la découverte de Jenner s'est tellement généralisée, que tout le monde puisse savoir et reconnaître si la vaccination a ou n'a pas réussi.

La vaccination préserve de la variole mais pendant un temps limité, environ sept ans ; à partir de ce moment on doit procéder à une nouvelle vaccination (*revaccination*). En temps d'épidémie toutefois, on fera bien de se faire revacciner quelle que soit l'époque de la précédente inoculation du vaccin. Sauf en temps d'épidémie, on ne vaccine jamais avant le 3e ou le 4e mois de la vie.

2578. **Vaccinifère**. — Sujet qui fournit du vaccin pour l'inoculation à d'autres.

2579. **Vagin**. — Conduit membraneux destiné à recevoir le pénis pendant l'acte du coït. Son inflammation est dite *vaginite*; elle est justiciable de la *Poudre injective du Dr Green* (2814).

2580. **Vaginale** (tunique). — Membrane séreuse qui enveloppe le testicule. Son inflammation est dite *vaginite*.

2581. **Vaginisme**, — Contraction spasmodique du vagin empêchant le coït ; des tampons *belladonés*, et quelques cuillers de *Chloral bromosodique Boissy* (2779) font disparaître assez facilement cet état morbide.

2582. **Vagissement**. — Cri de l'enfant nouveau-né.

2583. **Vague** (nerf). — Synonyme de *nerf pneumogastrique* (1839).

2584. **Vaisseaux**. — Canaux dans lesquels circulent les divers fluides de l'économie animale (sang, lymphe, chyle). Il en est deux grandes classes : *v. sanguins* (artériels et veineux), et *v. lymphatiques* (lymphatiques proprement dits et chylifères.)

2585. **Valétudinaire**. — Qui a une mauvaise santé.

2586. **Valgus**. — Une des variétés de pied-bot (1793).

2587. **Valvule**. — Tous les replis qui dans les vaisseaux ou les conduits du corps empêchent les liquides de refluer.

2588. **Vapeurs**. — Employé surtout autrefois comme synonyme d'*hystérie* (1005), de *névropathie* (1490).

2589. **Varice**. — Dilatation permanente d'une veine, produite par l'accumulation du sang dans sa cavité ; on observe les varices principalement aux jambes et aux cuisses.

2590. **Varicelle.** — *Petite vérole volante.* Maladie très bénigne, caractérisée par une éruption de petites vésicules remplies d'un liquide transparent ; elle disparaît en quelques jours sans aucun traitement.

2591. **Varicocèle.** — Dilatation variqueuse des veines du cordon spermatique déterminant une gêne, une pesanteur, et quelquefois une véritable douleur dans la partie malade. Le port d'un suspensoir est absolument nécessaire.

2592. **Variole.** — Fièvre éruptive, épidémique et très contagieuse ; la variole revêt deux formes principales, tout à fait distinctes dans leurs symptômes, leur marche, leur terminaison : la *variole discrète* et la *variole confluente.*

(*a*) Variole discrète. — Elle est caractérisée par une éruption de pustules nettement séparées les unes des autres, et par des rémissions fébriles bien marquées ; son pronostic est généralement bénin. Après une période d'incubation de 7 à 14 jours, la variole s'annonce par un ou plusieurs frissons, un mal de tête, des nausées, des vomissements, des douleurs lombaires, de la constipation, et une fièvre intense (40° à 41°). Le lendemain ou le surlendemain il n'est pas rare de voir survenir un *rash* (scarlatiniforme ou rubéolique). A la fin du 3e jour, ou dans le courant du 4e, apparaît l'éruption qui débute par la face sous forme de macules ou de papules disséminées, rouges et légèrement pointues, puis qui gagne les autres parties du corps (peau et muqueuses) ; les jours suivants se forment des *vésico-pustules,* qui bientôt subissent à leur centre une dépression (*ombilication*). Vers le 8e jour, la fièvre, qui s'était amendée, reprend plus vive ; elle annonce la suppuration ; les vésico-pustules se sont transformées en *pustules.* Celles-ci au bout de quelques jours se dessèchent et se recouvrent de croûtes plus ou moins épaisses, jaunâtres, d'abord molles, puis dures. Après leur chûte restent des cicatrices rougeâtres qui plus tard se dépriment, blanchissent, et persistent indéfiniment.

(*b*) Variole confluente. — Bien différente est la variole confluente : Caractérisée par une éruption si généralisée que toute trace de peau saine a disparu, la variole confluente est beaucoup plus grave ; son pronostic est ordinairement funeste. A peu près même invasion que dans la variole discrète ; mais éruption tout à fait différente. Le visage est envahi par une rougeur diffuse, d'aspect érysipélateux ; les papules se touchent, se confondent. Le lendemain et le surlendemain surviennent les vésicules ; plus petites que dans la forme précédente, elles s'ouvrent les unes dans les autres, soulèvent l'épiderme et commencent à se remplir d'une sérosité lactescente ; le visage est tuméfié. Des ampoules d'abord opalines, grisâtres, plus tard jaunâtres, rugueuses, exhalant une horrible fétidité succèdent aux vésicules. La fièvre est continue, le délire est violent, les souffrances intolérables ; à ce moment souvent survient une terminaison fatale. Lorsqu'on peut l'éviter, on voit se former des croûtes, sous forme de larges écailles foncées, imbriquées, qui lorsqu'elles ont disparu, laissent des traces terribles de leur passage (visage grêlé, couturé). Dans le cours de la variole, et à sa suite, d'assez nombreuses complications, plus ou moins graves, peuvent survenir ; pour les éviter on ne saurait trop répéter qu'il y a un moyen infaillible : la *vaccination*.

2593. **Varioleux**. — Sujet qui est atteint de la variole.

2594. **Varioliforme**. — Qui ressemble à la variole. Ex. : *Pustule varioliforme*.

2595. **Variolique**. — Qui a rapport à la variole.

2596. **Varioloïde**. — Variole qui ne suppure pas, ou qui suppure peu. Mêmes symptômes initiaux que la variole, le plus généralement toutefois atténués ; puis l'éruption s'arrête en chemin, *elle avorte* ; les boutons se dessèchent, et disparaissent sans laisser de cicatrices.

2597. **Variqueux.** — Qui a rapport aux varices. Ex. : *Veine variqueuse.*

2598. **Varus**. — Une des variétés du pied-bot (1793).

2599. **Vasculaire.** — Qui est relatif aux vaisseaux sanguins. Ex.: *Système vasculaire.*

2600. **Vascularisation.** — Production de vaisseaux dans un tissu qui n'en contenait pas, ou augmentation de ceux qui existaient.

2601. **Vascularité**. — Présence de vaisseaux sanguins ou lymphatiques en quantité plus ou moins grande.

2602. **Vasculo-nerveux**. — Qui est composé de vaisseaux et de nerfs. Ex. : *Faisceau vasculo-nerveux* de l'aisselle.

2603. **Vaso-moteurs**. — Nerfs émanés du grand sympathique qui déterminent la contraction et le relâchement des fibres musculaires des vaisseaux ; il en est de deux ordres : *n. vaso-constricteurs* et *n. vaso-dilatateurs*.

2604. **Végétant.** — Qui se couvre de végétation. Ex. : *Plaie végétante.*

2605. **Végétation.** — Toute production charnue qui s'élève et semble végéter à la surface des téguments ou d'une plaie. Ex. : *Végétations des plaies.*— Sous le nom de végétations on désigne aussi des tumeurs formées par des papilles hypertrophiées et réunies en grand nombre dans la même région (vulve, prépuce). Le vulgaire les désigne sous le nom de *choux-fleurs.*

2606. **Végétative** (vie). — Les appareils et organes de la vie végétative sont ceux qui concourent aux *fonctions de nutrition* (digestion et urination, respiration et circulation) et de *reproduction* (mâle et femelle). Ils sont ainsi appelés parce qu'on les trouve chez les végétaux.

2607. **Veines**.— *Vaisseaux à sang noir*, les veines ramènent au cœur le sang distribué par les artères dans toutes les parties du corps ; elles constituent par leur ensemble le *système veineux*. Les veines sont des canaux riches en éléments contractiles et musculaires ; elles sont munies de valvules, ce qui facilite le retour du sang vers le cœur.

2608. **Veinule**. — Petite veine.

2609. **Vénéneux**. — Qui agit comme poison sur l'économie animale.

2610. **Vénérien**. — Se dit de tout ce qui a rapport aux plaisirs de l'amour. Ex. : *Appétit vénérien, acte vénérien, mal vénérien*, etc.

2611. **Venins**. — Produits de sécrétion physiologique, propres à certaines espèces d'animaux, et qui, introduits dans nos tissus, déterminent des accidents plus ou moins graves. Les venins ont pour caractère distinctif d'être sécrétés par un organe spécial, et de constituer pour l'animal qui en est pourvu (*animal venimeux*) un moyen d'attaque ou de défense. Leur effet est très prompt ; les accidents qu'ils provoquent sont variables suivant la nature du venin, et la quantité qui a été absorbée ; mais leur action se borne à l'individu qui a été frappé ; il ne peut le transmettre à son tour. Dans nos climats, les animaux venimeux sont la *vipère*, la *guêpe*, les *cousins*, etc. ; leur venin ne détermine que des accidents assez légers. Il n'en est pas de même dans les pays chauds : *scorpions* et *serpents* possèdent des venins tellement actifs que leur action est parfois foudroyante.

2612. **Vénosité.** — Surabondance de sang dans les veines.

2613. **Ventouse.** — Sorte de cloche de verre qu'on applique sur une partie quelconque des téguments, après avoir fait le vide dans son intérieur. Il en est deux espèces : Les *ventouses scarifiées* appliquées sur des parties scarifiées (V. 2156) pour déterminer une saignée plus abondante ; et les *ventouses sèches* appliquées sur une partie de la peau où il n'existe aucune solution de continuité.

2614. **Ventral.** — Qui appartient au ventre ; ex. : *Décubitus ventral.*

2615. **Ventre.** — Synonyme *d'abdomen* (2).

2616. **Ventricule.** — Nom donné à certaines cavités du corps : Estomac, cœur, cerveau (V. *ces mots*).

2617. **Vents.** — Gaz accumulés dans certains organes ; les maladies auxquelles ils donnent naissance sont dites *maladies venteuses.*

2618. **Verge.** — Membre viril ; pénis. Deux cylindres formés de tissu érectile, les *corps caverneux*, sont destinés à donner à la verge la rigidité nécessaire pour le coït.

2619. **Vergetures.** — Petites raies qui succèdent à une forte distension de la peau. Ex. : *Vergetures abdominales* consécutives à la grossesse, etc.

2620. **Vermiforme.** — Qui ressemble à un ver. Ex. : *Appendice vermiforme du cæcum.*

2621. **Vermifuge.** — Médicaments qui ont pour action de déterminer l'expulsion des vers intestinaux. Un des meilleurs est le *Vermicide américain* (2830).

2622. **Vermineuses** (maladies). — Nom donné aux accidents causés par la présence des vers dans l'intestin (V. 1091 : (*c*).

2623. **Vermis**. — Ce nom s'applique à diverses parties du *cervelet* (210).

2624. **Vérole**. — Synonyme de *syphilis* (2368).

2625. **Vérole** (petite). — Synonyme vulgaire de *variole* (2592).

2626. **Verrues**. — Petites saillies indolentes, sessiles ou pédiculées, dues à une hypertrophie des papilles de la peau. L'ablation ou la cautérisation avec un peu d'*acide nitrique* constituent le traitement de cette petite infirmité.

2627. **Vers** (intestinaux). — (V. 1091 : (*c*).

2628. **Vertébrale** (colonne). — Tige osseusse située à la partie postérieure du tronc sur la ligne médiane. Elle présente quatre courbures, deux à convexité antérieure (*r. cervicale* et *r. lombaire*) et deux a convexités postérieure (*r. dorsale* et *r. sacro-coccygienne*). Vingt-six os la composent : Les uns, parfaitement séparables, réunis au moyen de ligaments, portent le nom de *vertèbres* : il en est sept à la région cervicale, douze à la région dorsale, et cinq à la région lombaire. Les autres, le *sacrum* et le *coccyx* sont formés par plusieurs vertèbres incomplètement développées et soudées entre elles ; on les appelle *fausses-vertèbres* : cinq constituent le sacrum, quatre le coccyx. Dans l'intérieur de cette tige, se trouve un canal (*canal vertébral*) destiné à loger la moelle épinière et ses enveloppes.

Parmi les maladies qui peuvent atteindre la colonne vertébrale une seule est à citer : le *mal de Pott*. Affection chronique des vertèbres, due ordinairement à la tuberculose, elle frappe surtout les enfants et les adolescents. Elle donne lieu à une douleur siégeant en un point quelconque du rachis, et à une déformation plus ou moins accentuée (gibbosité) qui amène à sa suite une attitude particulière du sujet. Plus tard surviennent des abcès par congestion, et parfois une paralysie des membres inférieurs. Si dans de nombreux cas le mal de Pott peut guérir, il est aussi des cas où le sujet est enlevé par la fièvre hectique, ou la phthisie pulmonaire. Son pronostic est donc toujours fort réservé. Immobiliser le rachis malade constitue l'indication capitale ; concurremment on devra recommander les meilleures conditions hygiéniques (habitation à la campagne ou sur les bords de la mer, nourriture fortifiante composée de viandes rôties, de vin, de café), toniques divers : *Vin hématogène Delouche* (2831), *Pilules toniques du Dr Raison* (2803) ou *Poudre mangano-ferrugineuse de Laroche* (2815). Souvent on sera obligé de stimuler l'appétit par des préparations amères : *Gentiane, Quassia, Teinture apéritive Brinton* (2828).

2629. **Vertex.** — Sommet du crâne, c'est-à-dire partie comprise entre les deux oreilles.

2630. **Vertige.** — L'individu atteint de vertige voit les objets tourner autour de lui ; il croit tourner lui-même, et il est obligé de s'asseoir ou de saisir un point d'appui pour éviter une chute qu'il ne prévient pas toujours. Sa vue est obscurcie, couverte d'un nuage, ou éblouie par des éclairs ; il éprouve en même temps des bourdonnements d'oreille, des battements de cœur, des envies de rendre, un sentiment de défaillance. Il existe de nombreuses variétés de vertiges qu'il faut bien connaître, car leur traitement est bien différent suivant les cas.

(*a*) Vertiges par lésions organiques. — Diverses maladies du *cerveau* (tumeurs cérébrales, pachyméningite, paralysie générale), les maladies du *cervelet* donnent lieu à des vertiges. Il en est de même de certaines maladies de l'*œil* et surtout de l'*oreille* (*vertige de Ménière*). Les dyspepsies donnent souvent lieu à du vertige (vertigo a stomacho lœso) se produisant tantôt quand l'estomac est vide, tantôt quand il est surchargé. Dans quelques cas les vers intestinaux produisent les mêmes effets.

Si le traitement dans le premier cas (maladies du cerveau, du cervelet, de l'œil, de l'ouïe) est assez difficile, il n'en est pas de même dans le second (dyspepsies, vers intestinaux). *Teinture apéritive Brinton* (2828), *Poudre alcaline biphosphatée Boissy* (2812), *Elixir de pepsine Gallois* (2788) d'une part, *Vermicide américain* (2830) d'autre part, en combattant efficacement l'affection cause du vertige, permettront de voir ce dernier bientôt disparaître totalement.

(*b*) Vertiges par altération du sang. — La plupart des intoxications (tabac, alcool, narcotiques), donnent lieu aux vertiges. La congestion cérébrale en est aussi une cause fréquente. Il en est de même de l'anémie, de la chlorose, des états cachectiques. Fortifier l'organisme dans ce dernier cas, *Vin hématogène Delouche* (2831), *Poudre mangano-ferrugineuse de Laroche* (2815), donnera les meilleurs résultats.

(*c*) Vertiges dans les névroses. — L'hystérie, mais surtout l'épilepsie (petit-mal) donne lieu souvent aux vertiges. L'administration longtemps continuée du *Chloral bromosodique Boissy* (2779), à doses assez élevées, s'impose dans ces divers cas.

(*d*) Enfin il est un Vertige nerveux qui se produit à l'état physiologique dans plusieurs circonstances bien déterminées, lorsque par exemple l'on regarde d'un lieu élevé, quand on tourne rapidement sur soi-même, ou qu'on fixe des objets soumis à un mouvement de rotation rapide.

2631. **Verumontanum.** — Crête que l'on trouve dans l'intérieur de l'urèthre (2557).

2632. **Vésanie.** — Synonyme de *maladie mentale* (767).

2633. **Vésical.** — Qui a rapport à la vessie. Ex. : *Artère vésicale, calculs vésicaux.*

2634. **Vésication.** — Action d'un topique *vésicant*, c'est-à-dire qui fait naître des ampoules à la peau. Un des agents les plus employés dans ce but est le *vésicatoire.*

2635. **Vésiculation.** — Production de vésicules.

2636. **Vésicule.** — Petite élevure conique, circonscrite par l'épiderme détaché du derme, renfermant une petite quantité de sérosité limpide ou troublée par du pus (vésico-pustules).

2637. **Vésicule** (adipeuse). — (V. 17).

2638. **Vésicule** (biliaire). — Réservoir annexé aux voies biliaires dans lequel vient s'accumuler la bile, jusqu'au moment de son excrétion.

2639. **Vésicule** (de Graaf). — (V. 1614).

2640. **Vésicule** (pulmonaire ou aérienne). — Terminaison des canalicules respirateurs (V. 1885).

2641. **Vésicules** (séminales). — Réservoirs annexés aux voies spermatiques, où s'accumule le sperme jusqu'au moment de son expulsion pendant le coït.

2642. **Vessie.** — Réservoir musculo-membraneux destiné à recevoir l'urine, la vessie est située dans le petit bassin entre la symphyse pubienne et le rectum chez l'homme, entre la symphyse et l'utérus chez la femme. Piriforme chez l'enfant, ovale chez l'homme adulte, plus large chez la femme, la vessie présente des dimensions fort variables. Elle se rétracte complétement et se cache derrière le pubis, lorsqu'elle est vide; lorsqu'elle est dilatée au contraire, elle s'élève dans la cavité abdominale; elle peut même envahir la région ombilicale dans certaines rétentions d'urine. Dans son état de moyenne dilatation, elle renferme 5 à 600 grammes de liquide. Recouverte en partie par le péritoine, la vessie est constituée essentiellement par une triple couche musculaire, dont la surface interne est tapissée par une muqueuse. Cette couche musculaire forme au niveau de sa portion rétrécie (*col de la vessie*) un véritable anneau (*sphincter vésical*) qui ferme complétement ce réservoir pendant que l'urine s'accumule dans la vessie. Lorsque celle-ci est pleine, la vessie se contracte, le sphincter s'entrouve et l'urine est rejetée au dehors; ce rejet de l'urine, soumis généralement à l'influence de la volonté peut se faire involontairement surtout pendant le sommeil : *Incontinence d'urine* (1038). Dans d'autres cas, malgré la volonté, l'urine ne peut être expulsée au dehors : *Rétention d'urine* (2068).

Des maladies fréquentes et nombreuses peuvent affecter la vessie; indépendamment de celles que nous venons de citer, signalons le *cancer de la vessie*, dû le plus généralement à l'extension d'un cancer du voisinage; la *névralgie de la vessie*, affection fort douloureuse, parfois calmée par le *Chloral bromosodique Boissy* (2779) à doses élevées; la *paralysie de la vessie*, et surtout l'inflammation de la vessie, la *cystite*, qui revêt une forme aiguë ou chronique.

Aiguë, elle peut être légère ou intense. Embarras dans la région hypogastrique, contractions douloureuses de la vessie, fréquentes envies d'uriner, urines chargées de mucus sont les principaux symptômes de la forme légère. — Douleurs vives à l'hypogastre, sensations de tension douloureuse derrière le pubis, envies de rejeter l'urine sans pouvoir satisfaire ce désir (ténesme vésical), mictions fréquentes, urines rares et fortement colorées, enfin accidents fébriles caractérisent la forme intense.

Chronique, la cystite constitue le *catarrhe de la vessie*. Consécutif le plus souvent à la présence de calculs vésicaux, à un rétrécissement de l'urèthre, il se traduit par un sentiment de gêne à l'hypogastre, par une légère douleur dans les dernières contractions de la vessie, et par la petite quantité d'urine que rend fréquemment le malade. L'urine présente un nuage plus ou moins épais dû au mucus ; ce dernier forme au fond du vase un dépôt plus ou moins abondant, quelquefois présentant toutes les apparences du pus (*cystite purulente*).

2643. **Vestibule**. — Petite cavité irrégulière faisant partie de l'oreille interne (1576 : *(c*).

2644. **Vestibule** (génital). — Ensemble des parties comprises entre les grandes lèvres et le mont de Vénus, jusqu'à la membrane hymen exclusivement.

2645. **Viabilité**. — État d'un fœtus né *viable*, c'est-à-dire d'un fœtus qui, au moment de sa naissance, présente une conformation assez régulière et assez de développement pour que les fonctions nécessaires à l'entretien de la vie puissent s'exécuter d'une manière plus ou moins durable.

2646. **Vibratiles** (cils). — (V. 1439).

2647. **Vibrion**. — (V. 119).

2648. **Vie**. — Mode d'activité de la matière.

2649. **Vieillesse**. — Dernière période de la vie humaine commençant ordinairement vers l'âge de soixante ans.

2650. **Villosités**. — (V. 1091).

2651. **Viol.** — Attentat à la pudeur, commis avec violence, ou par ruse, sur une personne du sexe féminin, vierge ou non.

2652. **Virilité.** — Époque de la vie de l'homme où il a atteint toute sa force.

2653. **Virulence.** — Qualité de ce qui est *virulent*, c'est-à-dire ce qui est causé par un *virus*.

2654. **Virus.** — Produits morbides, susceptibles de se transmettre de l'individu infecté à un autre. Dans les virus on trouve généralement des éléments figurés (*bactéries*), qui, inocculés dans un organisme, l'infectent par suite d'une fermentation interne, fermentation qui, multipliant à l'infini ces éléments figurés, transforme l'individu en un nouveau foyer d'infection.

2655. **Vis à Tergo.** — Force incessante qui chasse de proche en proche vers les canaux sécréteurs les liquides déjà sécrétés, et poussés par les nouvelles couches de liquides en voie de formation.

2656. **Viscéral.** — Qui appartient aux viscères.

2657. **Viscère.** — Nom donné à divers organes contenus dans les trois cavités splanchiques ; la tête, le thorax et l'abdomen.

2658. **Viscosité.** — Qualité de ce qui est visqueux, gluant.

2659. **Vision.** — Exercice actif du sens de la vue.

2660. **Vitales** (fonctions). — Fonctions indispensables à la vie qu'on observe aussi bien chez les végétaux que chez les animaux.

2661. **Vitiligo.** — Affection cutanée donnant lieu à des taches blanches, régulières ou irrégulières, de toutes dimensions, indolentes, lisses, dont les contours sont nettement accusés par une bordure d'hypertrophie pigmentaire. Cette affection, qui peut se développer dans toutes les régions du corps, se rencontre surtout sur le dos des mains et sur le tronc.

2662. **Vitré** (corps). — *Humeur vitrée.* Le plus volumineux des milieux de l'œil (1537), il en remplit les deux tiers postérieurs.

2663. **Voile** (du palais). — (V. 1625).

2664. **Voix.** — Son produit par l'appareil de la phonation. Cet appareil se compose d'un organe essentiel le *larynx* ; d'un soufflet et d'un porte-vent le *poumon* et la *trachée-artère* ; enfin d'un tuyau vocal, le *pharynx*, la *bouche* et les *fosses nasales*. (V. *ces mots*).

2665. **Volant** (chancre). — Herpès (931) préputial.

2666. **Volontaire.** — Qui est soumis à l'influence de la volonté ; ex. : *Muscles volontaires, mouvements volontaires.*

2667. **Vomique.** — Strictement rejet du pus par les voies respiratoires ; — *par extension*, collection purulente (du poumon ou de la plèvre) ayant fait irruption dans les bronches et rejetée au dehors.

2668. **Vomissement.** — Rejet par la bouche des matières contenues dans l'estomac. Ces matières sont de diverses natures : Matières alimentaires plus ou moins complètement digérées ; matières bilieuses, glaireuses ; sang pur ou matière noirâtre, analogue à du marc de café ou à de la suie délayée dans l'eau (*hématémèse*) ; matières fécaloïdes, etc. Leur examen éclaire souvent la recherche de la cause de ce symptôme. Le vomissement survient en effet dans des circonstances nombreuses et variées : *Affections de l'estomac* (embarras gastrique, dyspepsie, ulcère, cancer); — *Affections étrangères à l'estomac* : Affections cérébrales (méningites, migraines); affections abdominales (maladies de l'intestin, du foie, des reins, de l'utérus, etc.) fièvres (variole, érysipèle); empoisonnements, etc.

2669. **Vomitif.** — Moyen employé pour déterminer le vomissement : *Ipéca, émétique, sulfate de zinc*, etc. sont les principaux agents médicamenteux employés dans ce but.

2670. **Vomito** (negro). — Synonyme vulgaire de *fièvre jaune* (736).

2671. **Vomiturition.** — Synonyme de *régurgitation* (2040).

2672. **Voussure.** — Convexité surmontant plus ou moins une surface courbe; ex. : *Voussure précordiale, voussure thoracique.*

2673. **Voûte.** — On désigne sous ce nom en anatomie tout ce qui est convexe et arrondi; ex. : *Voûte du crâne, voûte palatine.*

2674. **Vue.** — Celui des cinq sens dont l'œil est l'organe, et dont la vision est le but.

2675. **Vue** (courte). — Myopie (1449).

2676. **Vue** (double). — Diplopie.

2677. **Vue** (longue). — Presbytie (1897).

2678. **Vultueuse** (face). — S'observant dans certaines maladies inflammatoires, la face vultueuse est caractérisée par la turgescence et la rubéfaction de cette région, la saillie des yeux, l'injection des conjonctives, la distension des paupières, et l'expansion de tous les traits.

2679. **Vulve.** — Ensemble des parties génitales externes chez la femme. On y trouve sur la ligne médiane et de haut en bas : le pénil ou mont de Vénus, le clitoris, le vestibule de la vulve, le méat urinaire, l'orifice du vagin, la membrane hymen, et la fosse naviculaire. Toutes ces parties médianes sont recouvertes et protégées de chaque côté par deux replis ; l'un interne muqueux (*petite lèvre*), l'autre externe, muqueux et cutané, (*grande lèvre*). L'inflammation assez fréquente de ces parties constitue la *vulvite* ; contre elle sera employé avec avantage le *Chloral thymique antiseptique* (2730).

X

2680. **Xanthélasma.** — Taches jaunes clair, chamois ou café au lait, de forme ponctuée, ronde, ovale, allongée, siégeant principalement sur les paupières et au pourtour de l'orbite. Excessivement fréquent, le xanthélasma est une affection des plus bénignes qui reste indéfiniment stationnaire.

2681. **Xanthopsie.** — Teinte jaune que semblent avoir les objets chez les sujets atteints de jaunisse (1014).

2682. **Xérophagie.** — Usage exclusif d'aliments secs.

2683. **Xérophthalmie.** — Ophthalmie sèche.

2684. **Xiphoïde** (appendice). — Appendice allongé, cartilagineux, terminant inférieurement le sternum (V. 2297).

Z

2685. **Zona.** — *Herpès zoster.* Inflammation de la peau caractérisée par une éruption de groupes herpétiques suivant le trajet des filets nerveux, et par des douleurs névralgiques plus ou moins intenses. L'éruption survient d'une manière aiguë, et s'accompagne de sensation de brûlure, de cuisson, de picotement. En certains points de la peau se développent brusquement des groupes isolés de papules d'un rouge vif qui se transforment rapidement en vésicules de la grosseur d'un grain de mil. Ces vésicules renferment un liquide clair qui se trouble au bout de quelques jours; elles se dessèchent, puis elles laissent après elles de petites ulcérations. Habituellement isolées, les vésicules peuvent se réunir et former des bulles (*z. bulleux*). Le liquide qu'elles contiennent peut être hémorrhagique (*z. hémorrhagique*). Les douleurs sont généralement intenses; souvent elles précèdent l'éruption de quelques jours ; elles peuvent disparaître en même temps qu'elle, ou persister plus ou moins longtemps. Le zona que l'on peut rencontrer sur le trajet de tous les nerfs sensitifs (*z. intercostal*, *z. lombaire*, *z, ophthalmique*), se développe sous l'influence de toutes les causes qui amènent des névralgies : Traumatisme, froid, arthritisme, etc. Localement on respectera les vésicules et les croûtes. Pas de cataplasmes, de lotions, ni de topiques irritants ; *un peu de ouate saupoudrée d'amidon ou imprégnée de liniment oléo-calcaire.* Concurremment il sera bon de calmer la douleur ; quelques cuillers de *Chloral bromosodique Boissy* (2779), ou quelques *Cachets d'antipyrine A. Boissy* (2775) rempliront fort bien ce but. Quelquefois il conviendra d'ajouter à ce traitement une légère purgation : 4 à 5 *Pilules savonneuses laxatives Boissy* (2801) sont alors absolument indiquées.

2686. **Zoologie.** — Partie de l'histoire naturelle qui traite des animaux.

2687. **Zygomatique** (apophyse). — Apophyse de l'os temporal (2401).

2688. **Zymotiques** (maladies). — Maladies générales présentant des phénomènes qu'on a comparés à une sorte de fermentation ; telles sont les *pyohémies* (1987).

Avant de clore le Manuel de la Langue Médicale, il nous semble indispensable de revenir sur les médicaments spéciaux, qu'à de nombreuses reprises, nous avons eu l'occasion de recommander dans le cours de cet ouvrage. Nous les passerons en revue par ordre alphabétique ; avant chacun d'entre eux se trouvera aussi, pour plus de facilité, un numéro d'ordre. Nous donnerons, autant que possible, leur composition, leurs indications, leurs contre-indications (s'il y a lieu), leur mode d'emploi, et leurs doses suivant les âges.

D'une façon générale, sauf avis spécial donné par nous, *aucun de ces médicaments ne doit être employé avant l'âge de cinq ans.*

Nous faisons précéder cette revue thérapeutique d'un exposé pharmaceutique dans lequel se trouvent la définition et l'explication des termes couramment employés en pharmacie ; là encore, pour faciliter les recherches de ceux qui nous consulteront, nous suivons l'ordre alphabétique.

LA

MÉDECINE MODERNE

A LA PORTÉE DE TOUS

A

2689. **Alcoolat.** — Préparation liquide qui résulte de la distillation de l'alcool sur une ou plusieurs subtances médicamenteuses. Autrefois on désignait cette préparation sous le nom *d'esprit, d'eau spiritueuse.*

2690. **Alcoolature.** — Préparation faite avec des plantes fraîches, dans laquelle il entre 1 partie d'alcool pour 1 partie de plantes.

2691. **Alcoolé.** — *Teinture alcoolique.* Préparation faite avec des plantes sèches, dans laquelle entre ordinairement 1 partie de plantes pour 5 d'alcool. Il existe en effet quelques exceptions: Ex.: Teinture d'iode 1/12.

2692. **Apozème.** — Préparation analogue à la tisane (2772); elle en diffère en ce qu'elle est plus chargée de principes actifs ; aussi ne sert-elle jamais de boisson habituelle aux malades. Quelquefois on y ajoute d'autres médicaments simples ou composés (*sels*, *sirops*, etc.).

B

2693. **Bains.** — Séjour plus ou moins prolongé dans l'eau du corps ou d'une partie du corps. Il existe de nombreuses variétés de bains :

(*a*) Les bains sont *généraux* ou *locaux* ; dans ce cas, suivant la partie immergée dans l'eau, on dit qu'il y a *bain de siège*, *bain de mains* (manuluve), *bain de pied* (pédiluve).

(*b*) La température des bains est fort variable. A ce point de vue on divise les bains en : *b. très froids* (0 à 10°); *b. froids* (10 à 15°) ; *b. frais* (15 à 20°) ; *b. tempérés* (20 à 25°) ; *b. chauds* (25 à 30°) ; *b. très chauds* (30 à 53°).

(*c*) Non moins variable est leur composition. Les bains sont *simples* ou *médicamenteux* : *Alcalins*, *sulfureux*, *gélatineux*, *salés*, *b. de son*, *Sym's dynamic bath* (2826) et *Sym's sanitary bath* (2827). Nous pouvons encore citer les *b. d'eaux minérales*, les *b. d'eau de mer*, les *b. de vapeur*, les *b. de sable*, les *b. électriques*.

2694. **Baumes.** — Sous ce nom on désignait autrefois toutes les résines liquides ; aussi une foule de préparations pharmaceutiques fort différentes les unes des autres portent-elles ce nom. Aujourd'hui on ne désigne plus sous ce nom que les substances résineuses contenant de l'acide benzoïque ou cinamique ; les véritables baumes sont le *benjoin*, le *styrax*, le *baume de Tolu*, le *baume du Pérou*, etc.

2695. **Bière** (médicamenteuse). — On rend la bière médicamenteuse en la chargeant de certaines subtances : *Quinquina*, *bourgeons de sapin*, *plantes antiscorbutiques*. Une simple macération de ces substances dans la bière suffit pour donner une bière *médicinale*.

2696. **Biscuit** (médicamenteux). — Pour rendre plus facile la prise de certains médicaments, on les incorpore parfois dans des biscuits. Ex. : *Biscuit vermifuge, biscuit purgatif*, etc.

2697. **Black-Drop**. — Médicament anglais dont la base est l'*opium*.

2698. **Bol**. — Grosses pilules (2757), de la grosseur d'une noisette ou d'une olive, mais molles, et s'avalant facilement. Leur poids est de 1 à 2 grammes.

2699. **Boues** (minérales). — Limons qu'on trouve près de certaines sources minérales, et qui sont imprégnées des matières contenues dans les eaux ; elles ont une action favorable sur l'organisme, notamment chez les rhumatisants. Les plus connues sont celles de Saint-Amand, dans le département du Nord.

2720. **Bougies** (médicamenteuses). — Ayant la forme d'un cylindre qui va en s'amincissant d'une extrémité à l'autre, dont le diamètre est variable, et dont la longueur est environ de 25 cent., les bougies médicamenteuses sont uniquement employées dans le traitement des maladies de l'urèthre.

C

2701. **Cachet**. — Feuilles de pain azyme, découpées en forme ronde, plates sur leurs bords, et concaves au centre. Entre les deux feuilles se placent les médicaments toujours sous forme de poudre. Les cachets, dont les dimensions sont variables, sont fort employés aujourd'hui ; certains médicaments ne se donnent qu'en cachets, entre autres l'antipyrine, dont l'usage se généralise de jour en jour : *Cachet d'antypirine Boissy* (2775).

2702. **Capsules.** — Enveloppes préparées au moyen d'une composition élastique (gélatine, gluten, etc.), à laquelle on donne une forme sphérique, ovulaire ou aplatie, les capsules sont destinées à recevoir les substances dont on veut dissimuler l'odeur ou la saveur. Parmi celles dont on se sert journellement, citons les *Capsules de sulfate de quinine du Dr Raison* (2778) et les *Capsules d'eucalyptol Delouche* (2777), les premières employées contre la fièvre, les secondes contre la toux.

2703 **Cataplasme.** — Bouillie plus ou moins épaisse faite avec de l'eau chaude, et des poudres ou des farines cuites (*farine de lin, fécule de pommes de terre, mie de pain*, etc.). Les cataplasmes sont appliqués chauds; on y ajoute souvent un peu d'*huile* ou une *graisse fraîche*, bonne précaution qui les empêchent de refroidir si vite. Souvent avant de les appliquer, on les arrose de subtances médicamenteuses (*laudanum*, *extrait de Saturne*, etc.); souvent aussi on enduit préalablement la partie douloureuse de liniment, d'onguent, ou de pommade. Dans ces derniers temps on a cherché à les remplacer par une espèce d'algue, le *Fucus crispus*, dont on enduit un tissu; lorsqu'on veut s'en servir, on le trempe dans l'eau chaude, et on obtient presque immédiatement un cataplasme. Cette préparation, connue sous le nom de *cataplasme Lelièvre*, est bien inférieure au cataplasme; aussi nous ne saurions la recommander.

2704. **Cérat.** — Préparation pour l'usage externe, plus ou moins molle, qui a pour base la *cire* et l'*huile*, Très facilement altérable, le cérat sert d'excipient à des matières médicamenteuses fort variables.

2705. **Chocolat** (médicamenteux). — Chocolat ordinaire auquel on a ajouté une substance médicamenteuse.

Excellente préparation pour les enfants ; parmi les chocolats couramment employés citons le *chocolat à la magnésie*, le *chocolat vermifuge*, et le *Chocolat tonique ferrugineux Gallois* (2781), préparation fort heureuse qui rend de très grands servives.

2706. **Cigarette** (médicamenteuse). — Diverses plantes : *Stramoine, belladone, fucus*, etc., sont roulées en cigarettes, et fumées comme le tabac ordinaire ; on s'en sert surtout dans les maladies de l'appareil respiratoire, notamment dans l'asthme.

2707. **Collutoire.** — Gargarisme (2726) très concentré, de consistance sirupeuse, que l'on applique à l'aide d'un pinceau, sur les gencives ou sur la muqueuse buccale.

2708. **Collyre.** — Médicament destiné aux maladies des yeux, et s'appliquant directement sur la conjonctive. Il en est de trois sortes : *C. secs* consistant en poudres qu'on insuflle dans l'œil au moyen d'un tuyau de plume ; —*c. mous* ayant la nature et la consistance des pommades ;— *c. liquides*, véritables collyres ; ce sont des liquides, que l'on prépare toujours avec des eaux distillées, et qui sont chargés de principes actifs propres à combattre les affections oculaires.

2709. **Conserve.** — Préparation pharmaceutique formée d'une substance médicamenteuse et de sucre. Elles sont *molles* (conserve de roses, conserve de pulpe de tamarin), ou *dures* (conserve d'angélique confite).

2710. **Crème.** — Matière épaisse, onctueuse, dont on se sert assez couramment pour entretenir la beauté et la fraîcheur du visage. Parmi les nombreuses crèmes vantées dans ce but, une des meilleures sans contredit est la *Crème dermophile Delouche* (2782) ; on se trouvera fort bien d'en faire un usage constant.

D

2711. **Décoction.** — Opération pharmaceutique qui consiste à faire bouillir dans un liquide des substances médicamenteuses, dont on veut extraire les principes solubles. C'est un des modes employés pour faire les *tisanes* (2772). On fait par décoction les tisanes de *chiendent*, de *canne de Provence*, de *lichen* d'*Islande*, etc.

2712. **Digestion** — Mode pharmaceutique peu usité; il consiste à faire séjourner la substance médicamenteuse dans un liquide, dont la température est plus élevée que celle de l'atmosphère (35 à 40°). On traite ainsi les racines de *polygala*, le *ratanhia*, la *valériane*, le *quinquina*, la *mousse de Corse*, et le *safran*, etc.

2713. **Dragée.** — Les dragées sont d'un usage courant dans les maladies vénériennes : *Dragées balsamiques Deroy* (2783).

E

2714. **Eau.** — Nom donné en pharmacie à des préparations fort diverses : *Eau blanche, eau de chaux, eau ferrée, eau gazeuse, eau de lavande, eau de laitue, eau de Pagliari, Eau de quinine Boissy* (2784), *Eau sédative du D*r *Raison* (2785), etc.

2715. **Eaux minérales.** — Eaux naturelles employées en thérapeutique en raison de leur constitution chimique ou de leur température. Excessivement nombreuses en France et à l'étranger, elles se divisent en *e. thermales* et *e. froides*. Au point de vue chimique on peut les diviser en 6 grandes classes : *E. sulfurées*, *e. chlorurées*, *e. bicarbonatées, e. sulfatées, e. ferrugineuses* et *e. indéterminées* dans lesquelles aucun principe chimique ne prédomine.

2716. **Eaux purgatives.** — Eaux minérales ayant des propriétés purgatives ; il en est trois groupes : Le premier emprunte ses principes actifs aux chlorures : *Eaux chlorurées* ; les autres au sulfate de soude : *Eaux sulfatées sodiques* (eaux de Sedlitz, de Pullna) ; les autres au sulfate de magnésie : *Eaux sulfatées magnésiennes* (eau d'Hunyadi-Janos, d'Epsom, de Montmirail, de Birmenstorff).

2717. **Electuaire.** — Préparation pharmaceutique, de consistance molle, destinée à l'usage interne ; elle est formée de poudres délayées dans un excipient mou ou liquide.

2718. **Elixir.** — Nom générique donné à certaines préparations résultant du mélange de certains sirops avec des alcoolats (2689). Ces préparations très agréables flattent beaucoup le goût et l'odorat ; aussi sont-elles très recherchées des malades. Parmi les nombreux élixirs en vogue, nous nous contenterons de citer l'*Elixir dentifrice impérial Boissy* (2787), un des meilleurs pour les soins à donner à la bouche ; l'*Elixir de pepsine E. Gallois* (2788), excellent dans les digestions paresseuses ; et l'*Elixir anticholérique du Dr Tardieu* (2786), qui rend de grands services dans les diverses diarrhées de l'adulte.

2719. **Emplâtre.** — Médicament pour l'usage externe, solide, consistant à la température ordinaire, mais se ramollissant par la chaleur en contractant avec les parties en contact une certaine adhérence. De nombreux emplâtres sont journellement employés : *Emplâtre de diachylon*, de *ciguë*, de *Vigo*, etc. Certains ont un usage spécial, tels : l'*emplâtre de cantharides* (vésicatoire) employé lorsqu'on veut produire de la révulsion, l'*Emplâtre pour les cors Boissy* (2789) qui les fait disparaître en quelques jours.

2720. **Emulsion**. — Liquide d'apparence laiteuse, tenant en suspension une *huile* ou une *résine*; ordinairement cette composition est très altérable. Une des émulsions les plus connues est le *looch blanc* (lait d'amandes), auquel on ajoute souvent un médicament actif (*kermès*, *ipéca*, etc.).

2721. **Essence**. — Synonyme d'*huile volatile* ; autrefois huile essentielle, huile éthérée. Les essences, que l'on obtient par distillations successives, s'altèrent très facilement à l'air et à la lumière ; aussi doit-on les conserver dans des flacons bien bouchés, et dans un lieu frais et obscur. On donne également le nom d'essences à certains médicaments concentrés; parmi eux signalons l'*Essence de salsepareille du Dr Smith* (2790), excellent dépuratif.

2722. **Ethérolé**.— *Teinture éthérée*. Préparation presque inusitée aujourd'hui ; son véhicule est l'éther seul ou additionné d'alcool.

2723. **Extrait**. — Médicament résultant de l'évaporation jusqu'à consistance molle ou sèche d'un suc, ou d'une solution de substance végétale ou animale. Les extraits peuvent être préparés par *simple évaporation* (extrait de ciguë, de laitue). Ils peuvent avoir pour véhicule l'*eau* (extrait de gentiane, de réglisse, etc.) ; l'*alcool* (extrait de noix vomique) ; l'*éther* (extrait de fougère mâle).

F

2724. **Fomentation.** — Application de compresses chaudes sur certaines parties du corps.

2725. **Fumigation.** — Réduction d'une substance quelconque en vapeur, que l'on dirige sur une partie du corps pour y déterminer un effet thérapeutique qui varie suivant la nature de la substance elle-même. Elles peuvent être *émollientes* (vapeurs de décoction de guimauves par exemple), ou *excitantes* (vapeurs de plantes ſortement aromatiques).

G

2726. **Gargarisme.** — Médicament liquide, qu'on promène dans la bouche et dans l'arrière-gorge pendant quelques secondes, et qu'on rejette ensuite sans avaler. Destinés au traitement des maladies de la bouche et de la gorge, les gargarismes sont fort usités ; ils sont suivant les cas, *émollients*, *excitants*, *astringents*, etc. Le *borax*, le *chlorate de potasse*, l'*alun*, entrent généralement dans leur composition. Des divers gargarismes employés, un de ceux qui donnent les meilleurs résultats est le *Gargarisme analgésique du Dr Raison* (2792) ; supprimant complètement la douleur au moins pendant un certain temps (environ une 1/2 heure), il donne quelque répit au sujet atteint d'angine, et lui permet de s'alimenter à peu près convenablement, sans éprouver les violentes douleurs, compagnes inséparables des inflammations de la gorge, dont chaque mouvement de déglutition redouble l'intensité.

2727. **Gelée.** — Préparation à base de gélatine ou d'amidon prenant en se refroidissant une consistance molle et tremblotante (*gelée de coing*, de *lichen*, etc.)

2728. **Glycérés** ou **Glycérolés**. — Médicaments destinés à l'usage externe qui ont pour base la *glycérine* ou le *glycérolé d'amidon*. Ils remplacent avantageusement les liniments et les pommades.

2729. **Granule**. — Petite pilule (2757) dont l'excipient est le *sucre*; elle ne renferme généralement qu'un milligramme ou même une fraction de milligramme de principe actif. Son poids total ne dépasse pas dix centigrammes.

H

2730. **Huile** (médicinale). — Préparation ayant l'*huile* pour excipient. Les huiles médicinales sont *simples* (huile camphrée), ou *composées* (baume tranquille.)

2731. **Hydrolat**. — Synonyme *d'eau distillée*; c'est-à-dire d'eau chargée par distillation des principes volatiles des plantes (essences). Citons parmi les hydrolats : ceux de *laitue*, de *roses*, de *laurier-cerise*, etc.; on les emploie pour aromatiser les préparations pharmaceutiques.

I

2732. **Infusion**. — L'infusion se fait en versant de l'eau bouillante sur une substance médicamenteuse, et en filtrant au bout de quelques minutes. C'est un des modes le plus souvent employé dans la préparation des *tisanes*.

2733. **Inhalation**. — Fumigation (2725) destinée spécialement aux organes respiratoires.

2734. **Injection**. — Introduction au moyen d'une seringue, ou d'un autre instrument (irrigateur par exemple) d'un liquide médicamenteux destiné à produire certains effets thérapeutiques. L'injection se fait tantôt dans une cavité naturelle, *vagin* (*Poudre injective du Dr Green*) (2814), *urèthre* (*Injection astringente écossaise*) (2795), tantôt sous la peau (*Injections sous-cutanées ou hypodermiques*) ; c'est par cette voie qu'on introduit généralement la *morphine* dans l'organisme.

J

2735. **Julep.** — Potion adoucissante et calmante, composée d'eau distillée et de sirops qui lui donnent une saveur agréable. Le plus connu est le *julep gommeux* qui sert d'excipient pour d'autres médicaments.

L

2736. **Lait.** — Ce nom se donne à certaines préparations destinées à entretenir la beauté du visage et la fraîcheur du teint. Le *Lait de roses Boissy* (2797) est une de celles qui remplissent le mieux ce rôle ; nous ne pouvons qu'en recommander l'emploi journalier.

2737. **Lavement.** — Préparation liquide qu'on introduit par le rectum dans le gros intestin au moyen d'une seringue ou d'un irrigateur. Le liquide injecté peut être de l'eau simple, chaude, tiède ou froide, ou de l'eau chargée de principes *médicamenteux* (sulfate de magnésie, opium, etc.), ou *nutritifs* (peptone, poudre de viande, etc.). La quantité d'eau donnée en lavement varie suivant le but qu'on veut atteindre : 500 grammes pour un lavement évacuant; — 250 gr. pour un lavement modificateur de la muqueuse intestinale ; — 125 gr. pourun lavement (médicamenteux ou nutritif) destiné à être absorbé. Dans ce dernier cas il faut au préalable donner un lavement ordinaire pour débarrasser le rectum.

2738. **Limonade.** — Boisson rafraichissante, faite avec le suc de citron ou d'autres fruits, étendue d'eau et légèrement sucrée ; elle se donne ordinairement à la place d'une tisane. La limonade peut être gazeuse ou non gazeuse ; elle se prend toujours froide.

2739. **Liniment.** — Topique onctueux, dont la consistance tient à peu près le milieu entre celle de l'huile et de l'axonge. Les liniments sont composés d'huiles ou de graisses, et d'une substance calmante, adoucissante, irritante, etc., suivant l'effet que l'on recherche ; on s'en sert pour oindre ou pour frictionner la peau. Un des plus connus est le *liniment oléo-calcaire*, vanté à juste titre dans les brûlures.

2740. **Liqueurs.** — Préparations très-variables, portant le nom de leurs auteurs et consacrées par l'usage : *Liqueur amère de Baumé*, *liqueur de Fowler*, etc.

2741. **Looch.** — Le looch, véritable *émulsion* (2720) est une préparation de consistance sirupeuse, très facilement altérable ; on s'en sert pourtant fréquemment dans la médecine des enfants.

2742. **Lotion.** — Compresses imbibées de liquides froids que l'on promène sur une partie du corps.

M

2743. **Macération.** — Opération pharmaceutique, qui consiste à soumettre à froid (à la température ordinaire) une substance solide quelconque à l'action d'un liquide avec lequel on la laisse en contact un temps plus ou moins long (4 heures au moins). On prépare ainsi le *quassia amara*, le *quinquina*.

2744. **Magistrale** (préparation). — Préparation exécutée suivant la formule particulière d'un médecin.

2745. **Mellite**. — Préparation épaisse, visqueuse, renfermant du miel (à la place d'un sirop); la plus connue est le *miel rosat* ou mellite de roses.

2746. **Mixture**. — Mélange liquide de médicaments destinés à être pris en petite quantité, le plus généralement dans un verre d'eau sucrée. Une mixture qui rend souvent de grands services chez la femme est la *Mixture emménagogue W. Fox* (2798); on la donne par cuillers à café dans tous les cas de menstruation difficile et douloureuse.

2747. **Mucilage**. — Liquide épais et visqueux, formé par la solution ou la division d'une gomme dans l'eau; il sert habituellement comme émollient.

O

2748. **Officinale** (préparation). — Préparation faite d'après certaines formules consignées dans des répertoires officiels (codex, pharmacopées diverses); généralement elle peut être conservée longtemps sans altération.

2749. **Oléo-Saccharure**. — Mélange d'huile essentielle ou essence avec du sucre (*Oléo-Saccharure de cubèbe*).

2750. **Onguent**. — Pommade (2758) dans laquelle l'axonge est remplacée par des *résines (onguent populéum, onguent styrax)*.

2751. **Opiat**. — Synonyme d'*électuaire* (2717).

2752 **Oxymel**. — Mélange de *miel* et de *vinaigre* simple, ou chargé de principes médicamenteux. Le plus connu des oxymels est l'*oxymel scillitique* employé journellement comme diurétique.

P

2753. **Papier** (médicamenteux). — Papier imprégné ou recouvert de substances médicamenteuses (*papier nitré, papier épispastique*).

2754. **Pastille**. — Médicament solide, de forme arrondie, composée d'un principe actif associé à la gomme ou au sucre. Elles sont généralement dosées de telle sorte que l'on peut en prendre 5, 10, 15 et même 20 par jour.

2755. **Pâte**. — Préparation pharmaceutique, de consistance plus ou moins ferme, ayant pour base du *sucre* et de la *gomme arabique*; elle renferme ordinairement une petite quantité de substance médicamenteuse. Les pâtes sont ordinairement prises dans les rhumes, laryngites, bronchites, etc. Les plus employées sont les *pâtes de lichen, de jujube, de guimauve*, et la *Pâte pectorale parégorique Boissy* (2799).

2756. **Perle**. — Préparation destinée à rendre plus facile l'administration des médicaments d'une odeur ou d'une saveur désagréables. Le principe actif est contenu dans une enveloppe de gélatine, de gluten, ou formée par un mélange de gélatine, de miel, de sucre et d'eau. Les plus connues sont les *perles d'éther*. Elles sont généralement dosées de façon à ce qu'on puisse en donner dix par jour.

2757. **Pilule**. —Petite masse, de forme arrondie, assez consistante pour ne pas s'écraser entre les doigts, destinée à être avalée sans être mâchée. Les pilules sont généralement confectionnées au moyen d'un instrument particulier, le pilulier. Elles sont ensuite soit argentées, soit recouvertes d'une couche de poudre inerte. Le poids des pilules ne dépasse jamais 0 g. 40 c. Les pilules sont une des formes sous lesquelles on donne le plus de substances médicamenteuses ; il en est par suite de fort nombreuses. Parmi elles nous ne citerons que celles qui sont d'un usage courant, vulgaire en un mot : *Pilules dépuratives du Dr Raison* (2800) ; *Pilules végétales dépuratives* (2804) ; *Pilules toniques du Dr Raison* (2803) très usitées dans l'anémie, la chlorose, la faiblesse, etc. ; *Pilules de réduction françaises* (2800 *bis*) utilisées avec succès dans le traitement de l'obésité et de ses suites ; *Pilules tempérantes du Dr Raison* (2802) rendant souvent de grands services dans la blennorrhagie, enfin *Pilules savonneuses laxatives Boissy* (2801) employées journellement dans le traitement des différentes variétés de constipation.

2758. **Pommade.** — Préparation pour l'usage externe, de consistance molle, obtenue par le mélange d'une graisse animale (ordinairement l'axonge) avec une ou plusieurs substances médicamenteuses. Parmi les nombreuses pommades que l'on emploie généralement, nous nous permettons d'en signaler quelques-unes dont l'usage est courant : *Pommade anti-hémorrhoïdale Boissy* (2807) ; *Pommade détersive Price* (2808), et *Pommade fondante du Dr Green* (2810), très employées dans les affections vénériennes ; *Pommade anti-eczémateuse du Dr Durieu* (2806) et *Pommade anti-acnéenne du Dr Durieu* (2805), rendant de grands services dans plusieurs affections de la peau ; la *Pommade Dupuytren* (2809) employée avec succès pour lutter contre la chûte des cheveux, enfin la *Pommade infaillible Boissy* (2811), excellente dans le traitement des écorchures, engelures, gerçures et ulcérations superficielles.

2759. **Potion.** — Médicament liquide, habituellement sucré, destiné à être pris en une ou plusieurs fois par cuillerées, suivant les indications du médecin qui généralement la formule.

2760. **Poudre.** — Substance solide réduite en particules, aussi petites qu'il est possible de le faire, par les moyens mécaniques. La poudre est dite *simple*, lorsqu'une seule substance la constitue ; *composée*, lorsqu'elle résulte du mélange de plusieurs poudres. Les poudres sont très employées, et pour l'usage externe, et pour l'usage interne.

Parmi les premières signalons la *Poudre dentifrice impériale Boissy* (2813), bonne préparation pour entretenir la propreté des dents ; la *Poudre injective du Dr Green* (2814), très utile dans tous les cas d'écoulements vaginaux et utérins.

Parmi les secondes, la *Poudre alcaline biphosphatée Boissy* (2812), employée journellement dans les cas de digestions pénibles et laborieuses ; la *Poudre tisane du Dr Green* (2816) jouissant de propriétés diurétiques manifestes; enfin la *Poudre mangano-ferrugineuse de Laroche* (2815), excellente préparation tonique.

2761. **Pulvérisation.** — La pulvérisation se fait au moyen d'appareils spéciaux dits *pulvérisateurs* ; elle a pour but de faire pénétrer dans les profondeurs des voies aériennes des liquides ou des substances médicamenteuses en suspension dans l'eau, réduites mécaniquement en poussière très-fine. La pulvérisation rend quelques services dans les affections pulmonaires.

R

2762 **Rob.** —Suc de fruit quelconque, épaissi en consistance de miel par l'évaporation, avant qu'il ait fermenté. Ce mode de préparation est assez employé en pharmacie; le *Rob dépuratif Deroy* (2817) est certainement un des plus connus.

S

2763 **Saccharure.** — Préparation due à un mélange du sucre avec une teinture (2771) alcoolique ou éthérée.

2764. **Sinapisme.** — Cataplasme à base de moutarde ; il s'applique ordinairement à froid pour déterminer la rubéfaction, et produire soit une révulsion, soit une excitation générale. Le sinapisme le plus connu est le *Sinapisme Rigollot* ; un qui ne l'est pas beaucoup en France, mais qui pourtant mériterait bien de l'être à cause des grands services qu'il rend, est le *Sinapisme dentaire américain du Dr Darbey* (2818).

2765. **Sirop.** — Préparation liquide, de consistance visqueuse, ayant pour excipient une solution saturée de sucre. Le sirop est dit *simple*, lorsqu'il ne renferme qu'une seule substance ; *composé* dans le cas contraire. Les sirops sont très employés surtout dans la médecine infantile ; des sirops variés et nombreux qui existent, nous ne tenons qu'à mettre en relief les deux suivants qui, dans bien des cas, rendent de signalés services ; nous avons nommé le *Sirop américain anticonvulsif Gallois* (2819) que l'on emploie pour frictionner les gencives durant la période pénible de la dentition de l'enfant, et le *Sirop lactique Bascourret* (2820), véritablement souverain dans les dyspepsies et les diarrhées de la première enfance. Chez l'adulte les sirops sont également employés, le plus généralement pour sucrer une tisane ou une potion : *sirop de bourgeons de sapin, de tolu, sirop diacode, Sirop pectoral parégorique Boissy* (2821).

2766. **Solution.** — Dissolution d'une ou de plusieurs substances médicamenteuses dans l'eau ; c'est une des manières sous lesquelles on donne peut-être le plus de médicaments. Parmi celles qui nous servent le plus souvent sont : la *Solution dépurative iodosodique Boissy* (2823) et la *Solution lithrontriptique Delouche* (2824), bonne dans les affections calculeuses des voies urinaires.

2767. **Sparadrap.** — Feuille de papier ou de tissu dont on recouvre l'une des faces avec une substance médicamenteuse, destinée à être mise en contact avec la peau.

2768. **Spécialités.** — Remèdes dont la composition est secrète. Dans le cours de cet ouvrage nous avons eu souvent à en parler ; nous ne croyons pas inutile de rappeler ici les principales spécialités que nous avons eu l'occasion de vanter. De toutes la plus connue est le *Chloral bromosodique Boissy* (2779), un des meilleurs agents antinerveux, dont l'usage est aujourd'hui vulgaire ; très employé aussi, mais pour l'usage externe, le *Chloral thymique antiseptique* (2730). A côté de ces deux spécialités, signalons la *Glycérine Price* (2793), glycérine toujours parfaitement neutre ; l'*Huile de foie de morue pure A. Boissy* (2794) ; le *Camphorated dentifrice E. Gallois* (2776), une des meilleures préparations pour entretenir la blancheur des dents ; le *Spécifique dentaire du Dr Baillet* (2825) donnant de bons résultats dans la carie dentaire ; le *Dr Smith's hair restorer* (2822) employé avec succès pour la conservation des cheveux ; enfin le *Vermificide américain* (2830), excellent vermifuge.

2769. **Suppositoire.** — Préparation, de consistance solide, destinée à être introduite dans l'anus. De forme conique, le suppositoire se fait avec du suif, du savon, du beurre de cacao, de la cire blanche, auxquels on mélange une ou plusieurs substances médicamenteuses. Suivant le cas, on fait des suppositoires *astringents, calmants, emménagogues, laxatifs*, etc.

T

2770. **Tablette**. — Même médicament que la pastille (2754), la tablette en diffère seulement par sa forme qui est plus ou moins longue. Certains médicaments que nous avons précédemment cités : *Chocolat tonique ferrugineux Gallois* (2781) et *Pâte pectorale parégorique Boissy* (2799) se donnent sous cette forme.

2771. **Teinture**. — Il est deux sortes de teintures : *Teinture alcoolique*, et *teinture éthérée*; nous les avons déjà décrites sous le nom d'*alcoolé* (2691) et d'*éthérolé* (2722). Nous avons eu à signaler à maintes reprises les deux suivantes : La *Teinture apéritive Brinton* (2828), et la *Teinture de myrrhe et de borax E. Gallois* (2829), employée pour raffermir les gencives.

2772. **Tisane**. — Préparation acqueuse qui ne tient en dissolution qu'une très petite quantité de principes médicamenteux, et qui se donne habituellement pour boisson aux malades ; souvent on la rend plus agréable en ajoutant du sucre, du miel, un sirop simple ou composé. Les tisanes se préparent par *décoction*, *digestion*, *infusion*, *macération* ou *solution* (V. *ces mots*). Elles sont *simples* ou *composées* ; elles se donnent *froides* ou *chaudes* ; les premières sont généralement *diurétiques* ou *sédatives* ; les secondes, *excitantes* ou *sudorifiques*.

V

2773. **Vin** (médicinal). — Vin renfermant des principes médicamenteux. Les vins forment une des préparations pharmaceutiques les plus recherchées des malades et les plus employées par les médecins ; le plus généralement ils constituent des préparations toniques et reconstituantes :

Vin de colombo, vin de quinquina, Vin hématogène Delouche (2831) sont donnés chaque jour ; on en retire les meilleurs effets.

2774. **Vinaigre** (médicinal). — Le vinaigre de vin sert en pharmacie à dissoudre certains principes médicamenteux ; ces dissolutions portent le nom de *vinaigres médicinaux* ou *acétolés* (vinaigre aromatique, vinaigre d'opium, etc.). En mélangeant ces vinaigres au miel on forme des *oxymels* (2752).

2775. **Cachets d'antipyrine A. Boissy.** — Depuis son introduction récente dans la thérapeutique, l'antipyrine a rendu les plus grands services. Vantée d'abord contre la fièvre, où elle donne d'assez bons résultats, l'antipyrine constitue un des agents antinévralgiques les plus précieux. *Céphalalgies*, quelle qu'en soit la cause, *migraines*, *névralgies faciales* se trouvent heureusement et rapidement amendées par cet agent remarquable dont l'emploi n'est pas à dédaigner dans d'autres *affections douloureuses*. Un des procédés les plus commodes, et les plus pratiques pour administrer l'antipyrine est de la donner sous forme de cachets, que l'on prend, soit après les repas, soit, de préférence, dans leur intervalle.

DOSES. — Les *Cachets d'antipyrine A. Boissy* se donnent aux doses suivantes :

Enfants de 6 à 9 ans, 1 cachet; — *Enfants de 9 à 12 ans*, 2 cachets ; — *Enfants de 12 à 16 ans*, 2 à 3 cachets ; — *Adultes*, 2 à 4 cachets ; exceptionnellement on portera la dose à 6 cachets dans les 24 heures.

2776. **Camphorated dentifrice E. Gallois.** — La Poudre dentifrice camphrée a un triple avantage : Elle nettoie fort bien les dents, et empêche la formation du tartre dentaire ; elle raffermit les gencives qui deviennent ainsi moins sujettes à s'irriter et à s'enflammer ; enfin elle laisse dans la bouche, sous l'influence du passage de l'air, une sensation de fraîcheur fort agréable. Son emploi ne diffère pas de celui des autres poudres dentifrices.

2777. **Capsules d'eucalyptol Delouche.** — Huile essentielle contenue dans les feuilles de l'eucalyptus globulus, végétal originaire de l'Australie et de la Tasmanie, acclimaté aujourd'hui en Afrique et en Amérique, l'eucalyptol ou essence d'eucalyptus est un liquide incolore, très fluide, d'une odeur chaude, amère et âcre, que l'on ne peut employer qu'en capsules spéciales : *Capsules d'eucalyptol Delouche*. C'est un agent *anticatarrhal* énergique ; aussi trouve-t-il surtout son emploi dans les nombreuses variétés de *bronchites* et de *laryngites chroniques* ; il rend aussi de grands services dans les nombreuses *affections s'accompagnant d'une expectoration abondante.*

DOSES. — Les *capsules d'eucalyptol Delouche* se donnent aux doses suivantes :

Enfants de 10 à 15 ans, 4 à 6 capsules ; — *Adultes*, 5, 10 et même 15 capsules par jour.

2778. **Capsules de sulfate de quinine du**

Dr Raison. — Quoique depuis longtemps usité en thérapeutique le sulfate de quinine a gardé toutes ses propriétés ; il guérit toujours, et conserve aujourd'hui encore la première place parmi les agents fébrifuges. La meilleure manière d'administrer le sulfate de quinine est de le donner en nature dans du pain azyme, ou dans un peu de limonade tartrique. L'excessive amertume de ce produit rend toutefois le plus souvent son administration difficile, parfois même impossible ; c'est pour remédier à ce grave inconvénient qu'ont été créées les *Capsules de sulfate de quinine du Dr Raison*. Sous cette forme agréable et commode, on peut, même chez les enfants, donner fort facilement le sulfate de quinine.

Les *Capsules de sulfate de quinine du Dr Raison* trouvent leur emploi dans toutes les affections fébriles : *fièvres éruptives, fièvre typhoïde, érysipèle, pneumonie, péritonite*, etc., mais surtout dans les *fièvres paludéennes* où elles donnent des résultats véritablement merveilleux.

Doses. — Les doses, auxquelles on les donne, sont les suivantes :

Enfants de 5 à 8 ans, 1 capsule ; — *Enfants de 8 à 12 ans*, 2 capsules ; — *Enfants de 12 à 16 ans*, 2 à 4 capsules ; — *Adultes*, 3 à 6 capsules.

2779. **Chloral bromosodique Boissy.** — Contre les manifestations si multiples et si variées du nervosisme de nombreux agents ont été préconisés tour à tour. Les uns, *camphre, musc, valériane*, sont à peu près inusités aujourd'hui ; les autres, *chloral* et *bromures* jouissent à l'heure actuelle d'une grande vogue. Ils entrent dans la composition de nombreuses spécialités, jouissant d'une réputation plus ou moins méritée ; parmi elles, il en est certaines qu'il est de toute justice de mettre au premier rang, à cause des excellents résultats qu'elles donnent chaque jour : tel est le cas du *Chloral bromosodique Boissy*. Dans sa composition entre du *Chloral pur cristallisé* qui ne possède pas la saveur âcre et désagréable du chloral ordinaire, et du *bromure de sodium*, qui (comme d'ailleurs tous les sels de sodium) n'exerce aucune action toxique sur l'organisme, et s'assimile mieux et plus facilement à l'économie. Le chloral a la propriété de réparer les troubles du système nerveux, et de lui donner les forces nécessaires pour triompher de la maladie. Telle est aussi l'action du bromure de sodium ; plus lente à se produire, elle a des effets plus durables. Malheureusement ces deux produits si précieux ont une saveur insupportable, et une action astrictive persistante sur la muqueuse de la bouche et du pharynx, si bien que pendant longtemps on a négligé leur emploi. Grâce à une infusion d'écorces d'oranges amères bien préparée et suffisamment sucrée, ils perdent non seulement leurs propriétés irritantes, mais ils acquièrent un arôme et un goût agréables qui les font accepter des personnes les plus difficiles.

Vouloir résumer leurs indications, ce serait donner un résumé à peu près complet de notre manuel de la langue médicale, car, presque à chaque page, l'emploi de ce précieux médicament se trouve indiqué. C'est suffisamment dire quelle place immense le *Chloral bromosodique Boissy* a pris aujourd'hui dans la thérapeutique.

DOSES. — Le *Chloral bromosodique Boissy* se donne aux doses suivantes :

Enfants de 1 à 3 ans, 1/2 cuiller à café ; — *Enfants de 3 à 5 ans*, 1 cuiller à café ; — *Enfants de 5 à 12 ans*, 1 cuiller à dessert ; — *Enfants de 12 à 16 ans*, 1 à 2 cuillers à bouche ; — *Adultes*, 2 à 3 cuillers à bouche par jour.

Dans les cas graves la dose peut être portée à 6 cuillers ; on n'atteindra cette dose que progressivement, et on ne la dépassera jamais, *sans indication formelle de la part du médecin*.

2780. **Chloral thymique antiseptique**. — De nos jours s'accroît sans cesse l'importance et le nombre des antiseptiques. La plupart de ces agents, (dont le rôle n'est plus à discuter aujourd'hui), ont contre eux leur odeur désagréable, qui, dans bien des cas, restreignent leur emploi. Parmi les diverses combinaisons tentées pour remédier à cet inconvénient, une des plus heureuses est le *Chloral thymique antiseptique*. *Chloral* et *Thymol*, qui entrent dans sa constitution, ont tous deux, à un haut degré, la propriété de s'opposer à la décomposition des matières organiques, et de l'arrêter quand elle est commencée. On ne peut donc que recommander ce produit qui, tout en étant puissamment antiseptique, a encore pour lui une odeur des plus agréables ; double propriété qui rapidement a vulgarisé son emploi

2781. **Chocolat tonique ferrugineux E. Gallois**. — Au premier rang des toniques analeptiques se trouvent le *quinquina* et le *fer* dont l'emploi en thérapeutique est d'un usage vulgaire. De nombreux essais ont été faits pour trouver des combinaisons permettant d'associer ensemble ces deux médicaments sans leur faire rien perdre de leurs propriétés toniques et reconstituantes ; une des meilleures est l'association de ces deux agents précieux au *cacao*. Le *Chocolat tonique ferrugineux E. Gallois*, à la fois médicament et aliment, rend les plus grands services dans la pathologie infantile ; il trouve sa place dans toutes les affections qui réclament l'emploi du quinquina et du fer, uni à une alimentation substantielle et réparatrice : *anémie, chlorose, convalescence, faiblesse générale, lymphatisme*, etc.

Mode d'emploi et Doses. — Le *Chocolat tonique* ne demande pas de préparation particulière. Comme le chocolat simple, on peut le manger, soit cru, soit cuit à l'eau, ou au lait ; — la seule précaution à observer dans ce cas, c'est de se servir de vases de cuivre étamé, ou mieux de vases d'argent ; *dans aucun cas, on ne devra employer des vases de fer blanc.*

Chez les enfants au-dessous de 7 ans, 1 tablette au déjeuner du matin ; — *Au-dessus de cet âge*, on ajoutera une deuxième tablette au goûter ; — *Chez les adultes*, 2 tablettes à la fois le matin. Suivant les indications spéciales fournies par l'état du malade, le médecin pourra augmenter les doses données ci-dessus.

2782. **Crème dermophile Delouche**. — Excellente préparation pour entretenir les fonctions de la peau, et pour faire disparaître en quelques jours les rougeurs du visage si fréquentes chez les artrhitiques. Il suffit d'en appliquer une petite quantité chaque soir sur la peau pour obtenir cet heureux résultat.

2783. **Dragées balsamiques Deroy**. — Bien restreinte est l'indication thérapeutique de ces dragées ; bien fréquentes sont pourtant les circonstances dans lesquelles on les prescrit, et dans lesquelles on en retire les meilleurs effets. Spécifiques contre les *écoulements uréthraux*, elles donnent des résultats excellents quand on sait s'en servir. Ce n'est pas en effet au début de la blennorrhagie qu'on doit les administrer ; elles suspendraient bien l'écoulement, mais d'une façon tout à fait temporaire. *C'est seulement lorsque la blennorrhagie existe depuis au moins trois semaines, et lorsque l'écoulement a déjà changé de nature*, que leur emploi s'impose, et qu'elles guérissent le plus généralement d'une façon radicale l'inflammation spécifique de l'urèthre. Dans les *blennorrhagies chroniques*, elles sont également employées, souvent avec succès.

Doses. — Trois fois par jour pendant une dizaine de jours, on prendra à la fois *5 Dragées balsamiques Deroy*. Grâce à une addition heureuse (que nous pouvons signaler) ces dragées ne fatiguent nullement l'estomac des sujets qui les emploient.

2784. **Eau de quinine Boissy.** — Parmi les diverses préparations hygiéniques employées pour la conservation de la chevelure, une des meilleures est sans contredit l'*Eau de quinine Boissy*, qui très rapidement, en débarrassant la tête des pellicules, favorise la croissance des cheveux et en arrête la chute.

Mode d'Emploi. — Pour employer l'*Eau de quinine Boissy*, il faut en imbiber le coin d'une serviette, ou une petite éponge, puis on écarte les cheveux, et on se frictionne soigneusement le cuir chevelu. Après trois à quatre frictions, faites à deux jours d'intervalle, on ne trouve plus de traces de pellicules.

Le même traitement doit se recommencer dès que reparaissent les pellicules, ce qui est fréquent, la maladie leur donnant naissance (*pityriasis alba*) étant une des affections les plus tenaces du cuir chevelu.

2785. **Eau sédative du Dr Raison.** — Rendue plus active par l'adjonction d'un peu d'essence de badiane, l'*Eau sédative du Dr Raison* a des applications multiples; elle est surtout utile dans les nombreuses et diverses variétés de *maux de tête*.

Mode d'Emploi. — Pour s'en servir, on l'étend d'eau (environ moitié), et on en imbibe des compresses que l'on applique sur la partie du crâne que le malade indique comme étant le siège de la douleur. Préalablement on a soin de recouvrir d'un bandeau épais les arcades sourcilières, de crainte que quelques gouttes de liquide ne glissent dans les yeux.

2786. **Elixir anticholérique du Dr Tardieu.** — C'est au célèbre et regretté professeur de l'école de médecine, le Dr A. Tardieu, que l'on doit la composition de cet élixir, bien connu de nos jours à cause des services signalés qu'il rend à chaque instant. Il n'est pas seulement spécial contre le *choléra* (comme pourrait le faire croire son nom); si dans cette maladie il donne des résultats véritablement merveilleux, on ne doit pas oublier qu'il constitue une des meilleures médications contre la *diarrhée*, la *dysenterie*, et la plupart des *dérangements intestinaux*. Les différentes formes de *gastralgie* (vulgo crampes d'estomac) sont heureusement et assez rapidement amendées par son emploi.

Doses. — L'*élixir anticholérique du Dr Tardieu*, dont le goût est fort agréable, et qui est très bien supporté par les personnes même les plus difficiles, *ne doit jamais s'employer chez les enfants*. Chez les adultes, il doit toujours l'être avec prudence : Sa dose ordinaire est 1 cuiller à café, 4 à 6 fois par jour. *Sous aucun prétexte on ne devra*, sans l'avis du médecin, *dépasser cette dose*.

2787. **Elixir dentifrice impérial Boissy.** — Cette préparation donne à l'haleine un agréable parfum, et contribue à maintenir les différentes parties de la bouche dans un état de parfaite santé.

Quelques gouttes dans un verre d'eau pour se rincer la bouche.

2788. **Elixir de pepsine Gallois.** — La *pepsine*

est une poudre blanche, d'une saveur acidule, et d'une odeur nauséeuse de lait caillé, ce qui rend difficile son administration en nature. Diverses combinaisons pharmaceutiques ont été employées pour parer à cet inconvénient; une des plus heureuses est l'*Elixir de pepsine Gallois*.

« La *pepsine*, a dit le professeur Gubler, n'est ni un tonique, ni un reconstituant, *c'est un succédané de suc gastrique normal*, pouvant tenir utilement la place de ce dernier, quand la digestion stomacale est défectueuse ou absente. » Nombreux sont donc les cas où son emploi est indiqué : *maladies organiques de l'estomac*; *dyspepsies atoniques* par insuffisance ou vice de sécrétion du suc gastrique, avec absence d'appétit, répugnance pour la viande, digestions lentes et laborieuses, etc.; *troubles gastriques*, si fréquents chez les herpétiques, les rhumatisants, les goutteux; *convalescence des maladies aiguës*, etc.

Doses. — L'*Élixir de pepsine Gallois* se donne, à la fin des deux principaux repas, aux doses suivantes :

Enfants de 10 à 15 ans, 1 cuiller à café ou à dessert; — *Adultes*, 1 cuiller à bouche.

2789. **Emplâtre pour les cors.** — Cet emplâtre, en supprimant le frottement contre la chaussure, inévitable pendant la marche, empêche de souffrir, et amène rapidement la guérison.

Mode d'Emploi. — On coupe un morceau de l'emplâtre un peu plus grand que le cor, et on l'applique après l'avoir légèrement chauffé.

Recommandation importante. — On doit, au moins pendant quelque temps, cesser de porter les chaussures qui ont fait souffrir, parce que la pression douloureuse, s'exerçant toujours sur le même point, rend la guérison plus difficile.

2790. Essence de salsepareille du Dr Smith (de Londres). — Inscrite depuis au moins soixante ans dans la pharmacopée de Londres, l'*Essence de salsepareille du Dr Smith*, est une préparation essentiellement végétale, qui rend chaque jour de grands services dans les nombreuses affections où sont indiqués les dépuratifs : *maladies de la peau rebelles*, *scrofule*, *syphilis invétérée*, etc.

DOSES. — Elle se donne aux doses suivantes, dans un peu d'eau :

Enfants de 10 à 15 ans, 1 cuiller à dessert par jour ; — *Adultes*, 1 cuiller à bouche matin et soir.

Dans la majorité des cas, on se trouve bien d'employer concurremment la *Solution dépurative iodosodique Boissy*.

2791. Gallois' cherry tooth paste. — Pâte dentifrice anglaise, fort vantée, et à juste titre, dans les îles Britanniques, pour l'entretien des dents.

Son mode d'emploi ne diffère pas de celui des autres pâtes dentifrices.

2792. Gargarisme analgésique du Dr Raison. — Grâce à l'adjonction dans ce gargarisme essentiellement émollient d'un calmant très énergique, on arrive à rendre fort supportables les affections si pénibles du pharynx, et en même temps à permettre l'alimentation qui réveille si violemment les douleurs de la gorge.

MODE D'EMPLOI. — Le *Gargarisme analgésique du Dr aison* s'emploie comme un gargarisme ordinaire ; 6 à 8 ois par jour on s'en servira. En ayant soin de le faire une lizaine de minutes avant la prise des aliments, on arrive, ans le cours de l'angine la plus violente, à s'alimenter resque sans douleur.

Recommandation importante. — Eviter, autant que possible, d'avaler le gargarisme.

2793. **Glycérine Price.** — Véritable glycérine anglaise, la *Glycérine Price*, préparée par un mode spécial de distillation, est absolument inodore, chimiquement pure, et parfaitement neutre.; aussi s'en sert-on presque exclusivement en médecine, tant à l'intérieur qu'à l'extérieur.

A l'intérieur, elle est employée comme tonique et reconstituant, pour remplacer l'huile de foie de morue dans la *scrofule*, et les *affections consomptives* particulièrement la *phthisie*. Chez les *diabétiques*, elle remplace avec avantage le sucre nécessaire à l'alimentation.

Nombreuses sont ses applications externes : *Crevasses, gerçures, irritations de la peau, maladies de la peau, sèches, squameuses, chroniques* (lichen, prurigo, eczèma chronique, psoriasis, etc.).

La glycérine Price est *absolument contre-indiquée* dans les dermatoses aiguës, d'un caractère inflammatoire, tels que l'eczéma récent.

2794. **Huile de foie de Morue A. Boissy.** — Bien que l'usage de l'huile de foie de morue se soit restreint depuis quelques années, son emploi est encore utile dans d'assez nombreux cas. Il est donc bon de connaître une huile de foie de morue qu'on puisse sans aucune crainte recommander, lorsque le besoin s'en fait sentir. Nous trouvons ces garanties dans l'*Huile de foie de Morue pure A. Boissy* ; elle n'a pas le goût désagréable de poisson gâté des huiles ordinaires ; son odeur et sa saveur rappellent au contraire celles du poisson frais ; aussi la voit-on supportée facilement par les estomacs les plus délicats.

Doses. — Chez l'enfant de même que chez l'adulte, l'huile de foie de morue *n'agit qu'à doses assez fortes* ; on peut donc en donner, sans aucun inconvénient, 2 à 4, et même 6 cuillers à bouche dans les vingt-quatre heures ;

la meilleure manière de les prendre, c'est de les verser dans un peu de bière brune. L'huile, se plaçant entre la mousse et la bière, est ainsi prise sans que le sujet s'en aperçoive. Dans les cas où la bière ne peut être supportée, on donnera, avant et après chaque dose, une pastille de menthe anglaise, de façon à en masquer le goût, et à en faciliter la digestion.

2795. **Injection astringente Ecossaise.** — Jouissant de propriétés fortement astringentes, cette injection rend chaque jour de grands services dans le traitement des *blennhorragies*. A la fin de la blennhorragie aiguë, de même que dans le cours des blennhorragies chroniques, l'*Injection astringente écossaise* employée matin et soir, donne les meilleurs résultats ; l'écoulement uréthral se trouve heureusement et rapidement amendé ; on ne saurait donc trop en recommander l'emploi.

DOSES. — Une injection matin et soir pendant huit à dix jours.

2796. **Jock's antiseptol.** — Les épidémies de ces derniers temps, et les discussions récentes des sociétés savantes ont suffisamment montré les mauvaises conditions hygiéniques des habitations de nos grandes villes. Pour remédier à cet état de choses, diverses préparation ont été employées ; la plupart ont malheureusement une odeur désagréable qui rend leur emploi presque impossible. Il n'en est pas de même de *Jock's antiseptol*, produit qui, à une efficacité inconstestable joint le grand mérite de répandre dans l'appartement une odeur des plus agréables. A ce double avantage, le *Jock's antiseptol* doit de se généraliser de jour en jour.

MODE D'EMPLOI. — On l'emploie pur ou coupé avec partie égale d'eau. Pur, en pulvérisations dans les appartements ; mélangé d'eau, lorsqu'on veut s'en servir pour les divers soins de toilette.

2797. **Lait de roses Boissy.** — Cette lotion, à base de concombre et de roses, ne renferme aucune substance toxique ; elle adoucit et blanchit le peau, en faisant disparaître les taches de rousseur.

MODE D'EMPLOI. — Pour cela, on en verse sur le coin d'une serviette, et on se lotionne doucement la figure, les bras, les mains, la poitrine, etc.

2798. **Mixture emménagogue W. Fox.** — La menstruation est, nous l'avons longuement montré (1360), la fonction la plus importante de la femme pendant toute la période de la vie génitale (15-45 ans). C'est aussi celle qui présente les troubles les plus fréquents et les plus variés, troubles qui retentissent d'une façon fort fâcheuse sur la santé générale. Empêcher ces troubles, regulariser cette grande fonction physiologique est un résultat que l'on obtient facilement en faisant usage de la *Mixture emménagogue W. Fox.*

DOSES. — Dès que se montrent les premiers phénomènes annonçant l'approche des règles, on en prend 1 à 2 cuillers à café par jour dans un peu d'eau sucrée. On continue ce médicament à cette dose jusqu'à ce que l'écoulement menstruel soit franchement établi. De cette façon on évitera, au moins dans la grande majorité des cas, ces périodes toujours plus ou moins pénibles à traverser.

2799. **Pâte pectorale parégorique Boissy.** — Bonne préparation à employer dans les cas de toux, quelle qu'en soit d'ailleurs la cause : *Laryngites, Bronchites, Trachéites*, etc.; elle amène en effet assez rapidement la cessation de ce désagréable symptôme, et favorise en même temps l'expectoration.

2800 **Pilules dépuratives du Dr Raison.**— L'emploi de ces pilules quoi qu'assez limité, est néanmoins fort important à connaître. Ce n'est en effet que dans la *Syphilis* (deuxième période surtout) que l'on doit en faire usage; elles donnent dans ces cas les meilleurs résultats, *à la condition toutefois que l'on ne dépasse pas les doses ci-dessous données.*

DOSES. — Les *Pilules dépuratives du Dr Raison ne doivent être employées que chez les adultes*; la dose ordinaire est de 3 pilules par jour; on les prendra le matin, à midi, et le soir. Le médecin seul pourra, s'il le juge convenable, augmenter cette dose.

2800bis. **Pilules de réduction françaises.** — Ces pilules, dans la composition desquelles n'entre aucune substance nuisible, peuvent s'employer indéfiniment sans troubler les fonctions de l'organisme. Elles donnent les meilleurs résultats dans le traitement de l'*obésité*, de la *polysarcie* et de *leurs diverses suites*, si l'on a soin d'en faire un usage bien régulier.

DOSES. — 2 à 6 par jour suivant les cas.

2801. **Pilules savonneuses laxatives Boissy.** — S'il est une classe de médicaments qui jouit près du public d'une grande faveur, c'est bien la classe des purgatifs. A la moindre indisposition, chacun en use et en abuse, et puise largement dans ce groupe si riche de médicaments : *Huile de ricin*, *rhubarbe*, *séné*, *aloès*, *jalap*, *scammonée*, *tisanes purgatives*, *thés purgatifs*, *élixirs purgatifs*, *limonades purgatives*, *eaux minérales purgatives*, *sels de soude ou de magnésie*, à tort ou à raison sont pris par le malade, souvent au grand détriment de sa santé. Un des modes toutefois sous lesquels les purgatifs sont le plus demandés est la forme pilulaire qui rend beaucoup plus facile la prise du médicament. Les nombreuses pilules purgatives, usitées de nos jours, ont presque toutes pour base des substances gommo-résineuses, qui ne se dissolvent qu'au bout d'un temps assez long; d'où douleurs plus ou moins vives, coliques, épreintes, ténesme, et évacuations parfois fort pénibles. A la longue l'intestin irrité s'enflamme; et, à la constipation (une des causes les plus fréquentes de l'emploi des purgatifs) vient s'ajouter une inflammation aiguë ou chronique des intestins.

C'est pour remédier à ces divers inconvénients qu'on été créées les *Pilules laxatives savonneuses Boissy*. Les substances purgatives, qui entrent dans leur composition, forment un tout homogène, grâce à leur incorporation dans du savon médicinal. Cette adjonction fort heureuse permet aux substances purgatives d'agir très promptement; par suite, jamais de ces malaises pénibles qui accompagnent l'effet des autres pilules; jamais le moindre désordre intestinal, même à la suite de leur usage prolongé.

Il nous faudrait consacrer trop de place pour énumérer les diverses conditions dans lesquelles on emploie les *Pilules savonneuses laxatives Boissy*; aussi ne pouvons-nous que résumer en quelques lignes les indications générales de ces pilules. Elles s'emploient : — 1° Pour régulariser les fonctions intestinales si souvent troublées, principalement chez la femme; — 2° Pour combattre les diverses variétés de constipation; — 3° Enfin dans le traitement de nombreuses maladies aiguës ou chroniques (apoplexie, ascite, asthme, dermatoses aiguës et chroniques, érysipèle, furoncles, maladies chroniques du cœur, du foie, des intestins, etc.).

Mode d'Emploi et Doses. — La manière de les employer est des plus simples ; pas de préparation préalable ; rien à changer aux habitudes, ni au régime ordinaire ; pas de précautions consécutives ; on peut, sans aucun inconvénient, sortir le jour même de sa purgation, et vaquer à ses affaires.

Les *Pilules savonneuses laxatives Boissy* se prennent au moment des repas, ou immédiatement après, soit seules, soit dans un peu de liquide, soit dans du miel, des confitures, etc. Leurs doses varient suivant l'effet que l'on recherche : un *simple effet laxatif*, ou une *véritable purgation*. Dans le premier cas, 1 pilule, prise au repas du soir, suffit pour donner une selle le lendemain matin au réveil. Dans le second cas, on doit prendre en même temps au repas du matin 5 pilules ; l'effet désiré se produit au bout de quelques heures. Ce n'est guère qu'à partir de l'âge de cinq à six ans que l'on peut employer facilement ce genre de médicament. La dose varie pour les *enfants*, de 1 à 3 par jour, suivant l'âge et suivant les effets que l'on veut obtenir.

2802. **Pilules tempérantes du Dr Raison.** — Destinées à remédier à l'excès d'excitation et d'irritation, les *Pilules tempérantes du Dr Raison* rendent de grands services dans les affections inflammatoires, notamment dans la *Blennorrhagie aiguë*. On pourra donc s'en servir sans aucune crainte, et avec certitude de succès, surtout dans les blennorrhagies s'accompagnant d'érections pénibles et douloureuses.

Doses. — 2 à 3 pilules dans la journée.

2803. **Pilules toniques du Dr Raison**. — Reconstituer l'organisme affaibli par la maladie, ou débilité par les excès est une de ces indications journalières, contre laquelle on ne saurait trop être armé. Nombreuses sont les préparations usitées dans ce but ; variées sont les formules sous lesquelles on les administre. Une de celles qu'aime assez généralement le malade (à cause de la grande facilité d'administration du médicament) est la forme pilulaire. Les *Pilules toniques du Dr Raison*, comme l'indique leur nom, jouissent de propriétés toniques et reconstituantes énergiques qui les font fort apprécier par tous ceux qui en font usage.

Doses. — Les *Pilules toniques du Dr Raison* se donnent aux doses suivantes :

Enfants de 8 à 12 ans, 1 pilule; — *Enfants de 12 à 16 ans*, 2 pilules; — *Adultes*, 4 pilules par jour.

Elles se prennent toujours au moment des principaux repas.

Dans les cas où les personnes sont très affaiblies, on devra au préalable faire usage de la *Poudre mangano-ferrugineuse de Laroche* (2815).

2804. **Pilules végétales dépuratives.** — Très employées aussi comme agent dépuratif, les *Pilules végétales dépuratives* dont les indications sont les mêmes que celles du *Rob dépuratif Deroy* (2817), se prennent à la dose de 2 à 4 par jour, au moment des repas.

2805. **Pommade anti-acnéenne du Dr Durieu**. — Bonne préparation à employer dans les diverses formes d'acné, surtout dans l'*Acné ponctuée* et l'*Acné rosée* qu'elle guérit en quelques jours.

Mode d'Emploi. — Il suffit pour cela d'en faire matin et soir une application sur les parties malades, après avoir fait préalablement un lavage de ces parties avec un peu de *savon mou de potasse*.

2806. **Pommade anti-eczémateuse du Dr Durieu**. — Cette pommade s'emploie avec succès à la fin de l'*eczéma aigu*, et durant le cours de l'*eczéma chronique*. On peut également l'utiliser dans les affections rebelles de la peau : *Lichen, Prurigo, Psoriasis*, etc., mais le succès est moins certain.

Mode d'Emploi. -- Une application sur les parties malades matin et soir.

2807. **Pommade anti-hémorrhoïdale Boissy** — Excellente chez les hémorrhoïdaires, la *Pommade anti-hémorrhoïdale Boissy* est surtout utile dans les cas d'*hémorrhoïdes douloureuses ;* rapidement elle calme la douleur, et diminue la congestion. Pour cela on doit, après avoir préalablement lotionné à l'eau froide la région anale, en faire plusieurs applications par jour.

En même temps, il sera bon de prendre tous les deux jours, au repas du soir, 1 à 2 *Pilules savonneuse laxatives Boissy* (2801), afin de combattre la constipation, pour ainsi dire habituelle dans ces cas, constipation tout-à-fait préjudiciable à la disparition complète, et à la guérison des hémorrhoïdes.

2808. **Pommade détersive J. Price**. — Cette pommade nettoie les plaies en les purgeant, c'est-à-dire en produisant à leur surface une excitation qui active la sécrétion des liquides, détache les matières épaisses qui y adhèrent, résout l'engorgement des parties molles, ravive les tissus, et les dispose à la cicatrisation.

Nombreux sont donc les usages de la *Pommade détersive J. Price*, dont l'emploi est des plus simples : une application chaque jour sur les parties malades.

2809. **Pommade Dupuytren**. — Depuis longtemps connue, la *Pommade Dupuytren* est fort vantée, et à juste titre, pour la conservation et l'entretien de la chevelure dont elle empêche la chute.

Son emploi ne diffère pas de celui des autres pommades journellement usitées pour les soins de la tête.

2810. **Pommade fondante du Dr Green.** — Faire disparaître les *engorgements ganglionnaires*, si fréquents dans le cours de la *scrofule* et de la *syphilis* est un résultat qui s'obtient assez rapidement par l'usage de la *Pommade fondante du Dr Green* à base d'iodures.

Mode d'Emploi. — Matin et soir on fait une application de cette pommade sur les parties engorgées.

2811. **Pommade infaillible Boissy.** — Pommade légèrement excitante, donnant d'excellents résultats dans le traitement des *crevasses*, *excoriations* et *engelures*. Il suffit de quelques frictions pour les voir rapidement disparaître.

2812. **Poudre alcaline biphosphatée Boissy.** — Dans la composition de cette poudre entrent et des carbonates alcalins, et du phosphate de chaux, association très-heureuse qui la rend une des meilleures préparations toni-digestives. Fort nombreux sont les cas, où son emploi s'impose : *dyspepsies*, surtout *dyspepsie acide*, *diarrhées chroniques*, *lithiase biliaire*, *diathèse urique*, etc.

Mode d'Emploi et Doses. — 1 cuillerée à café dans un peu d'eau pure, ou d'eau sucrée, à la fin des deux principaux repas ; — 1/2 cuillerée à café seulement chez les *enfants* de 10 à 15 ans.

2813 **Poudre dentifrice impériale Boissy.** — Cette poudre dentifrice nettoie parfaitement les dents sans en altérer l'émail, et donne à l'haleine un agréable parfum.

2814. **Poudre injective du Dr Green.** — Cette poudre rend les plus grands services chez la femme, qui peut, sans inconvénient, en faire un usage journalier. Son usage est toutefois particulièrement indiqué dans les cas de *flueurs blanches*, *leucorrhée*, *métrites*, *vaginites*, etc.

Mode d'Emploi et Doses. — 1 cuiller à bouche par injection vaginale. Suivant les cas, 1 à 3 injections par jour.

2815. **Poudre mangano-ferrugineuse de Laroche.** — Au premier rang des préparations toniques et reconstituantes se trouvent le fer et le manganèse; isolés, ces deux médicaments donnent de fort bons résultats; bien meilleurs sont-ils toutefois lorsqu'ils sont associés. Cette association est même indispensable, lorsqu'on doit se servir pendant de longs mois de ces précieux agents toniques; elle est plus facilement supportée par l'estomac, et ne fatigue pas autant l'intestin. Ne pouvant passer en revue, dans ce cadre restreint, les nombreux cas où se trouve indiquée cette préparation, nous ne citerons que les principaux: *anémie véritable*, *chlorose*, ainsi que tous les accidents qui entrainent ces états (*gastralgie*, *aménorrhée*, *dysménorrhée*, *ménorrhagies*, etc.).

La *Poudre mangano-ferrugineuse de Laroche, ne doit jamais se donner* chez les sujets atteints d'affections gastriques indépendantes de l'anémie ou de la chlorose; — chez les individus pléthoriques menacés de congestion cérébrale; — chez les cardiaques; — chez les fébricitants.

Il sera bon aussi de suspendre son emploi *pendant la période menstruelle*, chez les femmes dont la menstruation est très abondante.

Doses. — Prendre 1 cuiller à café, à chacun des 2 principaux repas, dans un peu d'eau, de vin ou de pain azyme.

2816. **Poudre tisane du Dr Green.** — Excellent agent diurétique, la *Poudre tisane du Dr Green* se prend toutes les fois que les reins ne fonctionnent pas bien, que la sécrétion urinaire est ralentie (*néphrites chroniques*) ; elle s'emploie aussi dans tous les cas, où, dans un but thérapeutique, on désire augmenter la quantité normale des urines (*blennorrhagie* : trois premières semaines).

Doses. — 1 cuiller à dessert (12 à 15^{gr}) dans un litre d'eau. Prendre par verres dans les vingt-quatre heures.

2817. **Rob dépuratif Deroy.** — Cette préparation, fort agréable à prendre, est essentiellement végétale ; elle ne renferme ni mercure, ni iode, ni composés mercuriels ou iodiques. Son emploi est à peu près le même que celui de l'*Essence de salsepareille du Dr Smith de Londres* (2790).

Doses. — 3 cuillers à bouche par jour à prendre dans de l'eau pure, ou dans un peu de lait ; — 1 seule cuiller à bouche chez les *enfants de 10 à 15 ans*.

2818. **Sinapisme dentaire américain du Dr Darby.** — Peu connu encore en France, le *Sinaspisme dentaire américain du Dr Darby* mérite de l'être, à cause des grands services qu'il rend dans les *névralgies dentaires*, quelle qu'en soit la cause.

Mode d'empoi. — Pour s'en servir, on essuie un peu la gencive, en face de la dent malade, et on applique le sinapisme du côté brun en le maintenant avec le doigt, et en le pressant un peu, de façon à ce qu'il adhère. Si la joue est enflée, et qu'un abcès est en voie de se former, on doit maintenir le sinapisme jusqu'à ce que la formation soit complète. Chaque emplâtre exerce son action pendant trois heures.

2819 **Sirop américain anticonvulsif E. Gallois.** — (*Américan soothing syrup for children cutting their teeth*). — Ce sirop essentiellement calmant, et parfaitement inoffensif pour la santé de l'enfant, rend des services journaliers fort précieux à tous ceux qui en font usage. Peu nombreuses pourtant sont ses indications, mais toutes de la plus haute importance. Aussi est-il nécessaire de bien les connaître, afin de ne pas se priver d'un agent si précieux jouissant aujourd'hui à fort juste titre d'une renommée bien méritée. En quatre mots nous pouvons toutes les résumer : *Dentition*, *Convulsions*, *Aphthes*, *Muguet* ; tels sont en effet les seuls cas où on l'emploie.

La *dentition* de l'enfant est souvent pénible, souvent accompagnée de divers accidents, plus ou moins graves, (prurit, chaleur, démangeaisons au niveau des gencives, feux de dents, fièvre, etc.), qui irritent l'enfant et compromettent sa santé et son développement. « Bel enfant jusqu'aux dents » dit un dicton populaire. Rendre cette période de la vie, toujours périlleuse à traverser, parfaitement inoffensive pour l'enfant, est chose que l'on obtient facilement, en faisant usage du *Sirop américain anticonvulsif E. Gallois*. Il suffit en effet, quand l'enfant souffre des dents, de faire quelques applications directes de ce sirop, pour voir presque immédiatement se calmer les souffrances. On répand quelques gouttes de *Sirop américain anticonvulsif E. Gallois* sur le doigt, et on frotte les gencives pendant cinq à six minutes ; on répète l'application quatre à cinq fois dans les vingt-quatre heures, et l'on a soin de ne pas donner le sein à l'enfant avant une dizaine de minutes ; il est rare que l'on n'obtienne pas l'effet recherché.

Comme préservatif des *convulsions*, il est très avantageux de passer plusieurs fois dans la journée le doigt enduit de *Sirop américain anticonvulsif E. Gallois* sur les gencives des enfants, jusqu'à ce qu'ils aient fait leurs premières dents.

Le *Sirop américain anticonvulsif E. Gallois* est enfin un excellent remède contre les *Aphthes* et le *Muguet*; on guérit assez aisément ces deux affections en appliquant avec un pinceau un peu de ce sirop sur les parties malades de la bouche.

2820. **Sirop lactique Bascourret.** — Une préparation que l'on ne saurait encore trop recommander aux mères de famille, soucieuses de la santé et de la vie de leurs enfants est le *Sirop Lactique Bascourret*. L'acide lactique, comme l'ont démontré de récents travaux qui ont eu le haut appui de l'Académie de Médecine, est un médicament véritablement héroïque dans les *troubles gastriques et intestinaux qui se déclarent si fréquemment chez les enfants du premier âge*, et qui sont si souvent le prélude d'une athrepsie mortelle. Pour bien agir, il faut que l'acide lactique soit parfaitement pur; condition difficile à obtenir dans la pratique, et par suite des difficultés que présente sa préparation, et par suite des nombreuses causes d'altération de cet acide. Voulant remédier à cet inconvénient, divers chimistes ont cherché à conserver à l'acide lactique toute sa pureté, et aussi la totalité de ses propriétés; le problème était difficile ; il a été résolu de la façon la plus heureuse par la création du *Sirop Lactique Bascourret*, qui à son inaltérabilité joint le goût le plus agréable, ce qui le fait accepter des enfants les plus difficiles.

Le *Sirop Lactique Bascourret* est indiqué dans tous les *troubles gastriques et intestinaux de la première enfance*, particulièrement dans les diverses formes de *dyspepsies infantiles*, dans la *diarrhée jaune infectieuse*, et dans la *diarrhée verte bacillaire*.

Mode d'administration et Doses. — Il faut donner le *Sirop Lactique Bascourret* 15 à 20 minutes après les tétées.

— En l'administrant en effet au moment des tétées, on coagulerait en bloc le lait à son arrivée dans l'estomac, ce qui le rendrait très difficilement digestible.

Les doses ordinaires sont : 12, 15, 18 et même 20 cuillerées à café par jour, selon l'âge de l'enfant et la gravité de la maladie. Ces doses diminuées seront continuées *au moins un jour* après la cessation des accidents (vomissements ou diarrhée) qui ont nécessité son emploi.

2821. **Sirop pectoral parégorique Boissy.** — Nombreux sont les agents destinés à combattre la toux ; nombreuses sont les préparations officinales ou spéciales créées dans ce but. Une des meilleures est le *Sirop pectoral parégorique Boissy* qui calme fort rapidement la toux et facilite l'expectoration ; aussi son usage est-il à l'heure actuelle chose courante.

DOSES. — Il se donne aux doses suivantes :

Enfants de 5 à 8 ans, 3 à 4 cuillers à café ; — *Enfants de 8 à 12 ans*, 2 à 4 cuillers à dessert ; — *Enfants de 12 à 16 ans*, 1 à 3 cuillers à bouche ; — *Adultes*, 3 à 5 cuillers à bouche.

Chez *les enfants au-dessous de 5 ans*, on se servira du *Sirop Dessessart*, que l'on donnera par cuillers à café.

2822. **Dr Smith's hair restorer.** — Préparation anglaise fort vantée pour donner aux cheveux une belle coloration brune. Quoiqu'elle soit parfaitement inoffensive (ce qui est bien rare pour une teinture), on ne doit pas en abuser.

2823. **Solution dépurative iodosodique Boissy.** — Depuis quelques années on s'est particulièrement occupé des sels de sodium, on a mis en relief leurs propriétés, et on a démontré que, toutes les fois qu'on était obligé de recourir à un traitement ioduré longtemps prolongé, il était bien préférable de substituer à l'Iodure de Potassium seul employé autrefois, l'*Iodure de Sodium* qui a les mêmes propriétés, mais qui est mieux toléré par l'organisme. C'est dans ce but qu'a été créée la *Solution dépurative iodosodique Boissy*, journellement usitée en thérapeutique.

Nombreux sont en effet les cas qui réclament son emploi ; nous ne pouvons que citer les principaux : *angine de poitrine*, *asthme*, *athérome*, *goître*, *scrofule*, *syphilis* particulièrement à la période tertiaire.

Mode d'Emploi et Doses. — La *Solution dépurative iodosodique Boissy* se prend soit pure soit dans de l'eau, du lait, ou de la tisane de salsepareille aux doses suivantes :

Enfants de 6 à 9 ans, 1 cuiller à café ; — *Enfants de 9 à 12 ans*, 1 cuiller à dessert ; — *Enfants de 12 à 16 ans*, 1 cuiller à bouche ; — *Adultes*, 2 à 3 cuillers à bouche.

2824. **Solution lithontriptique Delouche.**— Les lithontriptiques sont des agents qui ont la propriété de dissoudre et d'éliminer les concrétions formées dans les reins, la vessie, ou d'autres points de l'organisme. De ces agents les plus actifs sont les alcalins et les sels de lithine ; ils entrent dans la composition de la *Solution lithontriptique Delouche*, qui rend des services journaliers dans la *goutte chronique* et la *gravelle urinaire*.

Doses. — La *Solution lithontriptique Delouche* se donne à la dose de 3 à 5 cuillers à bouche par jour. On la prend pure ou dans une tasse de tisane de pariétaire ou de chiendent qui en augmente encore les propriétés thérapeutiques.

2825. **Spécifique dentaire du Dr Baillet.** — Des nombreuses préparations employées pour calmer *les violentes douleurs de dents*, quelle qu'en soit d'ailleurs la cause (*carie dentaire*, *froid*, *névralgie*, etc.), une des meilleures est le *Spécifique dentaire du Dr Baillet* qui jouit de propriétés éminemment calmantes.

Mode d'Emploi. — On en verse quelques gouttes sur une petite boule de coton, que l'on applique directement sur la dent malade ; les douleurs les plus aiguës disparaissent comme par enchantement en quelques minutes.

2826. **Sym's dynamic bath.** — Bain stimulant remplaçant avec avantage les bains sulfureux dont l'odeur est si repoussante, les bains salins jusqu'à présent connus, et les bains d'eaux minérales préparés artificiellement. Ses propriétés toniques en font un puissant auxiliaire dans le traitement de *l'anémie*, et dans les *convalescences* ; son action sur l'épiderme le place au premier rang parmi les excitants cutanés ; aussi est-il indiqué dans tous les cas où l'on veut obtenir une réaction, et *remplace-t-il avec avantage les frictions sèches et l'hydrothérapie.*

2827. **Sym's sanitary bath.** — Le bain rafraîchissant, d'un usage journalier, assure l'hygiène de la peau en la débarrassant de tous les germes accumulés à sa surface ; il est de plus un sédatif puissant qui le fait recommander dans le traitement des maladies nerveuses.

2828. **Teinture apéritive Brinton.** — Les amers constituent un groupe des médicaments souvent employés en thérapeutique pour stimuler l'appétit languissant, pour exciter l'estomac paresseux. *Colombo*, *quassia amara*, *camomille*, *cascarille*, *houblon* sont les principaux de ces agents ; la plupart d'entre eux, entrent dans la composition de la *Teinture apéritive Brinton* qui mérite bien son nom ; bien rares en effet sont les cas où, après quelques jours de son usage, on voit manquer l'appétit.

Mode d'Emploi et Doses. — 1 cuiller à dessert, soit

pure, soit dans un peu d'eau, une demi-heure avant le commencement des deux principaux repas ; — 1/2 cuiller à dessert seulement chez les enfants.

2829. **Teinture de myrrhe et de borax E. Gallois.** — Bonne préparation à employer d'une façon courante pour empêcher le déchaussement des dents, et pour raffermir les gencives.

Mode d'Emploi et Doses. — 1/2 cuiller à café dans un verre d'eau ; — se rincer la bouche avec cette eau, immédiatement après s'être brossé les dents.

2830. **Vermicide américain.** — Préparation très active donnant d'excellents résultats dans le traitement des entozoaires ou helminthes. Par une heureuse association, le *Vermicide américain* peut être employé et contre les vers rubannés (*tænias*), et contre les vers cylindriques (*lombrics*, *oxyures*, etc.).

Mode d'Emlpoi et Doses. — Prendre 1 flacon ; immédiatement après 30 grammes d'huile de ricin.

Recommandation importante. — La veille, depuis midi, ne prendre aucun aliment solide ; se mettre exclusivement au lait.

2831. **Vin hématogène Delouche.** — Parmi les formes médicamenteuses les plus recherchées et les plus appréciées des malades, se trouvent au premier rang les vins médicinaux. Cette prédilection du public pour cette forme médicamenteuse a poussé les chimistes à créer de nombreux vins qui jouissent d'une vogue plus ou moins grande et plus ou moins méritée. Au milieu de ces divers produits, il est bien difficile de faire un choix ; sans doute beaucoup sont bons ; peu réunissent toutefois les nombreux avantages que nous rencontrons dans le *Vin* *hématogène Delouche* que nous avons eu, dans le cours de cet ouvrage, si souvent à prôner. Nullement irritant, ordinairement bien supporté par l'estomac, ce vin puissamment tonique et reconstituant est spécialement recommandé aux personnes *anémiques*, *chlorotiques*, aux *convalescents*, à *tous ceux qui sont épuisés par les fatigues*, *les veilles*, *les excès ou les maladies*.

DOSES. — 1 verre à liqueur immédiatement après chacun des deux principaux repas.

FIN

IMPRIMERIE DE SURGÈRES (Charente-Inférieure. — J. TESSIER

ERRATA

Page		ligne	au lieu de	lisez
Page	8	ligne 3,	au lieu de être,	lisez êtres.
»	17	» 3,	» s'irrade,	» s'irradie.
»	30	» 15,	» Blépharospame,	» Blépharospasme
»	36	» 23,	» *Raillet,*	» *Baillet.*
»	119	» 30,	» de,	» des.
»	145	» 15,	» *Scholeini,*	» *Schœnleini.*
»	155	» 26,	» *dynamite bats,*	» *dynamic baths,*
»	156	» 32,	» émolients,	» émollients.
»	174	» 8,	» *anévrismes,*	» *anévrysmes.*
»	170	» 28,	» *palpéral,*	» *palpébral.*
»	224	» 13,	» *utérime,*	» *utérine.*
»	226	» 12,	» *Cotugro,*	» *Cotugno.*
»	230	» 15,	» *mangano, ferrugineuse*	» *mangano-ferrugineuse.*
»	255	» 1,	» inférieure,	» supérieure.
»	277	» 13,	» papillon,	» pavillon.
»	300	» 12 et 13,	» *poux,*	» *pou.*
»	307	» 22,	» *ondoit,*	» *on doit.*
»	334	» 11,	» sous l'influence.	» sous forme.
»	346	» 3,	» blennhoragie,	» blennorrhagie.
»	390	» 1,	» tonicité,	» élasticité.
»	410	» 10,	» *vaginite,*	» *vaginalite.*
»	425	» 8,	» 2730,	» 2780.
»	439	» 25,	» pourun,	» pour un.
»	445	» 10,	» *Darbey,*	» *Darby.*
»	446	» 16,	» 2730,	» 2780.

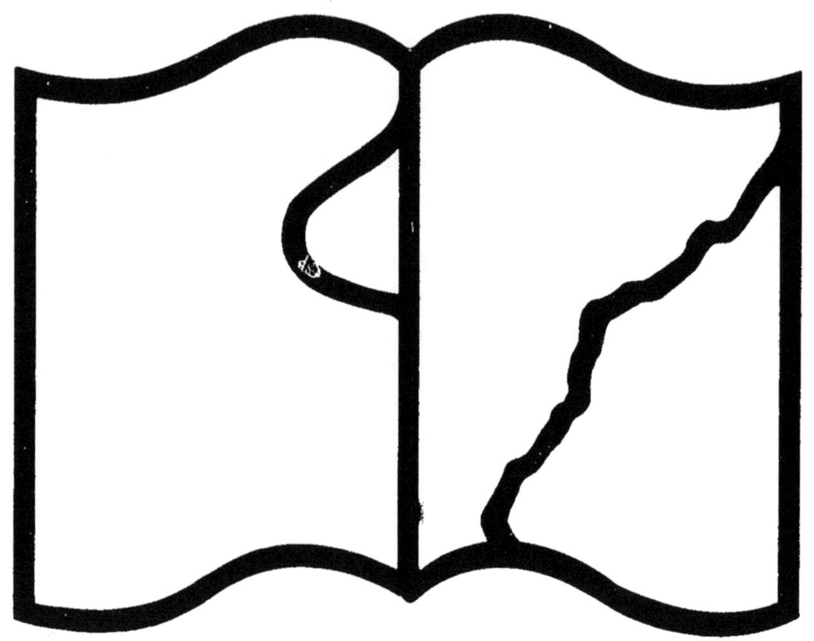

Texte détérioré — reliure défectueuse

NF Z 43-120-11

Reliure serrée

www.ingramcontent.com/pod-product-compliance
Ingram Content Group UK Ltd.
Pitfield, Milton Keynes, MK11 3LW, UK
UKHW021103220726
13924UKWH00005B/2225